Hans Hamm

Allgemeinmedizin

Ein kurzgefaßtes Lehrbuch
für Ärzte und Studenten
50 Abbildungen, 59 Tabellen

Georg Thieme Verlag Stuttgart 1975

Dr. med. HANS HAMM
Arzt für Allgemeinmedizin
Lehrbeauftragter für Allgemeinmedizin
an der Universität Hamburg

© 1975 Georg Thieme Verlag, D-7000 Stuttgart 1, Herdweg 63, Postfach 732 — Printed in Germany — Satz und Druck: Allgäuer Zeitungsverlag GmbH, Kempten.

ISBN: 3 13 515801 2

Vorwort

Die Allgemeinmedizin hat in den letzten Jahren eine erstaunliche Entwicklung durchgemacht. Durch Selbstbesinnung und zunehmende Erforschung ihres Arbeitsbereiches begann sie die ihr zukommende Eigenstellung innerhalb der Gesamtmedizin zu entfalten, die heute bereits auf festen Fundamenten ruht. Dafür zeugen die weltweit entstandenen zahlreichen Institute, Akademien und Gesellschaften für Allgemeinmedizin wie eine Reihe alljährlich stattfindender Kongresse auf nationaler und internationaler Ebene. Die mit einem bestimmten Weiterbildungsgang verbundene offizielle Einführung der Berufsbezeichnung des „Arztes für Allgemeinmedizin" in mehreren Ländern, so auch in der Bundesrepublik Deutschland, war ein weiterer Meilenstein auf dem Wege dieser Entwicklung.

Besondere Beachtung fand die Einführung einer Lehre über die Allgemeinmedizin an den Universitäten, die inzwischen auch an den deutschsprachigen Hochschulen schnelle Fortschritte gemacht hat. Die neue Approbationsordnung in der Bundesrepublik Deutschland schreibt eine zweimonatige außerklinische Pflichtfamulatur, die auch in einer Allgemeinpraxis abgeleistet werden kann, im Ausbildungsgang des Medizinstudenten vor.

Es ergab sich damit die Notwendigkeit, ein kurzgefaßtes Lehrbuch der Allgemeinmedizin zur Hand zu haben. Das ist der Zweck dieses Buches, das auf Anregung aus der Hörerschaft, aber auch aus Kreisen praktizierender Allgemeinmediziner entstanden ist. Es ist aus der Praxis für die Praxis geschrieben, was sowohl für die Ausübung des allgemeinärztlichen Berufes, als auch für die Aus- und Weiterbildung hierzu gilt. Notwendigerweise kann es nicht erschöpfend den weiten Bereich der Allgemeinmedizin umfassen, Unvollkommenheiten mögen deshalb Nachsicht finden. Für Anregungen zur Verbesserung und Weiterentwicklung bin ich aus diesem Grunde dankbar.

Zu danken habe ich der Geduld und der kritischen Mitarbeit meiner Frau bei den Korrekturen. Ebenso bin ich meinem Sohn Christian, der Medizinstudent ist, sehr dankbar für seine fleißige Mithilfe. Er hat wichtige Hinweise für die Gestaltung geben können und damit wirksam die studentischen Erwartungen an ein solches Buch vertreten. Meinen Mitarbeiterinnen Frau REICHWEIN und Fräulein WIEDERMANN gebührt Dank für ihre Sorgfalt bei den Schreibarbeiten für das Manuskript.

Herrn Kollegen Dr. BREMKAMP vom Thieme-Verlag möchte ich für seinen wohlwollenden Rat und die Unterstützung beim Zustandekommen dieses Buches danken. Das gleiche gilt auch für Herrn Prof. DONAT, der das Kapitel über Herz- und Kreislauferkrankungen kritisch durchsah und wertvolle Verbesserungsvorschläge machte.

Schließlich soll auch die Geduld und Nachsicht meiner Patienten, die gelegentlich erforderlich war, dankbare Erwähnung finden.

Der Verfasser

Inhaltsverzeichnis

Allgemeines

Einleitung

Mehr als 28 Millionen Behandlungsfälle kommen vierteljährlich in den Praxen von Allgemeinärzten und praktischen Ärzten vor. Über 90 % aller Bürger in der Bundesrepublik haben „ihren" Hausarzt, wie neueste Statistiken und Umfragen ergeben haben.

Das erhellt die Bedeutung der allgemeinärztlichen Tätigkeit für alle Kreise der Bevölkerung. Ganz klar geht daraus das Bedürfnis vieler Menschen nach einem vertrauten Arzt hervor. Der Hausarzt ist also nach wie vor unentbehrlich.

Darüber hinaus hat seine Tätigkeit einen bedeutenden Rang im sozialen Leben des Volkes. Kaum ein anderer kennt wie er die Realität des alltäglichen Lebens, hat er doch ständig mit ihr zu tun.

Umso erstaunlicher ist, daß das, was der Allgemeinarzt täglich in so großem Umfang tut, nicht längst Gegenstand intensiver wissenschaftlicher Erforschung auf breiter Ebene geworden ist. So lassen sich zum Beispiel Aussagen über die *Morbidität* einer Bevölkerung eigentlich kaum machen, wenn man das sehr große Material der allgemeinärztlichen Praxis außer acht läßt.

Um einen Begriff hiervon zu geben, sei an dieser Stelle das Ergebnis ausgedehnter *Vorsorgeuntersuchungen* unter Leitung von HÄUSSLER, ÜBERLA u. a. angeführt (Lit. unter „Modell"). Bei rund 31 000 hausärztlich Untersuchten wurde festgestellt, daß in den jüngeren Altersklassen nur 10—15 % und vom 45. Lebensjahr ab nur 1 % ideal gesund sind. Von 15 bis 19jährigen Männern haben danach 36,6 % und von gleichaltrigen Frauen sogar 51,8 % behandlungswürdige Krankheiten. Daraus wird geschlossen, daß „das ‚Normale' keineswegs die Norm, sondern die Ausnahme sei". Nach einem Mikrozensus des *Statistischen Bundesamtes* von 1970 ist nahezu jeder vierte Bundesbürger gesundheitlich beeinträchtigt und jeder siebte chronisch krank.

Diese Zahlen sprechen für sich. Ihre Bedeutung als Grundlage gesundheitspolitischer und auch sozialpolitischer Maßnahmen liegt auf der Hand.

Auch die wissenschaftliche Medizin muß daraus die Veranlassung entnehmen, sich vermehrt der Basismedizin in der allgemeinärztlichen Praxis zu widmen. Es ist anzunehmen, daß dadurch wichtige wissenschaftliche Erkenntnisse gewonnen werden könnten.

Die Folgerung aus diesen Ergebnissen sollte eigentlich die sein, die Heranbildung von Allgemeinärzten, die in jedem denkbaren Gesundheitssystem unbedingt notwendig sind, in quantitativer und qualitativer Hinsicht nach Kräften zu fördern. Das gilt vor allem für den Ausbau einer institutionalisierten Lehre der Allgemeinmedizin an den Hochschulen. Hierdurch könnte die praktische Ausbildung der Studenten wesentliche neue Impulse erhalten.

Grundlage hierfür ist eine bessere Kenntnis der allgemeinärztlichen Tätigkeit. Das zu erreichen, soll mit diesem Buch versucht werden.

Begriffsbestimmung und Charakterisierung der Allgemeinmedizin

Grundsätzliches

Auf den ersten Blick scheint eine Abgrenzung der Allgemeinmedizin von den anderen medizinischen Fachrichtungen schwierig zu sein. Betätigt sich der Allgemeinmediziner doch in vielen Bereichen der Medizin, wenn auch hier meist innerhalb bestimmter Grenzen. Demnach, so könnte man oberflächlich gesehen glauben, wäre also die Allgemeinmedizin eine bloße Nutzanwendung von Wissen aus allen möglichen anderen medizinischen Fachgebieten.

Doch vermag diese vergröberte Definition letzten Endes nicht zu befriedigen, sie stimmt in der Tat nicht. Bei näherer Betrachtung der Funktion des Allgemeinarztes kommt man zu einem wesentlich differenzierteren Bild, und das Gebiet der Allgemeinmedizin wird sehr wohl abgrenzbar. Hierzu hat sicher auch die Entwicklung und Wandlung der Allgemeinmedizin in den letzten Jahrzehnten beigetragen.

Auf eine *Kurzformel* gebracht kann man sagen:

> Das Aufgabengebiet der Allgemeinmedizin ist die ambulante ärztliche Behandlung von Patienten mit häufig vorkommenden Krankheiten und Gesundheitsstörungen und die gesundheitliche Betreuung und Beratung dieser Patienten in weitestem Sinne.

Ausführlicher und exakter zugleich ist die Darstellung der charakteristischen *Besonderheiten* der allgemeinärztlichen Tätigkeit, die man in solche mehr allgemeiner Art und in andere von spezieller medizinischer Bedeutung aufteilen kann.

Diese Besonderheiten der Allgemeinmedizin kann man etwa in folgenden Thesen zusammenfassen:

Allgemeine Besonderheiten

1. *Die Ausübung einer ärztlichen Tätigkeit an der ersten Linie (Braun), am Schnittpunkt zwischen Medizin und Gesellschaft (Häussler), auch an der Grenze zwischen Gesundheit und Krankheit.*

2. *Die Ausübung ärztlicher Tätigkeit unmittelbar im persönlichen Lebensbereich des Patienten. Es besteht eine örtliche Identität der Lebensbereiche von Patient und Arzt.*

Der Allgemeinarzt lebt und arbeitet mitten unter seinen Patienten, die oft seine nächsten Nachbarn und Mitbürger sind. Seine Tätigkeit reicht damit weit in die private Sphäre seiner Klienten hinein, was auch zwangsläufig mit Rückwirkungen auf ihn und seine Familie verbunden ist. Er hat damit eine ganz andersgeartete Beziehungsebene zu seinen Patienten als jeder Arzt anderer Fachrichtungen.

3. *Die Behandlung von Patienten unter den Bedingungen des häuslichen Milieus und unter den Voraussetzungen einer breitgestreuten ambulanten ärztlichen Tätigkeit, meist mit Bindung an die Gegebenheiten einer sozialen Krankenversicherung.*

Ein wesentliches Merkmal der Tätigkeit des Allgemeinarztes ist die von ihm durchgeführte *Besuchstätigkeit*, die vor allem in ländlichen Bezirken einen großen Teil seiner Arbeitszeit beansprucht. Im allgemeinen wird etwa 90 % der ärztlichen Hausbesuchstätigkeit überhaupt von Allgemeinärzten durchgeführt.

4. *Die umfassende Behandlung des Patienten als Gesamtpersönlichkeit in der ihm eigenen sozialen und arbeitsbedingten Umwelt.*

Der Allgemeinarzt ist nicht der Arzt für ein Organ oder ein Organsystem oder nur für physische oder nur für psychische Leiden, sondern er ist der Exponent einer *Persönlichkeitsmedizin*, wobei auch die Einbeziehung der charakterlichen Struktur des Patienten und das Eingehen auf diese eine wesentliche Rolle spielen.

Er kennt die soziale Stellung seines Patienten in seiner Lebensgemeinschaft mit allen gesellschaftlichen Bezügen. Ebenso ist ihm meistens die Arbeits- und Berufswelt des Patienten gut bekannt.

5. *Die ärztliche Betreuung und gesundheitliche Beratung ganzer Familien (in mehreren Generationen) und weiterer sozialer Gruppen mit hausärztlicher Führung in Prävention und Rehabilitation (Hausarzt-, Familienarzttum).* Nicht selten geschieht diese Betreuung auch durch Allgemeinärzte in aufeinanderfolgenden Generationen.

6. *Die Langzeitbehandlung und Langzeitbeobachtung von Patienten unabhängig von Lebensalter und Geschlecht, häufig lebenslange Behandlung (Abb. 1). Hausbehandlung langwieriger schwieriger Pflegefälle und langfristige Führung psychischer Problempatienten.*

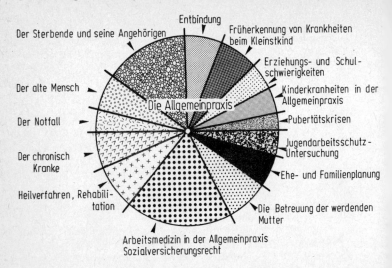

Entbindung

Der Sterbende und seine Angehörigen

Früherkennung von Krankheiten beim Kleinstkind

Erziehungs- und Schulschwierigkeiten

Der alte Mensch

Die Allgemeinpraxis

Kinderkrankheiten in der Allgemeinpraxis

Der Notfall

Pubertätskrisen

Jugendarbeitsschutz-Untersuchung

Der chronisch Kranke

Ehe- und Familienplanung

Heilverfahren, Rehabilitation

Die Betreuung der werdenden Mutter

Arbeitsmedizin in der Allgemeinpraxis
Sozialversicherungsrecht

Abb. 1   Lebenslange Behandlung und Betreuung durch den Allgemeinarzt. Aus HÄUSSLER, S., in: Der praktische Arzt heute, hrsg. von BRANDLMEIER, P., G. KRÜSI. Huber, Bern 1968

Diese Form der Behandlung erfolgt nicht nur wegen eines einzelnen Leidens, sondern meist wegen mehrerer nebeneinander bestehender Gesundheitsstörungen. Diese *Multimorbidität* ist ebenfalls oft ein Kennzeichen der Patienten einer Allgemeinpraxis.

7. *Die Koordination der gesamtärztlichen Behandlung.*

Bei einer häufig vorkommenden Behandlung durch mehrere Ärzte gleichzeitig hat der Allgemeinarzt und Hausarzt oft die Aufgabe der Steuerung der Gesamttherapie und der Abstimmung der einzelnen Behandlungsarten aufeinander.

8. *Die Behandlung von Notfällen aller Art mit angemessenen Hilfsmitteln.*

Spezielle (medizinische) Besonderheiten

In den Arbeitsbereich des Allgemeinmediziners fällt die Diagnostik und Therapie einer großen Gruppe von Krankheiten und Gesundheitsstörungen, die entweder

1. nicht klinisch behandlungsbedürftig sind und daher im allgemeinen in der Klinik kaum vorkommen oder

2. keine spezialärztliche Behandlung benötigen oder erhalten können. Hierzu gehören die am häufigsten vorkommenden Leiden überhaupt. Dies sind z. B. *die fieberhaften Infekte jeder Genese, viele Verschleiß-erkrankungen des Bewegungsapparates und des Herz-Kreislauf-systems, die sog. Volkskrankheiten, physische und psychische Belastungsinsuffizienzen mit funktionellen und psychovegetativen Störungen aller Art.*

Zu dieser Gruppe zu rechnen sind fernerhin eine ganze Reihe auch heute noch *unheilbarer oder nicht bzw. nicht mehr speziell behandelbarer Krankheiten.* Solche und andere Leiden müssen in der Allgemeinpraxis oft in anderen *Stadien* als sonst in der Medizin üblich und langfristig palliativ behandelt werden. Hierzu zählen auch die häufigen *Endzustände maligner Erkrankungen.*

Die Behandlung aller dieser Krankheiten und Leiden in der Allgemeinpraxis weist eine Fülle von Besonderheiten auf. Die Allgemeinmedizin verfügt hier über eine ausgedehnte eigenständige Erfahrung und ein reiches spezifisches Wissensgut. Es haben sich hier deshalb auch zwangsläufig besonders bevorzugte charakteristische Behandlungsformen und therapeutische Techniken herausgebildet.

Die im Vergleich zur Klinik **andere Häufigkeitsverteilung von Krankheiten** in der Allgemeinpraxis ist zum grundsätzlichen Verständnis der Allgemeinmedizin von wesentlicher Bedeutung. In vielen Fällen ist das Häufigkeitsverhältnis von Krankheiten in der Klinik einerseits und in der Allgemeinpraxis andererseits genau entgegengesetzt:

Krankheiten, die in der Klinik selten sind und dann nur beiläufig mitbehandelt werden, sind in der Allgemeinpraxis außerordentlich häufig und nehmen hier eine zentrale Stellung ein. Andererseits gehören Erkrankungen, die in der Klinik von besonderer Wichtigkeit sind und relativ oft gesehen werden, in der Allgemeinpraxis zu den Seltenheiten, die auf die Gesamtfallzahl gesehen nur eine ganz geringe Rolle spielen.

Erwähnt werden soll hier als Beispiel nur der Hirntumor, der in den Sektionsstatistiken mancher großen Kliniken mit entsprechenden Abteilungen der Häufigkeit nach an erster Stelle steht, in der Allgemeinpraxis jedoch nur selten zu beobachten ist.

Diese Tatsache wird häufig nicht genügend beachtet, scheint auch oft unbekannt zu sein. Statistische Erhebungen größeren Stils sind nur wenig bekannt und beziehen sich meist auf die Erfassung von Krankheitsgruppen (HÄUSSLER, RITTER).

Bei der Eigenart der Zusammensetzung des Krankengutes in der Allgemeinpraxis, wo häufig nur Funktionsstörungen und diese oft auch nur kurzzeitig festgestellt werden können, ist eine Einordnung in vorwiegend klinisch geprägte diagnostische Begriffe nicht immer leicht und manchmal nicht möglich.

Eigene Untersuchungen in kleinerem Umfange führten z. B. zu dem Ergebnis, daß 11 % der Fälle ständig wegen einer chronischen Bronchitis und etwa die gleiche Zahl wegen Erkrankungen des Venensystems (Varikosis, Thrombophlebitis, Hämorrhoiden usw.) behandelt wurden.

Sowohl der klinische Unterricht des Studenten als auch die Weiterbildung des jungen Arztes in der Klinik vermögen ihm kein ausreichendes Bild darüber zu vermitteln, welche Krankheiten und Gesundheitsstörungen in der Allgemeinpraxis wirklich wesentlich sind und häufig vorkommen. Es verbleibt dem angehenden Allgemeinmediziner also noch das Erlernen einer Fülle von Spezialwissen über häufig auftretende Leiden. Dieses Spezialwissen ist bei der Ausübung der Allgemeinmedizin praktisch bedeutungsvoller als besondere Kenntnisse über seltene Leiden.

Weitere Grundlagen der Allgemeinmedizin

Der Behandlungsumfang in der allgemeinärztlichen Praxis

Im allgemeinen kann angenommen werden, daß etwa 90 % aller Kranken ambulant, das heißt von Ärzten in eigener Praxis behandelt werden. Rund 10 % aller Patienten werden danach stationär behandelt (1 % in Universitätskliniken) (s. auch Abb. 13).

Für den Bereich der ambulanten Krankenbehandlung ergibt sich im einzelnen folgendes:

Nach einer Statistik der Kassenärztlichen Bundesvereinigung (Tab. 1 u. 20) wurden im vierten Quartal 1972 insgesamt 52,25 Millionen ambulanter Behandlungsfälle bei Krankenkassenpatienten im Bundesgebiet gezählt. Hiervon entfielen

rund 28,08 Mill. (53,7 %) auf Allgemeinärzte,
rund 5,26 Mill. (10,0 %) auf Internisten,
rund 3,71 Mill. (7,1 %) auf Frauenärzte,
rund 2,48 Mill. (4,7 %) auf Kinderärzte und
rund 12,72 Mill. (24,5 %) auf die übrigen Arztgruppen.

Diese Verhältnisse sind in Abb. 2 dargestellt.

Auf die gesamte (ambulante und stationäre) ärztliche Krankenversorgung übertragen, ergibt sich, daß rund 48 % aller Behandlungsfälle von Allgemeinärzten versorgt werden (Abb. 3).

Tabelle 1: Leistungsgruppen kassenärztlicher Tätigkeit
– absolute Zahlen –
(4. Vierteljahr 1970, 1971, 1972)
Statistische Angaben der Kassenärztlichen Bundesvereinigung

Ärzte / Leistungsgruppen	Praktische Ärzte 4/70	4/71	4/72	Frauenärzte 4/70	4/71	4/72	Internisten 4/70	4/71	4/72	Kinderärzte 4/70	4/71	4/72	Sämtliche Ärzte 4/70	4/71	4/72
1. Zahl der Ärzte	25.386	25.281	25.208	2.838	2.977	3.106	5.823	6.116	6.351	2.071	2.162	2.239	48.549	49.299	50.030
2. Fälle je Arzt	1.034	1.087	1.114	1.294	1.490	1.196	730	775	828	1.014	1.179	1.106	986	1.051	1.046
3. Leistungen je Fall[1]	6,21	6,09	6,12	4,92	4,60	4,82	7,27	7,30	7,58	5,24	4,92	4,93	6,05	5,93	6,01
4. Leistungen je Arzt insgesamt:	6.421	6.620	6.818	6.366	6.854	5.764	5.307	5.657	6.276	5.313	5.800	5.452	5.965	6.232	6.287
davon:															
4.1 Grundleistungen insgesamt darunter:	3.895	4.108	4.147	3.359	3.709	2.879	2.590	2.768	2.925	3.811	4.287	3.921	3.165	3.352	3.265
4.11 Beratungen, eingeh. Untersuchungen	3.306	3.530	3.622	3.009	3.338	2.671	2.400	2.579	2.722	3.627	4.031	3.729	2.767	2.957	2.934
4.12 Besuche	589	578	525	350	371	208	190	189	203	184	256	192	398	395	331
4.2 Allg. Leistg.	972	808	781	314	300	234	332	307	312	349	258	211	652	549	521
4.3 Sonderleistg.[2]	1.122	1.184	1.263	2.062	2.005	1.923	955	1.013	1.100	631	640	712	1.545	1.630	1.703
4.4 EKG	20	25	29	0,15	0,31	0,2	143	154	167	6	8	9	29	34	37
4.5 Labor	405	485	588	628	836	724	1.125	1.232	1.571	496	586	576	471	553	639
4.6 Röntgen	7	10	10	2,51	4	3	162	183	201	21	21	23	103	114	122

1) Behandlungsfall nach § 9 (2) BMV-Ärzte: die gesamte von demselben Arzt innerhalb desselben Kalendervierteljahres an demselben Kranken vorgenommene Behandlung
2) ohne eingehende Untersuchungen und EKG

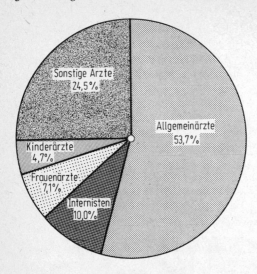

Abb. 2 Prozentuale Verteilung ambulanter Behandlungsfälle auf verschiedene Arztgruppen (Krankenkassenpatienten im 4. Quartal 1972). Nach einer Statistik der Kassenärztlichen Bundesvereinigung

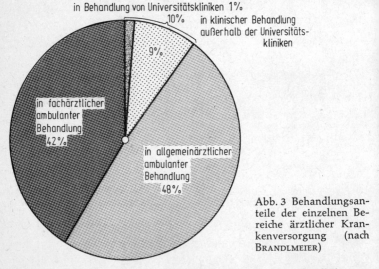

Abb. 3 Behandlungsanteile der einzelnen Bereiche ärztlicher Krankenversorgung (nach BRANDLMEIER)

In anderen Ländern sind die Verhältnisse kaum unterschiedlich, was zweifellos auch einen eindrucksvollen Blick auf die allgemeine Morbidität der Bevölkerung zuläßt.

Es ist bekannt, daß der Behandlungsumfang in der allgemeinärztlichen Praxis pro Jahr um rund 5 % ansteigt. Das bedeutet aber, daß aller Voraussicht nach auch in Zukunft ein ständig steigender Bedarf an allgemeinmedizinischer Leistung im Bereich der kurativen Medizin vorhanden sein wird.

Erheblich schneller wird, soweit sich bis jetzt voraussehen läßt, der allgemeinärztliche Leistungsumfang auf dem Gebiet der prophylaktischen oder Vorsorgemedizin ansteigen. Das jetzt gültige Programm gesetzlich geregelter Vorsorgeuntersuchungen in der Bundesrepublik erfaßt etwa 35 Mill. Menschen jährlich, von denen allerdings bisher nur ein Teil diese Untersuchungsmöglichkeit in Anspruch genommen hat.

Zahlenmäßige Bedeutung der Allgemeinärzte innerhalb der Medizin

Wie früher so stellen auch heute der Zahl nach die Allgemeinärzte die weitaus größte Fachgruppe der Gesamtärzteschaft dar.

Nach der Ärztestatistik der Bundesrepublik von 1972 (Tab. 2) sind von den rund 125 000 Ärzten etwa 112 000 berufstätig. Die Zahl der Allgemeinärzte oder praktischen Ärzte beträgt 25 000 bis 26 000, das heißt jeder vierte bis fünfte aller berufstätigen Ärzte ist Allgemeinarzt oder praktischer Arzt.

Rund 51 000 westdeutsche Ärzte sind als niedergelassene Ärzte in eigener Praxis tätig. Von diesen sind also mehr als die Hälfte Allgemeinärzte.

In allen Ländern, in denen die Verhältnisse ähnlich denen in der Bundesrepublik sind, ergibt sich etwa ein gleiches Bild der Zusammensetzung der Ärzteschaft. Mit abnehmendem Lebensstandard nimmt die Zahl der Allgemeinärzte im Verhältnis zu den übrigen Arztgruppen erheblich zu. In manchen sog. Entwicklungsländern sind die Allgemeinärzte oft die einzige Arztgruppe von zahlenmäßiger Bedeutung; hier ist zugleich der Bedarf an Allgemeinärzten besonders groß. In solchen Bereichen der Erde wird der Typ des Allgemeinarztes, des „Allroundarztes" für absehbare Zeit noch die bevorzugte Arztgruppe bleiben müssen, um zunächst einmal eine medizinische Basisversorgung aufzubauen.

Die berufliche Stellung des Allgemeinarztes

In der Heilkunde

Der Kranke wendet sich auch heute in allererster Linie zunächst an einen Allgemeinarzt. Dieser stellt nicht nur das Bindeglied zwischen Ärzteschaft und Bevölkerung, sondern auch die Verbindung innerhalb der Ärzteschaft selbst, also zwischen niedergelassenen Ärzten untereinander bzw. zwischen solchen und Ärzten im Krankenhaus, in Behörden usw. dar.

Die Tatsache, daß der Allgemeinarzt zur ärztlichen Versorgung weiter Bevölkerungskreise nicht nur aus Gründen der Zweckmäßigkeit unentbehrlich ist, ist auch heute noch unbestritten. Dies gilt gleichermaßen für alle bestehenden Ordnungen und Systeme im Bereiche des Gesundheitswesens, die je nach Gesellschaftsordnung ganz wesentlich voneinander verschieden sein können. Auch bei einer Verstaatlichung des gesamten Gesundheitswesens war der Bedarf an Allgemeinärzten unverändert hoch, wenn nicht sogar noch höher als vorher.

In der Bundesrepublik ist wie in anderen hochentwickelten Staaten im Verhältnis zu anderen Arztgruppen und zu dem steigenden Bedarf ein Stagnieren bzw. ein Rückgang der Zahl der Allgemeinärzte festzustellen. Ein wesentlicher Grund hierfür ist die Unterbewertung der ärztlichen Leistung des Allgemeinmediziners in fachlicher, aber auch in finanzieller Hinsicht innerhalb des Ärztestandes selbst. Die imponierende Entwicklung der hochtechnisierten Medizin mit ihrer offenbaren Exaktheit und Übersichtlichkeit verfehlt ihre Wirkung auf den ärztlichen Nachwuchs nicht, zumal diese Art ärztlicher Berufsausübung weniger mühevoll und aufreibend und vielleicht auch fachlich interessanter erscheint als die Tätigkeit des Allgemeinarztes. Die rein klinische Ausbildung des Studenten und des jungen Arztes vermehrt noch die Neigung, die Arbeit des Allgemeinarztes geringschätzig zu beurteilen. Die beste Lösung dieses Problems wäre sicher eine hinreichend lange und intensive Mitarbeit des jungen Mediziners in einer allgemeinärztlichen Praxis, da nur so ein eigenes reifes und ausgewogenes Urteil gewonnen werden kann. Erfreuliche Ansätze in dieser Richtung, die jedoch keineswegs ausreichend erscheinen, sind in der neuen Approbationsordnung (Möglichkeit der Pflichtfamulatur in einer Allgemeinpraxis) und in der Neufassung der Weiterbildungsordnung (3 Monate Lehrzeit in einer Allgemeinpraxis in der Weiterbildung zum Allgemeinarzt) gemacht worden.

Die relative Verknappung der Allgemeinärzte hat überall in der Welt die Gefahren einer solchen Entwicklung mehr denn je besonders in Kreisen der Ärzteschaft selber klar werden lassen. Die Entschließungen des Weltärztekongresses von 1970 in Oslo sind hierfür ein eindeutiger Beweis. Es ist sicher im Interesse aller Mediziner, in Zukunft dazu beizutragen, den früheren Rang des Allgemeinarztes im Rahmen der Heilkunde wiederherzustellen.

In der Gesellschaft

Die Allgemeinmedizin ist das Fach der Medizin mit dem nächsten und engsten Kontakt zur Bevölkerung. Die Entwicklung hat es mit sich gebracht, daß die Allgemeinpraxis heute einer der wenigen Orte, ja

Tabelle 2:   Allgemeinärzte und Fachärzte nach dem Stand vom 1. 1. 1973 (ohne West-Berlin)*)

Fachgruppen	Ärzte hauptberuflich in freier Praxis				Leitende Krankenhausärzte		Oberärzte und planmäßige Assistenten		Ärzte bei Behörden u. öffentlich-rechtlich. Körperschaften	
	insgesamt		davon		insgesamt	davon weiblich	insgesamt	davon weiblich	insgesamt	davon weiblich
	insgesamt	davon weiblich	insgesamt	davon weiblich						
0	1	2	3	4	5	6	7	8	9	10
Anästhesie	98	72	29	13	422	99	643	271	10	—
Augenheilkunde	2 047	440	548	34	61	—	293	93	49	6
Chirurgie	1 569	34	384	6	1 277	4	2 049	156	257	17
(Kinderchirurgie)	(5)	(3)	(2)	(1)	(13)	(—)	(26)	(6)	(—)	(—)
(Unfallchirurgie)	(37)	(2)	(6)	(—)	(78)	(1)	(121)	(4)	(3)	(1)
Frauenheilkunde u. Geburtshilfe	2 738	508	843	68	613	23	950	156	91	26
HNO-Heilkunde	1 806	103	997	33	132	4	253	33	33	2
Dermatologie u. Venerologie	1 351	270	205	5	64	—	250	88	88	15
Innere Medizin	6 220	746	311	14	1 543	29	2 913	668	1 018	206
(Gastroenterologie)	(15)	(1)	(—)	(—)	(26)	(—)	(45)	(4)	(—)	(—)
(Kardiologie)	(25)	(—)	(2)	(1)	(27)	(1)	(69)	(3)	(1)	(1)
(Lungen- u. Bronchialheilk.)	(144)	(9)	(1)	(—)	(47)	(1)	(81)	(13)	(49)	(10)
Mund- u. Kieferchirurgie	85	2	24	1	32	—	71	14	6	—
Kinderheilkunde	2 131	997	126	36	230	33	558	97	278	181

Fortsetzung Tabelle 2

Fachgruppen	Ärzte hauptberuflich in freier Praxis				Leitende Krankenhausärzte		Oberärzte und planmäßige Assistenten		Ärzte bei Behörden u. öffentlich-rechtlich. Körperschaften	
	insgesamt	davon weiblich	davon							
			insgesamt	davon weiblich	insgesamt	davon weiblich	insgesamt	davon weiblich	insgesamt	davon weiblich
0	1	2	3	4	5	6	7	8	9	10
Kinder- u. Jugendpsychiatrie	31	14	1	–	28	6	57	30	16	8
Laboratoriumsmedizin	171	28	1	–	105	7	139	30	69	11
Lungen- u. Bronchialheilkunde	435	52	15	3	131	5	254	69	337	62
Neurologie/Psychiatrie	1 138	250	47	5	357	16	1 053	264	274	61
Neurochirurgie	11	2	2		32	–	83	9	5	–
Orthopädie	1 157	61	211	5	104	3	283	32	78	12
Path. Anatomie	21	1	–		96	1	114	6	16	3
Pharmakologie					21	–	53	5	17	1
Radiologie	852	42	36	2	360	11	469	79	52	6
Urologie	579	15	172	1	153	–	228	1	11	1
sonstige Fachgebiete	48	8	3	–	19	–	43	11	11	1
Summe der Fachärzte	22 488	3 645	3 955	226	5 780	241	10 756	2 112	2 716	619
Ärzte f. Allg. Med. u. Ärzte o. FA.	25 961	4 657	866	65	254	15	26 273	6 606	3 340	722
Sämtliche Gruppen	48 449	8 302	4 821	291	6 034	256	37 029	8 718	6 056	1 341
1972	47 470	8 005	4 820	296	5 814	244	35 113	8 526	6 322	1 414

oft der einzige Ort ist, in dem eine persönliche Aussprache von Mensch zu Mensch, hier also zwischen Arzt und Patient, möglich ist. Der Allgemeinarzt ist über seine eigentliche medizinische Tätigkeit hinaus häufig zu einem Berater und Helfer in vielerlei Fragen des Lebens geworden, und das manchmal nicht nur auf den Gebieten von Gesundheit oder Krankheit. Diese Funktion, die im übrigen weder Grenzen des Standes, der Herkunft, des Vermögens noch des Alters, des Geschlechtes usw. kennt, ist heute vielfach von der Kirche auf die Medizin und hier vor allem auf die Allgemeinmedizin übergegangen.

Hierauf und auf der Möglichkeit und Bereitschaft, in besonders schwierigen menschlichen Notsituationen wie auch in sonstigen Bedrängnissen des Alltags aktiv und wirkungsvoll Hilfe bringen zu können, beruht sicher der hohe Rang, den der Allgemeinarzt und der Arzt überhaupt in der Achtung des größten Teils der Bevölkerung heute wie früher einnimmt (Tabelle 3). Trotz vielerlei Angriffen von inner-

Tabelle 3: Prestigeskalen ausgewählter Berufsgruppen (zitiert nach *Lüth, P.*, Niederlassung und Praxis, Thieme, Stuttgart 1969, aus *Rohde, J. J.*: Hippokrates, 1967)

Studenten höherer technischer Lehranstalten	Volksschullehrer	Verwaltungsangestellte	Industriearbeiter
Professor	Professor	Professor	Arzt
Botschafter	Botschafter	Botschafter	Professor
Generaldirektor	Generaldirektor	Arzt	Richter
Richter	Richter	Generaldirektor	Botschafter
General	Arzt	Richter	Generaldirektor
Arzt	General	Studienrat	Studienrat
Regierungsrat	Regierungsrat	Regierungsrat	Regierungsrat
Studienrat	Studienrat	Architekt	Architekt
Pfarrer	Opernsänger	Elektro-Ingenieur	Elektro-Ingenieur
Architekt	Architekt	Journalist	Volksschullehrer

halb und außerhalb der Medizin ist diese Stellung des Hausarztes in der Gesellschaft heute nahezu unverändert geblieben.

Der Beruf des Allgemeinarztes ist sehr lebensnahe, sicher der lebensnächste aller medizinischen Berufe. Der Allgemeinmediziner ist der Exponent einer realistischen Medizin. Er ist in seiner Arbeitsweise und in seinem Leistungsumfang am besten dem wirklich häufigen und auch sich ändernden Bedarf der Menschen an ärztlicher Hilfe angepaßt. Der „Praktiker" ist eben zunächst einmal am praktischsten für den Menschen in Fragen von Krankheit und Gesundheit. Insofern ist die

Inanspruchnahme des Allgemeinarztes für die Menschen bereits seit langem eine selbstverständliche Gewohnheit und Notwendigkeit geworden. Der Allgemeinarzt ist deshalb aus dem alltäglichen Leben nicht mehr wegzudenken.

Zur Geschichte der Allgemeinmedizin

Die Geschichte der Allgemeinmedizin in unserem heutigen Sinne ist kurz. Sie beginnt eigentlich erst um die Wende des 19. Jahrhunderts. In dieser Zeit kam zuerst der Begriff des „praktischen Arztes" auf. Dadurch wurde es ermöglicht, daß ein Arzt besonderer Prägung Patienten aus allen Gebieten der Heilkunde behandeln konnte. Vorbedingung hierfür war die offizielle und gesellschaftliche Anerkennung des Praktikerberufes, die nach langen Kämpfen erreicht wurde.

Von einzelnen Ausnahmen abgesehen war das ein Novum in der neueren Medizingeschichte. Jahrhundertelang war die Ausführung chirurgischer Maßnahmen durch Ärzte als nicht standesüblich angesehen und im wesentlichen der Laienmedizin überlassen worden. Die Geburtshilfe war, was ihre breite Anwendung anbetrifft, ohnehin das Betätigungsfeld meist nichtärztlicher Hilfspersonen gewesen. Standesgemäß war eigentlich nur die Ausübung einer Form von innerer Medizin, die von den bestehenden Medizinschulen geprägt wurde und die auch nur einem kleinen Teil der Bevölkerung zugänglich war. Die meisten Menschen waren auf Heilkundige mehr oder minder guter Qualität angewiesen. So praktizierten selbst in Wien im Jahre 1511 nur 18 Ärzte, von der Versorgung des Landes ganz zu schweigen (zit. DIEPGEN).

Das elementare Bedürfnis der Menschen, einen ausgebildeten Arzt als Berater und Helfer in gesunden und kranken Tagen zu haben, hatte jedoch immer bestanden. *Vorläufer* in der Funktion des praktischen Arztes oder Allgemeinarztes hat es deshalb in der Geschichte vielfach gegeben.

In der Medizingeschichte der *älteren Kulturvölker* spielen zweifellos *Priesterärzte* eine führende Rolle. Sie machten die Medizin zu einer Art Geheimwissenschaft, die eng mit der jeweiligen Religion zusammenhing. Ihre Kenntnisse wurden durchweg in Schulen gelehrt und weitergegeben. Sie waren meistens in der Funktion von Leibärzten hochgestellter Persönlichkeiten oder als Verwaltungsbeamte tätig. Daneben gab es aber auch viele aus dem Volke stammende Ärzte, die ihren Beruf wie ein Handwerk ausübten und ihre meist empirisch gewonnenen Erkenntnisse auch weitervererbten. Sie wirkten in allen Schichten der Bevölkerung, wie aus Mesopotamien, Indien und Ägypten überliefert ist. Ihr Ansehen in der Priesterhierarchie war gering und stand damit oft im Gegensatz zu dem beim Volk, für das sie von großer praktischer Bedeutung waren.

Auch Anfänge einer *Spezialisierung* gab es bereits. In der altpersischen Medizin existierten zeitweilig drei Klassen von Ärzten (Internisten, Chirurgen und Pharmakologen), in der altchinesischen Medizin kam es zur Einteilung in innere und äußere Mediziner und in Ärzte für Hygiene. Bei anderen Völkern war die Spezialisierung manchmal noch differenzierter vorhanden.

In der *griechischen* Medizin war das Spezialistentum weit weniger ausgeprägt. Hier war der in Medizinschulen ausgebildete Arzt meist in allen Bereichen der Heilkunde tätig. In der Blütezeit der hellenischen Kultur war der Arzt frei von allen priesterlichen Bindungen und stand in hohem Ansehen. Grundsätzlich offen für die Behandlung aller Bevölkerungsschichten stand er häufig im Dienste seiner Stadt. Andererseits konnten die griechischen Ärzte aber auch lediglich als frei praktizierende Ärzte in ihren Häusern, den sog. *Jatreien*, tätig sein. Gesellschaftlich zählten sie zu den Demiurgen, einer handwerklich-schöpferisch im Sinne des Gemeinwohls tätigen Bürgerschicht, zu der ebenfalls z. B. die Künstler gehörten. Sie beschäftigten auch Assistenten und anderes Hilfspersonal in ihren Jatreien. Der griechische Arzt unterwies seine Schüler und Assistenten in seiner Sprechstunde und machte mit ihnen zusammen Besuche im Hause des Patienten. Diese Art des praktischen Unterrichts wird ja auch heute wieder im Rahmen der allgemeinmedizinischen Lehre durchgeführt und kann wie damals nur vorteilhaft für den Lernenden sein.

Die Eigenart der Tätigkeit griechischer Ärzte entsprach damit in vieler Hinsicht der des heutigen praktischen Arztes oder Allgemeinarztes. Das traf auch für eine gemeinsame verpflichtende Standesethik zu, deren Grundlage einen Teil des hippokratischen Eides darstellte.

Die *Römer* übernahmen nach anfänglichem Zögern die Medizin der Griechen, die hier ebenfalls, besonders durch hervorragende Ärzte wie GALEN bedingt, zu hohem Ansehen kam. Zeitweilig gab es in Rom wie in Griechenland einen Ärztestand, der frei praktizierend im allgemeinärztlichen Sinne tätig war.

Das trifft in gleichem Maße für die *byzantinische* Medizin zu, wenn auch hier kirchliche Einflüsse eine gewisse einengende Rolle spielten.

Die hochentwickelte *arabische* Medizin pflegte besonders das Spezialistentum, aber eine ärztliche Betätigung im gesamtmedizinischen Rahmen war durchaus üblich.

Mit dem Niedergang der griechisch-römischen Kultur und dem Beginn des *Mittelalters* trat erneut eine klerikale Bindung der ärztlichen Heilkunst ein. Mittelpunkte ärztlicher Tätigkeit wurden die Klöster. Damit wurde eine Entwicklung eingeleitet, die eine universelle Tätigkeit eines Arztes in allen medizinischen Bereichen verhinderte. Das Laterankonzil von 1215 beschloß, den Mönchsärzten jegliche chirurgische Tätigkeit zu verbieten. Eine weitere ärztliche Betätigung auf dem Gebiet der inneren Medizin wurde ihnen jedoch mit Einschränkungen erlaubt. Das bedeutete de facto eine völlige Loslösung der Medizin von der Chirurgie, die von da ab mehr und mehr in Laienhände überging. Das bedeutete aber gleichzeitig, daß eine allgemeinärztliche Medizin, wie sie sich in der Blütezeit der griechisch-römischen Kultur und später für alle Bevölkerungsschichten als günstig erwiesen hatte, für die nächsten sechs Jahrhunderte unterbunden war. Auch die zunehmende Entwicklung der Universitäten als Zentren der ärztlichen Ausbildung vermochte hieran nichts zu ändern. Im Gegenteil: Der kirchliche Einfluß auf die Universitäten war so stark, daß sich die Kluft zwischen der dort gelehrten Medizin und der Chirurgie eher noch verstärkte. Letztere machte dann eine völlig eigenständige Entwicklung durch, die dennoch zu nicht geringen Fortschritten führte. Nachteilig war jedoch, daß sich viele Bader, Barbiere und Kurpfuscher eines oft zweifelhaften chirurgischen Handwerks befleißigten, was der Chirurgie ganz allgemein einen Beigeschmack minderwertigeren ärztlichen Tuns einbrachte.

So konnte es auch dazu kommen, daß die Behandlung aller vorkommenden Krankheiten zumindest in breiten Schichten der Bevölkerung vornehmlich in den Händen dieser Heilkundigen lag.

Das änderte sich erst, als sich gegen Ende des 18. Jahrhunderts mehr und mehr Stimmen erhoben, die eine Wiedervereinigung der Chirurgie mit der inneren Medizin forderten. BRANDLMEIER hat sehr eindrücklich beschrieben, wie auch namhafte medizinische Wissenschaftler und Gesellschaften sich für diese Idee einsetzten (s. BRANDLMEIER u. KRÜSI).

Um 1800 herum entstand zum ersten Mal die Berufsbezeichnung *„praktischer Arzt"*. Sie kam aus den frühen Bemühungen zustande, den Chirurgen wieder in den ärztlichen Stand zu erheben. Hierzu mußte der Chirurg eine zusätzliche Ausbildung in der inneren Medizin nachweisen, die z. B. in Militärakademien erfolgte. Der jetzt gleichermaßen in der Chirurgie und in der inneren Medizin akademisch ausgebildete Arzt blieb bei der Berufsbezeichnung „Chirurg". Der Arzt aber, der die gewohnte Universitätsausbildung zum „Mediker" hinter sich gebracht hatte und zusätzlich chirurgisch arbeitete, hieß jetzt „praktischer Arzt". Damit war eine Entwicklung angebahnt, die bis zum heutigen „Allgemeinmediziner" führen sollte.

In der ersten Hälfte des 19. Jahrhunderts gab es eine Fülle von Bezeichnungen praktisch tätiger Ärzte. So konnte ein Arzt sich „Internist und Chirurg", ein anderer sich „Praktiker und Internist" oder „Praktiker und Chirurg" nennen. Auch gesetzlich wurden Ärzte verschiedener Klassen geschaffen, die im wesentlichen akademisch und nichtakademisch ausgebildete Ärzte voneinander unterschieden. So wurden Landärzte chirurgisch auf eigenen Fachschulen ohne Bindung an die Universität ausgebildet, sie hießen dann in Preußen Wundärzte I. Klasse. Wundärzte II. Klasse waren gelernte Barbiere. All dies waren Zeichen des Umbruchs, einer Neuordnung des Ärztebestandes überhaupt. Den Schlußpunkt unter diese Entwicklung setzte die 1852 in Preußen erlassene Bestimmung, nach der es von da ab nur eine Klasse von Ärzten gab. Ihre Prüfung, die einheitlich geregelt war, berechtigte zur Ausübung des ärztlichen Berufes in allen Fächern. In den Jahren darauf folgten auch die anderen deutschen Staaten diesem Beispiel. Damit hatte der akademisch voll ausgebildete „praktische Arzt" auch seine gesetzliche Bestätigung gefunden.

Mit der Entwicklung der modernen Medizin auf naturwissenschaftlicher Basis setzte dann in der zweiten Hälfte des vergangenen Jahrhunderts eine zunehmende Spezialisierung der Fächer ein, die bis heute nicht abgeschlossen ist.

In Abb. 4 ist die historische Entwicklung der medizinischen Fächer vom Mittelalter bis in die Neuzeit schematisch dargestellt.

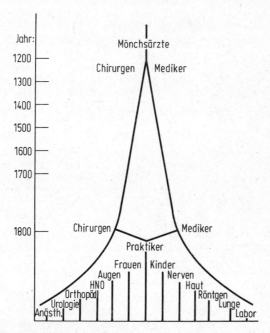

Abb. 4 Geschichtliche Entwicklung der medizinischen Fächer vom Mittelalter bis in die Neuzeit. Aus BRANDLMEIER, P., G. KRÜSI: Der praktische Arzt heute. Huber, Bern 1968

Der praktische Arzt aber blieb. Im Gegenteil: Die Zahl der praktischen Ärzte wuchs ständig, und ihr Berufsstand kam zu hohem Ansehen. Es war gesellschaftlich einfach notwendig geworden, die neugewonnenen und sich ständig mehrenden wissenschaftlichen Erkenntnisse in breite Nutzanwendung zu bringen, um sie möglichst vielen Menschen zugute kommen zu lassen. Das war nicht zuletzt ein Grund dafür, daß die durchschnittliche Lebenserwartung der Menschen rapide anstieg und viel krankheitsbedingtes Elend verhindert werden konnte.

Aus dem Leibarzt, der nur für einzelne dasein konnte, wurde der *Hausarzt,* der ganze Familien aller Bevölkerungsschichten betreute. Neben der Betätigung des praktischen Arztes auf dem Gebiet der inneren Krankheiten (hier besonders in der Bekämpfung der Infektionskrankheiten) und in der Chirurgie wirkte sich seine Arbeit in der Geburtshilfe besonders segensreich aus. Außer den glänzenden Leistungen der Medizin im akademischen und klinischen Bereich war es vor allem der Tätigkeit der praktischen Ärzte zuzuschreiben, daß der ärztliche Stand einen sehr guten Ruf genoß. FRIEDRICH V. MÜLLER sprach in den ersten Jahren des 20. Jahrhunderts vom praktischen Arzt als von dem „König unter den Ärzten".

Gefördert wurde diese ganze Entwicklung in Deutschland zweifellos durch die Einführung der *sozialen Krankenversicherung,* die zunächst allen Unbemittelten, später weiten Kreisen der Bevölkerung Zugang zu einer ärztlichen Behandlung verschaffte. Das konnte nur im ärztlichen Sinne und gerade im Sinne des praktischen Arztes sein. Jedoch waren immer wieder Differenzen zwischen Ärzten und Krankenkassen zu bereinigen, die vorwiegend die Ausdehnung des Einflußbereiches der Krankenkassen, den Umfang der ärztlichen Leistung und Honorarfragen betrafen.

In anderen Ländern ist die Entwicklung des praktischen Arztes ähnlich verlaufen. Auch im angelsächsischen Bereich wurde der *general practitioner* zum *family doctor* oder *family physician.* Nur in der UdSSR gibt es den *Therapeuten,* der eine von den anderen Ärzten unterschiedliche Ausbildung hat und im Sinne eines Feldschers vorwiegend als Landarzt eingesetzt wird.

In den ersten Jahrzehnten dieses Jahrhunderts blieb die Bedeutung des praktischen Arztes im wesentlichen ungeschmälert erhalten. Erst von den vierziger Jahren ab bis heute hat sich sein Arbeitsfeld verändert. Es wurde einerseits durch den weiten Ausbau der klinischen Medizin und die fortschreitende Spezialisierung der Ärzteschaft auch in der freien Praxis eingeschränkt. So wurde die Geburtshilfe praktisch ganz in die Klinik verlagert. Andererseits kamen neue Arbeitsbereiche hinzu. Hierzu ist vor allem die zunehmend an Bedeutung gewinnende *Vorsorgemedizin* zu rechnen, deren Entwicklung noch kaum abzuschätzen ist. Aber auch neuere Erkenntnisse auf den Gebieten der psychosomatischen, der Sozial-, Unfall- und Arbeitsmedizin weisen dem Allgemeinmediziner neue Aufgaben zu. Nach wie vor ist er aber zur ärztlichen Versorgung weiter Bevölkerungskreise unumgänglich notwendig. Das haben auch Verstaatlichungen der gesamten medizinischen Tätigkeit in manchen Ländern bewiesen. Hierbei zeigte sich meist, daß gerade der allgemeinärztliche Beruf eine Förderung erfuhr.

Eine Verknappung des allgemeinärztlichen Nachwuchses in den letzten Jahren ließ die Bedeutung dieses Berufes für die Allgemeinheit erneut erkennen und löste eine Welle von weltweiten Renaissancebestrebungen für diesen ärztlichen Tätigkeitszweig aus. In den Rahmen dieser Bemühungen gehört auch die in manchen Ländern eingeführte gesetzlich geregelte Anerkennung der Bezeichnung *„Arzt für Allgemeinmedizin"* (teils auch „Facharzt für Allgemeinmedizin"), die nach einem bestimmten Weiterbildungsgang erteilt wird. In der Bundesrepublik gibt es diese Regelung seit 1971. Sie stellt einen gewissen Endpunkt der ganzen bisherigen Entwicklung in der allgemeinärztlich tätigen Medizin dar.

Aber auch die Allgemeinärzteschaft selbst hat in den letzten 20—30 Jahren viel zu ihrer eigenen Weiterentwicklung beigetragen. So ist es zu einer Erarbeitung eigenständiger *wissenschaftlicher Grundlagen* gekommen. Zunehmend bildeten sich speziell allgemeinärztliche Berufsorganisationen und wissenschaftliche Vereinigungen im nationalen und übernationalen Rahmen, die ihre eigenen beachteten Kongresse abhielten und in wachsendem Maße abhalten. Auch besondere allgemeinmedizinische Zeitschriften und eine Fülle entsprechender Literatur ist entstanden. Ein bedeutsamer Schritt war die in vielen Ländern einsetzende *Lehre der Allgemeinmedizin an den Universitäten.*

Damit sind für die weitere Entwicklung der Allgemeinmedizin eine Reihe günstiger sachlicher Voraussetzungen geschaffen worden.

Beruf und Praxis des Allgemeinarztes

Berufskunde und Rechtsstellung

Allgemeines zur ärztlichen Berufsordnung in der Bundesrepublik Deutschland

Nach dem Grundgesetz und gemäß dem föderalistischen Aufbau der Bundesrepublik haben die einzelnen Länder das Recht der Gesetzgebung auf dem Gebiet des Gesundheitswesens. Eine Ausnahme hiervon, nämlich eine Kompetenz des Bundes, besteht nur in bestimmten Bereichen der ärztlichen Berufsordnung, die in der *Bundesärzteordnung* zusammengefaßt sind. Diese ist in ihrer letzten Neufassung am 1. 1. 70 in Kraft getreten und enthält neben einer Begriffsbestimmung des ärztlichen Berufes die Grundsätze der neuen *Approbationsordnung* (früher Bestallungsordnung), die Zulassungsordnung zum ärztlichen Beruf für Ausländer und die ärztliche Gebührenordnung.

Der Erlaß aller anderen wesentlichen den ärztlichen Beruf betreffenden Verordnungen ist Angelegenheit der Länder, d. h. der in den einzelnen Bundesländern zuständigen Ministerien oder Senatsbehörden.

Diese haben einen großen Teil ihrer Kompetenz an die für ihre Bereiche zuständigen berufsständischen Organisationen, die *Landesärztekammern* delegiert, die damit in der Bundesrepublik die eigentlichen Träger der ärztlichen Berufsordnung sind. Die rechtliche Grundlage hierfür sind die in den einzelnen Ländern erlassenen *Kammergesetze*. Die Landesärztekammern sind Körperschaften öffentlichen Rechts. Ihnen gehören als Pflichtmitglieder alle Ärzte an, die in ihrem Bereich ihren Beruf ausüben, z. T. auch die, die dort nur ihren Wohnsitz haben. Die Kammern haben neben der Wahrnehmung der Interessen der Ärzteschaft nach außen hin, der Überwachung der ärztlichen Berufspflichten, der Förderung der Fortbildung usw. auch die Aufgabe, eine Berufsordnung zu erstellen. Ein Teil dieser Berufsordnung ist die *Weiterbildungsordnung* (früher Facharztordnung). Die praktische Durchführung des Verfahrens zur Anerkennung als Arzt für Allgemeinmedizin oder Facharzt nach den Bestimmungen der Weiterbildungsordnung obliegt den *Weiterbildungsausschüssen* (früher Facharztausschüssen) der Kammern.

Die *Bundesärztekammer* ist die Dachorganisation der 12 westdeutschen Landesärztekammern. Sie ist keine Körperschaft öffentlichen Rechts, sondern eine privatrechtliche Einrichtung, woraus sich bedeutsame Folgerungen in bezug auf ihre Aufgabenstellung, aber auch hinsichtlich ihres berufspolitischen Wirkungsbereiches ergeben.

Die *Kassenärztlichen Vereinigungen der Länder* sind ebenso wie die *Kassenärztliche Bundesvereinigung* Körperschaften öffentlichen Rechts. Ihre rechtliche Basis ist der § 368 der Reichsversicherungsordnung (RVO). Sie vertreten die Kassenärzte, auch z. B. gegenüber den Krankenkassen, und regeln und überwachen die kassenärztliche Tätigkeit. Neben vielen anderen Aufgaben haben sie die Pflicht, die ärztliche Versorgung der sozialversicherten Bevölkerung sicherzustellen, den sog. Sicherstellungsauftrag.

Die Ausbildung zum Arzt im Hinblick auf ihre Bedeutung für die Allgemeinmedizin in der Bundesrepublik Deutschland

Die ärztliche Ausbildung, d. h. die Ausbildung des Medizinstudenten bis zum Bestehen des dritten Abschnittes der ärztlichen Prüfung, ist durch die *Approbationsordnung* für Ärzte vom 28. 10. 1970 neu geregelt worden.

Danach umfaßt die ärztliche Ausbildung ein Studium von sechs Jahren, wobei das letzte Jahr auf eine praktische Ausbildung in Krankenanstalten entfällt. Nach zwei Studienjahren kann die ärztliche Vorprüfung, nach drei und fünf bzw. sechs Studienjahren können die drei Abschnitte der ärztlichen Prüfung abgelegt werden. Bis auf einen Teil des dritten Abschnittes der ärztlichen Prüfung werden alle Prüfungen bundeseinheitlich schriftlich nach dem „multiple-choice"-Verfahren durchgeführt. Pflichtvorlesungen gibt es nicht, nur die Teilnahme an praktischen Übungen ist nachweispflichtig. Der Ablauf des Studiums ist aus Abb. 5 zu ersehen:

Für die Allgemeinmedizin ist folgendes aus der neuen Approbationsordnung wichtig:

Das Ziel der Ausbildung zum Arzt ist nicht mehr, wie es in der früheren Bestallungsordnung von 1953 ausdrücklich der Fall war, auf die für den praktischen Arzt erforderlichen Kenntnisse abgestellt. Es ist nur davon die Rede, daß die Prüfungsfragen auf die für den Arzt allgemein erforderlichen Kenntnisse zugeschnitten sein müssen. Ein besonders formuliertes Ausbildungsziel findet sich im Text der Approbationsordnung sonst nicht. In anderem Zusammenhang ist aber erklärt worden, daß der Wissensstand eines sog. *Basisarztes* das Ziel der Ausbildung sei. Hiermit kann wohl nur gemeint sein, daß erst nach Abschluß dieser ärztlichen Grundausbildung die Weiterbildung in allen Fächern, also auch in der Allgemeinmedizin, beginnen kann, wie es auch die neuen Weiterbildungsordnungen der Kammern vorschreiben.

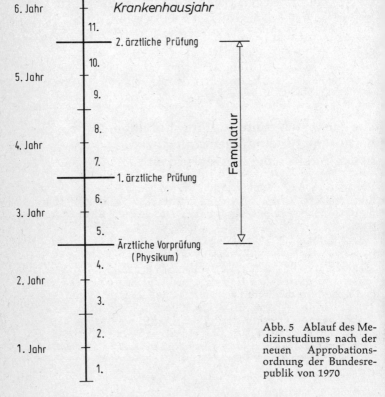

3. ärztliche Prüfung

12.

6. Jahr   *Krankenhausjahr*

11.

2. ärztliche Prüfung

10.

5. Jahr

9.

8.

4. Jahr

7.

1. ärztliche Prüfung

6.

3. Jahr

5.

Ärztliche Vorprüfung
(Physikum)

4.

2. Jahr

3.

2.

Abb. 5   Ablauf des Me-
dizinstudiums nach der
1. Jahr   neuen   Approbationsordnung der Bundesre-
1.   publik von 1970

Famulatur

Wenn auch die Angaben der Stoffgebiete und Prüfungsstoffe in der Approbationsordnung vielfach den Bereich der Allgemeinmedizin berühren, ist diese hier namentlich nicht erwähnt. Das ist umso unverständlicher, als z. Zt. jedenfalls die Allgemeinmediziner die weitaus größte Gruppe unter den approbierten Ärzten darstellen.

Dagegen hat eine für die Allgemeinmedizin höchst bedeutsame Neuerung in der Approbationsordnung Aufnahme gefunden. Gemeint ist hier die Durchführung der

Pflichtfamulatur in einer Allgemeinpraxis.

Nachdem im § 1 festgestellt worden ist, daß die ärztliche Ausbildung u. a. eine Famulatur von zwei Monaten umfaßt, heißt es in § 7 im einzelnen:

„1) Die zweimonatige Tätigkeit als Famulus (§ 1 Abs. 1 Nr. 4) ist während der unterrichtsfreien Zeiten des Studiums zwischen der ärztlichen Vorprüfung und dem zweiten Abschnitt der ärztlichen Prüfung abzuleisten. Sie hat insbesondere den Zweck, den Studierenden mit dem ärztlichen Wirken in öffentlichen Stellen und in Einrichtungen des Arbeitslebens sowie in freier Praxis vertraut zu machen.

2) Die Tätigkeit als Famulus wird abgeleistet
1. unter ärztlicher Leitung
   a) in einer Dienststelle des öffentlichen Gesundheitsdienstes, der Jugendhilfe, der Sozialhilfe, der Arbeitsverwaltung, der Versorgungsverwaltung oder der Gewerbeaufsicht,
   b) in einer Einrichtung der gesetzlichen Unfallversicherung oder der gesetzlichen Krankenversicherung,
   c) in einer Einrichtung der Träger der gesetzlichen Rentenversicherung für die Rehabilitation Behinderter oder die ärztliche Begutachtung einschließlich des vertrauensärztlichen Dienstes,
   d) in einer werks- oder betriebsärztlichen Einrichtung,
   e) in einer truppenärztlichen Einrichtung der Bundeswehr,
2. in einer ärztlichen Allgemeinpraxis oder
3. in einer ärztlichen Gemeinschaftspraxis.

3) Die Tätigkeit als Famulus ist bei der Meldung zum Zweiten Abschnitt der ärztlichen Prüfung durch eine Bescheinigung nach Anlage 7 zu dieser Verordnung nachzuweisen."

Diese Famulatur ist also in den drei Studienjahren vom 5. Semester bis Ende des 10. Semesters durchzuführen.

Hierbei ist zu bedenken, daß sich zweifellos zu bestimmten Zeitpunkten innerhalb dieser 3 Jahre und auch innerhalb eines einzelnen Jahresablaufes selbst eine besondere Anhäufung von Bewerbern für diese Famulatur ergeben wird. Zum einen ist anzunehmen, daß die Studenten sich nicht gleich im 5. Semester (also nach dem Physikum) und ebenso nicht unmittelbar vor den Prüfungen nach dem 6. und 10. Semester zur Famulatur bereitfinden werden, da sie entweder sich den während der Famulatur an sie herantretenden medizinischen Problemen gegenüber verständlicherweise noch nicht gewachsen fühlen oder die Zeit zur Vorbereitung auf die Prüfungen benötigen. Zum anderen bestimmt die Approbationsordnung ausdrücklich, daß die Famulatur während der unterrichtsfreien Zeiten des Studiums abzuleisten ist, wofür vor allem die Monate März, August und September in Betracht kommen.

Die Gesamtzahl der Medizinstudierenden in der Bundesrepublik wird zur Zeit mit etwa 34 000—35 000 angegeben. Die Anzahl derer, die sich jeweils in dem dreijährigen Zeitraum der Pflichtfamulatur befinden werden, wird also etwa 8000—9000 betragen. Das heißt, daß pro Jahr 2500—3000 klinische Studenten im Gebiet der Bundesrepublik zur Famulatur kommen werden, eine Zahl, die für sich spricht.

Die Bedeutung dieser neuen Bestimmungen der Approbationsordnung ist vor allem in folgendem zu sehen:

1. Praktisch zum ersten Mal wird damit ein zwar begrenzter, aber nicht unwichtiger Teil der Ausbildung des Medizinstudenten aus der klinischen Medizin herausgenommen und in den Bereich einer Reihe behördlicher und betrieblicher medizinischer Einrichtungen und in die freie Praxis, hier besonders die *Allgemeinpraxis*, verlegt. Dieser Ausbildungsabschnitt erfolgt damit auch weiter entfernt als bisher von der Universität als der eigentlichen Trägerin der Ausbildung. Die neue Art der Famulatur ermöglicht es dem Studenten, die außerklinische Medizin kennenzulernen und sich besser auf sie vorbereiten zu können. Insofern kann sie von allen Seiten sicher nur als eine sinnvolle Ergänzung und Bereicherung des Medizinstudiums angesehen werden.

2. Für die obengenannten Gesundheitsdienste und Praxen ergeben sich aus der Durchführung der Famulaturen oft ganz neue und ungewohnte Aufgaben und Verantwortlichkeiten. Schon auf die Anforderungen, die an einen Arzt als Ausbilder gestellt werden, sollte dieser ausreichend vorbereitet sein. In einigen Nachbarländern geschieht dies (jedenfalls für die Ausbildung von Assistenten in der Allgemeinmedizin) bereits durch eine Schulung entsprechender Ärzte („to teach the teachers to teach"). Es wird in Zukunft sicher erforderlich sein, eine genügende Anzahl von geeigneten Allgemeinpraxen als *Lehrpraxen* mit entsprechend qualifizierten Allgemeinärzten als anerkannten *Lehrpraktikern* zur Verfügung zu haben.

Die Begriffe „Lehrpraxis" und „Lehrpraktiker" sollten nur in Zusammenhang mit der Qualifikation zur Unterrichtung von Famuli zuerkannt werden. Hiervon zu unterscheiden sind die Begriffe *„Weiterbildungspraxis"* und *„Weiterbildungspraktiker"*, die Allgemeinpraxen und Allgemeinärzten vorbehalten sein sollten, die für die Weiterbildung von jungen Ärzten zu Allgemeinärzten zur Verfügung stehen. Es wäre sicher zu wünschen, daß eine entsprechende offizielle Anerkennung als „Lehrpraxis" bzw. Ermächtigung zum „Lehrpraktiker" eingeführt wird, wie es für den Bereich der Weiterbildung in der Allgemeinmedizin heute in entsprechender Weise schon der Fall ist. Selbstverständlich schließt eins das andere nicht aus. Im Gegenteil: Es wird sicher häufig vorkommen und erwünscht sein, daß ein Allgemeinarzt die Qualifikation sowohl für die Ausbildung als auch für die Weiterbildung besitzt.

Auch die während einer solchen Famulatur auftretenden Probleme von seiten des Ausbilders und des Auszubildenden sollten nicht unbeachtet bleiben. Allein schon die große Zahl der jährlich zur Famulatur kommenden Studenten wird Fragestellungen aufwerfen, die ohne entsprechende Organisation und eventuelle Institution nicht zu lösen sein dürften.

3. Für die an der Durchführung der Famulatur beteiligten ärztlichen Berufsgruppen ergibt sich zweifellos die Möglichkeit, dem ärzt-

lichen Nachwuchs das eigene Berufsbild besser als bisher vor Augen führen zu können. Der Allgemeinmedizin bietet sich darüber hinaus zum ersten Mal die Gelegenheit, Studenten in größerem Umfang mit der kassenärztlichen Tätigkeit des Allgemeinarztes bekannt zu machen. Insofern hat hier auch die Allgemeinmedizin die gesamte kassenärztliche Medizin zu vertreten.

Die an den Universitäten abgehaltenen Lehrveranstaltungen über Allgemeinmedizin, in deren Rahmen bisher bereits Tagesfamulaturen in Allgemeinpraxen (z. T. in größerem Umfang) durchgeführt worden sind, werden in Zukunft sicher als Einführung in die Famulatur dienen. Inwieweit die Vertreter der Allgemeinmedizin an der Universität auch die Organisation der Famulaturen übernehmen werden, bleibt abzuwarten, ist aber wahrscheinlich auch ihrer eigenen Initiative überlassen. Sie scheinen für diesen Zweck jedenfalls am besten geeignet zu sein. Die Allgemeinmedizin verfügt ja bereits über entsprechende Erfahrungen und auch eine gewisse Zahl von Lehrpraxen, wenn auch z. Zt. noch nicht in dem zu erwartenden erforderlichen Umfang.

Es ist zu hoffen, daß sich in Zukunft eine ausreichende Zahl von Allgemeinärzten zur Verfügung stellen wird, um dem nachgewiesenermaßen großen Interesse des studentischen Nachwuchses an einer Famulatur in einer Allgemeinpraxis entsprechen zu können.

Über diese durch die neue Approbationsordnung geschaffene Möglichkeit der Famulatur in einer Allgemeinpraxis hinaus besteht für den Studenten im Rahmen seiner ärztlichen Ausbildung noch die Möglichkeit, sich in den
Lehrveranstaltungen für Allgemeinmedizin über dieses Fach zu informieren. Diese sind in den letzten Jahren in zunehmendem Maße an der Mehrzahl der deutschen medizinischen Hochschulen eingerichtet worden und werden von in der Praxis tätigen Allgemeinärzten als Lehrbeauftragten abgehalten. Diese Lehrveranstaltungen sind meist mit einer eintägigen Famulatur in einer Allgemeinpraxis verbunden und vermitteln dem angehenden Mediziner ein möglichst umfassendes Bild von der Allgemeinmedizin.

Einzelheiten über die *Lehre der Allgemeinmedizin* s. S. 295 ff.

Die Weiterbildung zum Arzt für Allgemeinmedizin in der Bundesrepublik

Die Berufsbezeichnung „Allgemeinarzt" bzw. „Arzt für Allgemeinmedizin" wurde 1970/71 offiziell in der Bundesrepublik eingeführt. Damit wurde es erforderlich, die Weiterbildung hierzu in allen erforderlichen Punkten verbindlich zu regeln. Dies geschah (mit Ausnahme von Berlin) durch die 1970/71 neu abgefaßten *Weiterbildungsord-*

nungen der einzelnen Landesärztekammern. Die Vorschriften dieser Weiterbildungsordnungen (früher Facharztordnungen) sind Bestandteil der Berufsordnungen der Kammern und haben alle fast den gleichen Wortlaut, so daß eine bundeseinheitliche Handhabung ohne Schwierigkeiten möglich ist.

Als Beispiel seien deshalb im folgenden die entsprechenden Bestimmungen der Weiterbildungsordnung der Ärztekammer Hamburg angeführt. In einer Anlage zur Berufsordnung wird hier folgendes festgelegt:

„Allgemeinarzt

Definition des Gebietes:

Das Gebiet Allgemeinmedizin umfaßt die gesamte Humanmedizin. Der Allgemeinarzt ist im gesamten Lebensbereich seiner Patienten für deren Gesundheitsführung und Krankheitsbehandlung, unabhängig von Alter, Geschlecht und von der Art der Gesundheitsstörung, tätig.

Weiterbildungszeit: 4 Jahre.

Abzuleisten sind:

$1^1/_2$ Jahre Innere Medizin,
1 Jahr Chirurgie und/oder Gynäkologie und Geburtshilfe,
3 Monate Allgemeinmedizin in einer freien Praxis,
1 Jahr 3 Monate in Allgemeinmedizin oder in einem Fachgebiet nach freier Wahl, wobei auch Tätigkeitsabschnitte von mindestens 3 Monaten angerechnet werden können.

Ein Tätigkeitsabschnitt von mindestens 3 Monaten soll im öffentlichen Gesundheitsdienst abgeleistet werden.*"

Für bestimmte Fälle gelten *Übergangsvorschriften.*

So heißt es in den Weiterbildungsordnungen der Landesärztekammern Hamburg, Schleswig-Holstein und Bayern wie folgt:

„Für Ärzte, die eine vorgeschriebene Medizinalassistentenzeit von mindestens 18 Monaten abgeleistet oder nach Ableistung einer kürzeren Medizinalassistentenzeit die Weiterbildung vor dem 1. Januar 1971 begonnen haben, verbleibt es bei der vor dem Inkrafttreten der Weiterbildungsordnung geltenden Weiterbildungszeit. Für diese Ärzte verkürzt sich die Weiterbildungszeit in Allgemeinmedizin um ein Jahr."

Diese Bestimmung ist für die Ärzte von Bedeutung, die nach den Übergangsregelungen der neuen Approbationsordnung noch eine Medizinalassistentenzeit ableisten müssen, was noch z. T. bis 1976 der Fall sein kann.

---

* Diese Bestimmung gilt in dieser Form nur für den Bereich der Kammer Hamburg, eine Nachweispflicht für diesen Tätigkeitsabschnitt zur Anerkennung als Allgemeinarzt ist damit ohnehin nicht gegeben.

Eine weitere Übergangsregelung betrifft die praktischen Ärzte, die zum Zeitpunkt des Inkrafttretens der Weiterbildungsordnungen bereits niedergelassen waren. Es heißt hier dazu:

„Ärzte, die im Zeitpunkt des Inkrafttretens dieser Weiterbildungsordnung als Praktische Ärzte tätig sind, erhalten nach einer zehnjährigen Tätigkeit in eigener Praxis auf Antrag die Anerkennung als Allgemeinarzt. Drei Jahre in eigener Praxis sind gegen ein Jahr klinische Tätigkeit nach bestandenem Staatsexamen austauschbar."

Ein niedergelassener praktischer Arzt kann also, wenn er bei Inkrafttreten der Weiterbildungsordnung eine volle zehnjährige Tätigkeit als praktischer Arzt in eigener Praxis nicht nachweisen kann, die fehlende Zeit seiner klinischen Vorbildungszeit entnehmen, wobei auch eine Tätigkeit als Medizinalassistent anrechenbar ist. Die klinische Zeit zählt hier dreifach; fehlen dem Antragsteller also z. B. drei Jahre Tätigkeit in eigener Praxis, so genügt als Ausgleich hierfür der Nachweis eines Jahres klinischer Vorbildung. Vorbedingung ist in jedem Falle aber, daß der Bewerber bei Inkrafttreten der Weiterbildungsordnung in eigener Praxis als praktischer Arzt tätig war.

Tabelle 4: Praktische Ärzte nach der Dauer der Weiterbildung (aus *Häussler, S.*: Die Weiterbildung zum Arzt für Allgemeinmedizin. Hippokrates Verlag, Stuttgart 1969)

	18—36 Mon.	37—72 Mon.	73—108 Mon.	109—144 Mon.	145—170 Mon.	171—196 Mon.	197—252 Mon.	
Großstadt	5	8	6	3	5	6	3	36
Kleinstadt	3	8	8	15	5	16	19	74
Land	3	4	8	12	7	12	13	59
Insgesamt	11	20	22	30	17	34	35	169

Viele praktische Ärzte haben sich auch bisher schon vor ihrer Niederlassung aus eigener Initiative sehr lange weitergebildet (Tab. 4). Eine Weiterbildungszeit von mehr als 10 Jahren nach der Approbation haben danach weit über die Hälfte der niedergelassenen praktischen Ärzte aufzuweisen. Die nach der jetzt gültigen Weiterbildungsordnung vorgesehene Zeit von 4 Jahren nach bestandener ärztlicher Prüfung ist also keineswegs als unrealistisch anzusehen.

Jeder Arzt, der einen anderen Arzt in seinem Fachgebiet weiterbilden will, muß eine *Weiterbildungsermächtigung* seiner zuständigen Landesärztekammer besitzen. Anderenfalls kann dem weiterzubildenden Assistenten die Zeit, in der er bei dem weiterbildenden Arzt tätig war, zum Erreichen seines Berufszieles nicht anerkannt werden.

Die Weiterbildungsermächtigung kann auf Antrag an in Kliniken oder Instituten oder in freier Praxis tätige Ärzte erteilt werden. Sie setzt eine besondere genau definierte Qualifikation voraus und kann sowohl auf einen Teil der abzuleistenden Weiterbildungszeit als auch in ihrem Inhalt beschränkt werden. Eine der Voraussetzungen zur Erteilung der Weiterbildungsermächtigung ist z. B. die Anerkennung als Facharzt für das betreffende Gebiet der Weiterbildung oder für den Allgemeinarzt die Anerkennung als Arzt für Allgemeinmedizin.

Zusätzlich zu den Weiterbildungsordnungen sind von den Kammern *Richtlinien zum Inhalt der Weiterbildung* herausgegeben worden. Auch diese sind im wesentlichen bundeseinheitlich formuliert und legen im einzelnen fest, welche Kenntnisse und Fähigkeiten dem weiterzubildenden Arzt zu vermitteln sind und welche dieser nachzuweisen hat. So sind hier z. B. ausführlich die speziellen Kenntnisse der einzelnen Fachgebiete, Operationsverzeichnisse für die chirurgisch tätigen Fächer usw. aufgeführt.

Die für den Allgemeinarzt gültigen Richtlinien lauten folgendermaßen:

„Allgemeinarzt

Inhalt der Weiterbildung:

Vermittlung und Erwerb eingehender Kenntnisse und Erfahrungen

1. in der hausärztlichen Beratung, Krankheitsbehandlung und Gesundheitsführung,
2. in der Verhütung und Früherkennung von Krankheiten, insbesondere Volkskrankheiten,
3. in der Diagnose und Behandlung häufiger Erkrankungen unter besonderer Berücksichtigung der individuellen Eigenart sowie psychischer und sozialer Faktoren,
4. in der Behandlung von Notfällen auf allen Gebieten der Medizin unter Berücksichtigung der Allgemeinpraxis,
5. in der frühzeitigen Erkennung komplizierter Krankheitsverläufe, ihrer Behandlung und der Indikationsstellung für fachärztliche und klinische Diagnose und Therapie,
6. in der Integration aller medizinischen und sozialen Hilfen für den Patienten und in der Behandlung und Betreuung chronisch Kranker."

Aus- und Weiterbildung in der Allgemeinmedizin in anderen Ländern

Großbritannien und Irland

Der *erste europäische Lehrstuhl für Allgemeinmedizin* entstand *1962 in Edinburgh* (Scott). Weitere Departments of General Practice sind inzwischen in Aberdeen, Dundee, Birmingham, Manchester (Byrne), Newcastle, Belfast und Sheffield gefolgt.

Diese Lehrstühle sind alle mit zahlreichen Lehrpraxen verbunden, deren Leiter seit 1966 in besonderen Kursen (Teacher Colleges), die in London stattfinden, regelmäßig geschult werden.

Auf jeder dieser Universitäten ist der Weiterbildungsgang zum Allgemeinmediziner, der mit einer Prüfung abschließt, gesondert festgelegt. Die Dauer der Weiterbildung beträgt im allgemeinen fünf Jahre, wovon drei Jahre in verschiedenen Fachgebieten der Klinik und zwei Jahre in einer Allgemeinpraxis abgeleistet werden sollen. Nach Abschluß der Weiterbildung gilt die Mitgliedschaft zum Royal College of General Practice als Qualifikation des Allgemeinarztes.

An einer Reihe von Universitäten ist eine einstündige Vorlesung über Allgemeinmedizin in einem Semester pflichtmäßig vorgeschrieben, ebenso wie die Famulatur von Studenten in einer Allgemeinpraxis.

Niederlande und Belgien

An allen Universitäten beider Länder bestehen Lehrstühle und Institute für Allgemeinmedizin (oder Sozialmedizin). Besonders bekannt geworden ist das *Niederländische Hausarztinstitut in Utrecht* (VAN Es), das *1965* gegründet wurde und seit 1969 Universitätsinstitut ist. Außer Prof. VAN Es sind hier 5—7 Akademiker neben einer Reihe anderer wissenschaftlicher Angestellter beschäftigt. Dem Institut angegliedert sind etwa 100 Lehrpraxen und 8 Krankenhäuser, die in ständiger Verbindung mit dem Institut stehen und der praktischen Ausbildung des Allgemeinmediziners dienen. Die theoretische Ausbildung, die ebenso wie die praktische exakt gesetzlich vorgeschrieben ist, erfolgt durch das Institut. Dabei sind z. B. in Utrecht im einzelnen vorgesehen:

Im dritten Jahr der Ausbildung eine Famulatur und Vorlesungen über Allgemeinmedizin.

Im fünften Jahr wöchentliche Vorlesungen über die Therapie in der Allgemeinpraxis.

Im siebten Ausbildungsjahr eine halbjährige Famulatur in der Allgemeinpraxis, dazu Seminarveranstaltungen.

Auch die häufig stattfindenden Lehrgänge für die Leiter der Lehrpraxen sind fester Bestandteil des gesamten Ausbildungsprogramms in der Allgemeinmedizin.

Mit gewissen Abwandlungen wird nach diesem Muster an allen Universitäten der Niederlande und Belgiens verfahren.

Jugoslawien

Hier ist führend die Universität Zagreb, an der ein Lehrstuhl für Allgemeinmedizin mit Institut *(Andrija-Stampar-Institut)* unter der Leitung von Prof. VULETIC besteht. In Jugoslawien wurde zum erstenmal in Europa der Titel Facharzt für Allgemeinmedizin geschaffen. Die Weiterbildung hierzu und die Ausbildung der Studenten sind genau staatlich geregelt. Die Studenten erhalten im dritten Ausbildungsjahr einen allgemeinmedizinischen Unterricht und führen einen zweiwöchigen Kursus bei Allgemeinärzten durch. Die Weiterbildung zum Allgemeinarzt nach dem Staatsexamen dauert drei Jahre. Davon sind ein halbes Jahr ganztägiger Arbeit im Institut und zweieinhalb Jahre Tätigkeit halbtägig im Institut und halbtägig in der Praxis vorgesehen. Zu dem Lehrstuhl und Institut in Zagreb gehören 20 Lehrpraxen und Gesundheitszentren.

Norwegen

In Oslo besteht seit 1969 ein Universitätsinstitut für Allgemeinmedizin (Prof. BORCHGREVNIK). Das dortige Kolleg über Allgemeinmedizin ist Pflichtvorlesung.

An der Universität Bergen ist jetzt ein neues Lehrzentrum für Allgemeinmedizin entstanden (Prof. HUMMERFELDT).

Nach Abschluß einer bestimmten Ausbildung wird in Norwegen der Titel Arzt für Allgemeinmedizin auf Zeit verliehen.

Schweden

Eine Ausbildung in Allgemeinmedizin ist nicht vorgeschrieben. Als Weiterbildungszeit bis zur Aufnahme einer Tätigkeit als Allgemeinarzt sind 3 Jahre vorgeschlagen worden. Davon soll ein halbes Jahr unter Anleitung eines Allgemeinarztes abgeleistet werden.

Dänemark

An der Universität findet keine besondere Ausbildung in Allgemeinmedizin statt. Die Pflichtfamulatur kann der Student z. T. in der Allgemeinpraxis absolvieren. Vorschriften zur Weiterbildung in der Allgemeinmedizin sind nicht bekannt.

Frankreich

Besondere Aus- und Weiterbildungsvorschriften oder -empfehlungen für die Allgemeinmedizin existieren nicht.

Italien

Keine Regelung von Aus- und Weiterbildung in der Allgemeinmedizin.

Österreich

Eine Ausbildung in Allgemeinmedizin ist an den Universitäten von Graz und Innsbruck möglich. Als Weiterbildung zum Allgemeinarzt ist eine dreijährige klinische Tätigkeit wie folgt nachzuweisen:

mindestens 9 Monate Innere Medizin,
mindestens 6 Monate jeweils in Chirurgie, Frauen- und Kinderheilkunde,
mindestens 3 Monate jeweils in Hals-Nasen-Ohren-Heilkunde und Dermatologie.

Eine Weiterbildung in der Allgemeinpraxis ist nicht vorgeschrieben.

Schweiz

Eine Einführung eines allgemeinmedizinischen Unterrichts während des Studiums ist noch nicht erfolgt. Der Verband Schweizer Ärzte (FMH) hat für die von ihm zu erfolgende Verleihung eines Titels als Arzt für Allgemeinmedizin mit Facharztcharakter bestimmte Weiterbildungsvorschriften erlassen. Diese bestehen seit 1966 und sehen eine fünfjährige Weiterbildung im Krankenhaus vor (davon 1 Jahr Innere Medizin, 1 Jahr Chirurgie, 6 Monate Frauenheilkunde).

DDR

Während des Studiums ist in der DDR eine 6wöchige Famulatur in einem Gesundheitszentrum, in dem vorwiegend allgemeinmedizinische Tätigkeit ausgeübt wird, vorgeschrieben. Seit 1967 wird nach einer gesetzlich vorgeschriebenen Weiterbildung und Facharztprüfung der Titel „Facharzt für Allgemeinmedizin" verliehen. Inhalt und Zeit der Weiterbildung sind folgendermaßen festgelegt:

12 Monate Innere Medizin,
12 Monate Tätigkeit in der Allgemeinpraxis,
je 4 Monate Chirurgie, Frauen- und Kinderheilkunde, die restliche Zeit kann frei gewählt werden. Hospitationen in anderen Fächern wie Augenheilkunde, Hals-Nasen-Ohren-Heilkunde, Dermatologie usw. sind vorgesehen.

Da diese Ärzte dann vielfach als Leiter von Ambulatorien, in denen auch Ärzte anderer Fächer tätig sind, bevorzugt werden und damit auch finanziell besser gestellt sind, ist dieser Weiterbildungsgang sehr begehrt geworden. Zur Zeit wünschen ca. 60 % der Examenskandidaten Facharzt für Allgemeinmedizin zu werden.

In der DDR sind einschließlich der Allgemeinmedizin 33 medizinische Fachrichtungen zugelassen. In allen Disziplinen ist die Dauer der Weiterbildung nach dem Examen einheitlich auf fünf Jahre festgelegt.

In Ostberlin besteht seit 1964 an der Deutschen Akademie für ärztliche Fortbildung ein Lehrstuhl für medizinische Praxis (gleichbedeutend mit Allgemeinmedizin).

CSSR

Keine allgemeinmedizinische Ausbildung während des Studiums. Die Weiterbildung zum Allgemeinarzt (Distriktarzt) dauert vier Jahre und ist nur in Kliniken abzuleisten. Die Ausübung der Frauen- und Kinderheilkunde ist ausschließlich Spezialisten vorbehalten.

UdSSR

Hier ist die Allgemeinmedizin voll in die Universitätsausbildung integriert, wobei die entsprechende Fachausbildung bereits sehr früh, nämlich im dritten Studienjahr, beginnt. Es gibt 84 Institute für Allgemeinmedizin (Therapeutische Institute), in denen auch großer Wert auf eine frühzeitige praktische Ausbildung gelegt wird. Am Ende der gesamten Ausbildung steht eine Facharztprüfung. Während des Studiums sind ein Pflegepraktikum und mehrwöchige Famulaturen zu absolvieren.

USA

In vielen Universitäten der USA bestehen Lehreinrichtungen und Lehrveranstaltungen über Allgemeinmedizin, besonders zahlreich in Kalifornien.

Lehrstühle für Allgemeinmedizin bestehen an der Harvard-Universität in Boston, an der Columbia-Universität in New York sowie an den Universitäten von Kansas, Kentucky und New Orleans.

Im allgemeinen wird in den USA eine zwei- bis dreijährige, gezielte Weiterbildung nach dem Examen vor der Niederlassung als Allgemeinpraktiker erwartet.

Beispielhaft für die USA ist das Institut für Allgemeinmedizin an der Universität von Minnesota in Minneapolis (Prof. VERBY). Hier sind außer mehreren Allgemeinärzten Psychologen, Psychiater, Apotheker, ein Biostatistiker und ein Theologe beschäftigt. Bei diesem Institut besteht eine Musterpraxis. Außerdem gibt es eine ganze Reihe von Allgemeinpraxen im Staat Minnesota, in die auch Studenten höherer Semester als lernende Mitarbeiter gehen und zur Hälfte von dem Allgemeinarzt, zur Hälfte vom Staat bezahlt werden.

Kanada

In einigen Provinzen Kanadas ist eine Famulatur bei einem praktischen Arzt für die Studenten vorgeschrieben. Für die Weiterbildung zum Allgemeinpraktiker wird teilweise eine zweijährige Assistententätigkeit in einer Allgemein- oder Gruppenpraxis verlangt.

An der University of Western Ontario ist ein Lehrstuhl für Familienmedizin eingerichtet (Leiter: Prof. McWhinney).

Australien

Besonders im Staat Queensland finden regelmäßige Lehrveranstaltungen über Allgemeinmedizin statt. Am Ende des Studiums soll eine 4wöchige Famulatur bei einem Allgemeinarzt erfolgen. Die Fachausbildung in Allgemeinmedizin von fünf Jahren Dauer kann nach einem festgelegten Plan mit dem relativ komplizierten Examen abgeschlossen werden.

Der praktische Arzt

Mit Bezeichnung „Praktischer Arzt" oder einfach „Arzt" kann sich auch in Zukunft ein Arzt in eigener Praxis niederlassen, der keine Anerkennung als Arzt für Allgemeinmedizin oder als Facharzt besitzt. Grundsätzlich besteht diese Möglichkeit der ärztlichen Berufsausübung vom Zeitpunkt der Approbation ab. Die *Kassenzulassung* erhält er in der Bundesrepublik jedoch erst nach Erfüllung einer Vorbereitungszeit zur kassenärztlichen Tätigkeit, wie sie für alle Ärzte bindend ist, die eine Kassenarzttätigkeit ausüben wollen. Die Zeitdauer dieser Vorbereitungszeit beträgt 18 Monate (nach der Approbation), wovon mindestens 3 Monate als Vertreter eines freipraktizierenden Kassenarztes abgeleistet werden müssen.

Es ist wahrscheinlich, daß in Zukunft der „Arzt für Allgemeinmedizin" aufgrund seiner meist längeren und vor allem umfassenderen Weiterbildung den „Praktischen Arzt" in seiner Bedeutung beeinträchtigen wird. Bei dem enorm angestiegenen Wissensstand der heutigen Medizin dürfte jedenfalls von einer ärztlichen Niederlassung ohne ausreichende Kenntnisse und Erfahrungen abzuraten sein.

Vertreter und Assistenten in der Allgemeinpraxis

Bei Beschäftigung von Vertretern und Assistenten sind in der Bundesrepublik die folgenden Vorschriften zu beachten.

Der *Vertreter* in einer Praxis muß fachlich geeignet sein, das gilt auch für die Allgemeinpraxis. Die Zustimmung der Ärztekammer ist erforderlich, wenn die Vertretung insgesamt länger als drei Monate in einem Kalenderjahr dauert (Satzung der Ärztekammer Hamburg).

Das gleiche gilt unter bestimmten Voraussetzungen bei einer kassenärztlichen Tätigkeit des zu vertretenden Praxisinhabers. Dauert dessen Praxisbehinderung und Vertretung länger als drei Monate, ist die vorherige Zustimmung der zuständigen Kassenärztlichen Vereinigung zur Vertretung erforderlich, die auch nur befristet erteilt werden darf. Dauert die Vertretung zusammenhängend länger als vier Wochen, muß sie der Kassenärztlichen Vereinigung mitgeteilt werden. Um die kassenärztliche Versorgung der sozialversicherten Bevölkerung sicherzustellen, sind die Kassenärztlichen Vereinigungen z. T. dazu übergegangen, noch weitergehendere Vorschriften für eine Vertretung in der Kassenpraxis zu erlassen. So kann es sein, daß ein länger als eine Woche an der Ausübung seiner Praxis verhinderter Kassenarzt dazu verpflichtet ist, unverzüglich für eine Vertretung zu sorgen und dieses der Kassenärztlichen Vereinigung mitzuteilen (Satzung der KV Hamburg).

Die Beschäftigung eines *Assistenten* setzt voraus, daß der Praxisinhaber die Praxis leitet und in seiner Praxis tätig, d. h. anwesend ist. In jedem Falle ist eine vorherige befristete Zustimmung der Ärztekammer hierzu erforderlich.

In der Kassenpraxis ist außerdem die Genehmigung zur Beschäftigung eines Assistenten zur Vorbereitung auf die kassenärztliche Tätigkeit oder zur Weiterbildung in der Allgemeinmedizin oder in den anderen Fachgebieten durch die betreffende Kassenärztliche Vereinigung vorgeschrieben. Diese Genehmigung der Beschäftigung eines Weiterbildungsassistenten setzt außerdem die Weiterbildungsermächtigung des Praxisinhabers durch die Kammer voraus.

Beabsichtigt ein Kassenarzt einen Assistenten zu seiner persönlichen Entlastung einzustellen, ist die vorherige befristete Zustimmung der Kassenärztlichen Vereinigung einzuholen. Diese Zustimmung darf nach der Zulassungsordnung nur erteilt werden, wenn sie aus Gründen der Sicherstellung der kassenärztlichen Versorgung notwendig ist und nicht der Vergrößerung der Kassenpraxis oder der Aufrechterhaltung eines übergroßen Praxisumfanges dient.

Diese Vorschriften sollten von Praxisinhabern und Vertretern oder Assistenten unbedingt beachtet werden, um Nachteile für alle Beteiligten zu vermeiden. In jedem Falle sollten entsprechende Verträge abgeschlossen und den Berufsorganisationen zur Prüfung vorgelegt werden.

Gründung, Einrichtung und Organisation einer allgemeinärztlichen Praxis

Für den Arzt für Allgemeinmedizin haben bei der Niederlassung und Einrichtung einer Praxis in vieler Hinsicht andere Gesichtspunkte zu gelten als für Ärzte anderer Fachgebiete. Das gilt für die Lage der Praxis wie für ihre Größe, Raumaufteilung und Ausstattung mit Geräten und Apparaturen und vieles andere.

Übernimmt ein junger Allgemeinarzt die elterliche Praxis oder die eines älteren Kollegen, sind viele Dinge, insbesondere die Lage der Praxis vorbestimmt, haben sich oft bewährt und sind nicht grundsätzlich änderungsbedürftig, wenn auch manches einer modernen Entwicklung angepaßt werden muß.

In den meisten Fällen ist die Situation aber anders. Der niederlassungsbereite Allgemeinarzt wird sich um die Einzelheiten seiner Praxisgründung rechtzeitig selber kümmern müssen. Während seiner Weiterbildungszeit im Krankenhaus oder in der Praxis wird er genug Gelegenheit haben, die medizinischen Verhältnisse am Ort kennenzulernen oder sich über die Einrichtung einer Allgemeinpraxis zu informieren. Zweckmäßigerweise wird er vor der beabsichtigten Niederlassung mit den örtlichen Vertretern der Berufsorganisationen, in der Bundesrepublik also mit denen der Ärztekammer und der Kassenärztlichen Vereinigung, Kontakt aufnehmen. Diese sind in der Regel Kollegen, die mit dem örtlichen ärztlichen Bedarf eingehend vertraut sind und die günstigste Niederlassungsmöglichkeit kennen und anraten können.

Zwei Grundsätze vor allem sollten bei der Gründung und Einrichtung einer Allgemeinpraxis möglichst weitgehend erfüllt werden; einmal muß sie

— den berechtigten Bedürfnissen der Patienten entsprechen, zum anderen

— dem Allgemeinarzt und seinen Hilfskräften optimale Arbeitsbedingungen bieten.

Dies gilt zunächst einmal im besonderen Maße für die *Lage* einer Allgemeinpraxis. Der Allgemeinarzt muß, und das unterscheidet ihn wesentlich von Ärzten anderer Fachgebiete, unmittelbar dort praktizieren, wo seine Patienten wohnen, und möglichst auch dort (oder in der Nähe des Ortes), wo sie arbeiten. Das gehört ja mit zu den charakteristischen Besonderheiten seines Berufes überhaupt. Erst das ärztliche Wirken inmitten seiner Patientenschaft erbringt ihm die wesentliche spezifische Eigenschaft und Arbeitsmöglichkeit eines Allgemeinarztes. Das ist besonders bei der Lage der Praxis zu bedenken.

Die Praxen von Allgemeinärzten müssen deshalb häufig mehr an der Peripherie von Städten, in Vororten und in Wohngegenden, oder auch in Landgebieten liegen, in Regionen also, in denen Praxen von Ärzten anderer Fachgebiete nicht unbedingt erforderlich oder existenzfähig sind. Allgemeinpraxen müssen aber in diesen ihren spezifischen Bereichen möglichst zentral, d. h. leicht erreichbar, gelegen sein.

Das letztere gilt auch für die Lage innerhalb eines Gebäudes; eine allgemeinärztliche Praxis sollte möglichst im Erdgeschoß liegen oder anderenfalls mit einem Fahrstuhl zu erreichen sein. Das hat seinen Grund darin, daß vom Allgemeinarzt viele Menschen behandelt werden, die oft nicht imstande sind, auch nur wenige Treppen zu steigen (z. B. Blinde, Beinamputierte, Gelähmte, alte Menschen mit einer Herzinsuffizienz, Patienten mit Gipsverbänden oder schweren Arthrosen usw.).

Die räumliche *Größe* einer Allgemeinpraxis sollte von vornherein nicht zu niedrig angesetzt werden. Sie muß sich nach der Arbeitsweise und dem Praxisumfang des Allgemeinarztes richten und muß wirtschaftlich tragbar sein. Eine Praxisgröße von 80—100 m² sollte zunächst anzustreben sein. Diese Praxisgröße kann nur für die Allgemeinpraxis als Richtschnur gelten. Einige Fachgebiete benötigen weniger Praxisraum (z. B. Augenärzte oder Neurologen), andere wieder erheblich mehr (Röntgenologen oder Serologen brauchen meist zwischen 150 und 200 m²). Von vornherein sollte an die Möglichkeit einer späteren Praxisausdehnung gedacht werden und diese bei der Wahl entsprechender Räumlichkeiten mitberücksichtigt werden.

Die Größe der Praxis ergibt sich aus der *Zahl der* benötigten *Räume*. Diese wiederum wird bestimmt durch die einzelnen *Funktionen*, die in einer Praxis auszuüben sind bzw. zwangsläufig in ihr entstehen. Man kann die Aufgaben, die im Gesamtraum einer Allgemeinpraxis erfüllt werden müssen, in folgende elementare Funktionseinheiten aufteilen:

Annahme und Registrierung des Patienten, Dokumentation über den Patienten.
Warten des Patienten auf Untersuchung und Behandlung.
Untersuchung und Behandlung durch den Arzt.
Laboratoriumsmäßige Untersuchung des Patienten.
Verbände und kleine chirurgische oder gynäkologische Eingriffe am Patienten.
Durchführung physikalisch-therapeutischer Maßnahmen.
Reinigung und sanitäre Einrichtung der Praxis.

Für jede dieser einzelnen Funktionseinheiten ist möglichst mindestens ein Raum zu veranschlagen. Es müssen also folgende Räume vorhanden sein:

Annahmeraum
Warteraum (Wartezimmer)
Untersuchungsraum (Sprechzimmer)

Labor
Verbandsraum
Bestrahlungsraum
Dazu kommen ein *Raum zum Abstellen von Reinigungsgeräten und Putzmitteln und eine Toilette.*

Vorteilhaft ist, wenn der eine oder andere dieser Funktionsräume nicht nur einzeln, sondern mehrfach vorhanden ist. So sollten, wenn möglich, ein zweiter oder noch ein weiterer Untersuchungsraum, ein zweiter Warteraum und eine zweite (Personal-) Toilette vorhanden sein. Zusätzlich können z. B. ein Aufenthaltsraum für das Personal, ein Archivraum, ein EKG-Raum und bei Bedarf ein Röntgenraum mit Dunkelkammer eingeplant werden. Bei Raummangel könnten z. B. auch Labor- und Verbandstätigkeit in einem größeren Raum zusammen ausgeübt werden.

Die Größe der Haupträume der Praxis sollte je nach dem Zweck zwischen 12 und 20 m² betragen.

Die *Einrichtung* der einzelnen Praxisräume kann hier nur beispielhaft angegeben werden.

Annahmeraum

Er ist seinem Charakter nach ein ärztlicher Büroraum und auch so eingerichtet. Er enthält als wesentlichen Bestandteil einen oder mehrere Schreibtische mit entsprechenden Sitzgelegenheiten und den oder die Karteischränke für die Patientenkartei. Nützlich ist eine Aufteilung des Annahmeraumes in einen Patiententeil und einen Personalbereich, in dem das Mobiliar steht. Diese Aufteilung kann durch einen Tresen oder auch durch eine teilweise verglaste Wand, die wie bei einem Bankschalter geöffnet werden kann, erfolgen.

Warteraum

Er soll etwa 12—20 möglichst bequeme Sitzplätze enthalten und freundlich und beruhigend gestaltet sein. Das kann sowohl durch die Einrichtung selber (Art und Farben der Möbel, Gardinen, Tapeten und Fußboden) als auch durch zusätzliche Dinge, wie Bilder, Blumen, Aquarium usw. geschehen. Von allen Seiten gut erreichbar sollten ein oder mehrere Tische zur Ablage der Wartezimmerlektüre vorhanden sein.

Untersuchungs- und Behandlungsraum (Sprechzimmer)

Er sollte als Mindestausstattung etwa folgendes enthalten: einen genügend großen Schreibtisch mit Schubladenfächern, einen Untersuchungsdiwan, einen gynäkologischen Untersuchungsstuhl, je einen

Instrumenten- und einen Medikamentenschrank, einen fahrbaren Glastisch zur Herrichtung von Spritzen usw., einen sog. „Giftschrank", d. h. einen mit einem Sicherheitsschloß versehenen festen (Wand-) Schrank zur Aufnahme von Betäubungsmitteln, und Sessel für den Patienten und den Arzt. Zusätzlich kämen noch ein Bücherschrank, eine fahrbare Untersuchungslampe und ein Röntgenschaukasten infrage.

Labor

Es muß an Möbeln einen speziellen Labortisch mit abwaschbarer, chemikalienbeständiger Oberfläche (Metall oder Kunststoff) und Schubfächern zur Aufnahme von Labor- und Schreibmaterial, eine Spüle (aus nichtrostendem Metall), einen Kühlschrank und einen (Wand-) Schrank zur Aufnahme von Reagenzien enthalten. An Geräten sind ein Mikroskop (möglichst binokular mit Weitwinkeloptik, eingebauter Beleuchtung und Kreuztisch), eine Zentrifuge, eine Wärmequelle (z. B. Bunsenbrenner) und eine Reihe von Glassachen (Pipetten, Objektträger, Deckgläser, Zentrifugengläser, Erlenmeyer-Kolben usw.) erforderlich. Bei ausgedehnter Labortätigkeit (s. S. 77 ff) ist ein geeignetes Photometer unentbehrlich. Zur Durchführung von Prothrombinzeitbestimmungen (Quick-Wert) sind ein Koagulometer (möglichst mit eingebauter automatischer Anzeige) oder eine entsprechende Einrichtung nötig. Ein Brutschrank ist meist entbehrlich. Die Oberflächen der Wände und des Fußbodens sollen möglichst mit geeignetem Material (z. B. Fliesen oder Kacheln) versehen sein.

Das Labor sollte nach Möglichkeit in drei Arbeitsbereiche aufgeteilt werden, d. h. in zwei Trockenarbeitsplätze und einen Naßarbeitsplatz. Von den beiden Trockenarbeitsplätzen sollte einer fest für das Mikroskop reserviert sein. Dieses steht damit ständig zur Benutzung bereit, was in der Allgemeinpraxis erfahrungsgemäß notwendig ist, und braucht nicht weggeräumt zu werden. Als Absicherung gegen Staub usw. genügt meistens eine Hülle, die übergestülpt wird. Der andere Trockenarbeitsplatz sollte dem Photometer vorbehalten sein, auch die zur Prothrombinzeitbestimmung nötigen Geräte können hier aufgestellt werden. Der Naßarbeitsplatz ist zweckmäßigerweise im allgemeinen eine verlängerte Arbeitsfläche an der Spüle. Hier werden Urin- und Stuhluntersuchungen durchgeführt, und die Zentrifuge hat an dieser Stelle ihren Standort.

Verbandsraum

Dieser muß eine Einrichtung aufweisen, die zur Durchführung von vielerlei Verbänden und zur Vornahme einer Reihe von kleinen chirurgischen Eingriffen geeignet ist. Es müssen hier also mindestens eine Liege, ein Verbandstisch, Schränke zur Aufbewahrung von Verbandsmaterial und Instrumenten, eine fahrbare Operationsleuchte, ein Sterilisationsapparat, ein kleiner Schreibtisch (für die ständig notwendigen Schreibarbeiten zur Dokumentation von Unfällen), eine ausreichend große Spüle und eine genügende Anzahl von Abfalleimern vorhanden sein. Auch im Verbandsraum sollten Fußboden und Wände mit leicht zu reinigender Oberfläche ausgestattet sein.

Bestrahlungsraum

Er enthält alle Geräte, die in einer Allgemeinpraxis zur physikalischen Therapie Verwendung finden. Hier kommen in erster Linie fahrbare Kurzwellenbestrahlungsapparate (z. B. Ultrakurzwellengeräte, Mikrowellengeräte usw.), Rotlichtbestrahlungslampen und evtl. eine Höhensonne in Betracht. Außerdem sind zur Inhalationstherapie Aerosolgeräte erforderlich. Nützlich ist eine Einteilung des Bestrahlungsraumes in Kabinen, in denen Liegen und Bestrahlungsapparaturen Aufnahme finden.

Die *Raumaufteilung* der gesamten Praxis eines Allgemeinarztes muß in einer sinnvollen Ordnung den Funktionsablauf einer Praxis berücksichtigen. Die Lage der Einzelräume zueinander muß vor allem das Prinzip möglichst kurzer Arbeitswege verwirklichen lassen können. Daneben sind Fragen, wie das Ungestörtsein des Arztes bei der Untersuchung und Beratung des Patienten, die Überwachung der physikalischen Therapie durch das Personal, Vereinfachung der Reinigung der Praxis usw. zu berücksichtigen.

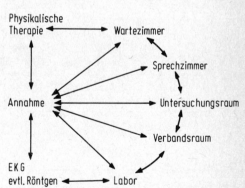

Abb. 6 Grundschema einer Allgemeinpraxis

Das in Abb. 6 aufgezeigte Grundschema sollte der Raumanordnung in einer Allgemeinpraxis zugrunde liegen. Es kann nicht immer in idealer Weise verwirklicht werden, sollte aber im Interesse eines rationellen, für Patienten und Arzt günstigen Praxisablaufes angestrebt werden. Ein Austausch der Räume, wie z. B. zwischen Verbandsraum und Labor, ist selbstverständlich möglich.

Ein Beispiel, in dem diese Raumanordnung in annähernd zufriedenstellender Weise realisiert worden ist, zeigt Abb. 7.

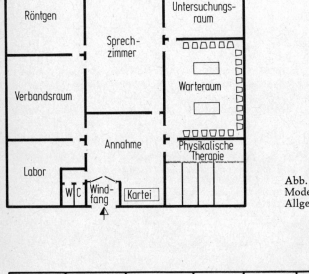

Abb. 7
Modell einer
Allgemeinpraxis

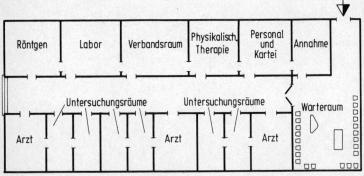

Abb. 8   Modell einer allgemeinärztlichen Praxisgemeinschaft

Schließen sich mehrere Allgemeinärzte zu einer Praxisgemeinschaft zusammen, so kann das Grundschema der Raumaufteilung in Abb. 8 als Beispiel dienen.

Diese räumliche Grundanordnung ist in einer entsprechenden Praxisgemeinschaft von drei Allgemeinärzten in Houston/USA verwirklicht worden. Selbstverständlich kann in einer Praxis dieses Musters auch eine Gemeinschaftspraxis (mit gemeinsamer finanzieller Basis) betrieben werden.

Hilfspersonal in der Allgemeinpraxis

Als Hilfspersonal in der Allgemeinpraxis werden heute vorwiegend *Arzthelferinnen* beschäftigt. Der Beruf der Arzthelferin ist seit 1965 in der Bundesrepublik offiziell als Lehrberuf anerkannt. Die Ausbildung hierzu kann mit dem 16. Lebensjahr begonnen werden, dauert 2 Jahre und schließt mit einer Prüfung vor der Ärztekammer ab. Die Arzthelferin erhält nach bestandener Prüfung einen Arzthelferinnenbrief und das Recht, zur äußeren Kennzeichnung die Arzthelferinnenbrosche zu tragen.

Erfahrungsgemäß ist die Lehrzeit von 2 Jahren bei dem Umfang des Lehrstoffs und der späteren besonderen Verantwortlichkeit des Arzthelferinberufes zu kurz. Mehrfache Vorstöße der Kammern, die Lehrzeit auf 3 Jahre heraufzusetzen (in den meisten anderen Lehrberufen sind 3 Jahre Lehrzeit vorgeschrieben), mußten deshalb scheitern, weil die offizielle Tendenz dahin geht, die Lehrzeit allgemein eher zu verkürzen als zu verlängern.

Für den Beruf der Arzthelferin gibt es vorgeschriebene Lehrverträge und Tarifverträge mit den entsprechenden Arbeitnehmerorganisationen, in denen neben dem Gehalt die Arbeitsbedingungen (Arbeitszeit, Urlaub, Sondervergütungen usw.) und die Arbeitspflichten geregelt werden. Z. Zt. gibt es in der Bundesrepublik etwa 100 000 ausgebildete Arzthelferinnen und etwa 20 000 Arzthelferinnenlehrlinge, ihre Zahl ist ständig im Steigen begriffen.

Medizinisch-technische Assistentinnen oder *Krankenschwestern* werden im allgemeinen nur in besonders umfangreichen oder speziell ausgerichteten Allgemeinpraxen beschäftigt.

Häufig kommt es zur Mitarbeit der *Ehefrau* in der Praxis des Allgemeinarztes. Es ist geradezu ein Kennzeichen der Allgemeinpraxis, daß die Arztfrau fast immer in irgendeiner Form (Buchführung, Leitung der Hilfskräfte, Annahme von Telefonaten von Patienten in der sprechstundenfreien Zeit bei Abwesenheit des Arztes usw.) an der Praxisarbeit beteiligt ist. Besonders in ländlichen Gebieten ist die Ehefrau des Allgemeinarztes oft für die Praxisarbeit unentbehrlich geworden.

Eine zahlenmäßige Übersicht der verschiedenen Arten ärztlicher Mitarbeiter in der Praxis findet sich in Tab. 5.

Tabelle 5:   Ärztliche Hilfskräfte in der Praxis (nach statistischen Angaben
der Kassenärztlichen Bundesvereinigung)

| Praxispersonal | Auf 100 Ärzte kommen | | | |
| | Allgemeinärzte | | Fachärzte | |
	in Land-kreisen	in kreisfrei-en Städten	in Land-kreisen	in kreisfrei-en Städten
Nichtärztliche Mitarbeiter insges.	262	229	350	323
davon Auszubil-dende	46	48	68	70
davon mitarbei-tende Ehefrauen oder sonst. Ange-hörige	65	59	57	46
Weiterbildungs-assistenten	0,18	0,33	0,65	0,58

Organisationsformen ärztlicher Praxen bei Zusammenarbeit mehrerer Ärzte

Etwa 98 % der niedergelassenen Ärzte in der Bundesrepublik üben ihre Tätigkeit in einer Einzelpraxis aus, in den USA sind es etwa 85 %. In den letzten Jahren ist es überall vermehrt zu einer gemeinsamen Ausübung ärztlicher Tätigkeit im außerklinischen Bereich gekommen (Tab. 6). Dabei zeichnen sich im wesentlichen folgende Organisationsformen ärztlicher Zusammenarbeit ab:

Praxisgemeinschaft

Hierbei werden durch mehrere Ärzte gleicher oder auch verschiedener Fachrichtungen gemeinsame Räume, Einrichtungen und Apparaturen genutzt, auch das Personal wird gemeinsam beschäftigt. Der Einzelarzt arbeitet jedoch gesondert und bleibt bei dieser Regelung, die vertraglich abzusichern ist, auch finanziell selbständig und selbstverantwortlich. Der Vorteil ist die Senkung der Unkosten für den einzelnen Arzt.

Zentralisierte Gruppenpraxis

Mehrere Ärzte gleicher oder verschiedener Fachgebiete üben getrennt ihre Praxen im gleichen Gebäude aus, nutzen aber technische Einrichtungen in gesonderten Räumen gemeinsam.

Tabelle 6 : Zusammenschlüsse von frei praktizierenden Kassenärzten zur gemeinsamen Beschäftigung von Personal und/oder Nutzung von Räumen und apparativen Einrichtungen (nach statistischen Angaben der Kassenärztlichen Bundesvereinigung)

Gesamtzahl der Zusammenschlüsse[1]	1.007
Davon echte Gemeinschaftspraxen[2]	806
Davon Zusammenschlüsse bis zu 5 Ärzten	966
bis zu 10 Ärzten	14
bis zu 20 Ärzten	11
von mehr als 20 Ärzten	16

Entwicklung der echten Gemeinschaftspraxen:		
	1969:	305
	1970:	389
	1971:	505
	1972:	806
Anstieg in % von 1969 bis 1972:		164,3 %

1) Hochrechnung auf der Basis von 32.416 niedergelassenen Kassenärzten = 70,7 % aller niedergelassenen Kassenärzte in der BRD

2) Stand: 31.12.1972 nach dem Bundesarztregister.

Dezentralisierte Gruppenpraxis

Eine Reihe von Ärzten gleicher oder verschiedener Fachrichtungen mit verstreut liegenden Einzelpraxen betreiben gemeinsam zentralisiert gelegene Räumlichkeiten mit Einrichtungen zur Diagnostik oder Therapie.

Ein Beispiel hierfür ist in etwas modifizierter Form das *Ärztehaus Heidelberg West* (Vorsitzender Dr. MATTERN). Hieran sind 32 Ärzte (22 Ärzte für Allgemeinmedizin und 10 Fachärzte) beteiligt, wovon 3 Fachärzte ihre Praxis im Ärztehaus haben, in dem sich auch eine Bäderabteilung und medizinisch-diagnostische Einrichtungen befinden.

Gemeinschaftspraxis

Hierbei kommt es zur Ausübung einer gemeinsamen Praxis durch mehrere Ärzte der gleichen Fachrichtung. In dieser einen Praxis werden naturgemäß Räume, Einrichtungen und Apparaturen gemeinsam unterhalten und das Personal gemeinsam beschäftigt. Für den Patienten ist dabei der Arzt gewissermaßen austauschbar. Durch Verträge wird die Aufteilung der Erträge und Unkosten geregelt.

Die Form einer Gemeinschaftspraxis wird häufig von älteren Ärzten, die allmählich ihre Praxistätigkeit aufzugeben beabsichtigen, und jüngeren Ärzten, die diese Praxis übernehmen wollen, gewählt. Auch Fachärzte, wie Röntgenologen oder Serologen, die in einer Praxis gemeinsam tätig sind und die so die üblicherweise hohen Unkosten senken wollen, praktizieren in dieser Weise.

Ärztehaus

Ärzte verschiedener Fachrichtungen üben ihre Einzelpraxen ohne weitere berufliche Bindung in einem Gebäude aus, das von diesen Ärzten oder häufiger von einer Kapitalgesellschaft erbaut worden ist.

Medizinisch-diagnostisches Institut

Hier führt eine Gruppe von Fachärzten eine rein diagnostische Tätigkeit durch. Träger sind nichtärztliche Kapitalgesellschaften.

Ein bekanntes Beispiel hierfür ist die *Deutsche Diagnostische Klinik* in Wiesbaden, die nach dem Vorbild der amerikanischen *Mayo-Klinik* arbeitet. Eine entsprechende diagnostische Klinik in Berlin ist inzwischen in eine andere Organisationsform überführt worden.

Praxisklinik

Diese Einrichtung umfaßt einerseits ein Ärztehaus, in dem eine Reihe von Allgemeinärzten und Fachärzten in einer möglichst dem üblichen Bedarf entsprechenden zahlenmäßigen Zusammensetzung praktiziert. Andererseits gehören eine Bettenstation und ein Altenwohnheim, die beide von den Ärzten der Praxisklinik betreut werden, zu dieser Institution, ebenso wie Zahnarztpraxen, eine Apotheke, ein Bäderinstitut usw.

Eine solche Praxisklinik steht zur Zeit in *Hamburg* (Stadtteil Mümmelmannsberg) vor der Verwirklichung. Finanzträger ist der *Hamburger Ärztefonds*, dem nur Ärzte, Zahnärzte und Apotheker angehören, und der mit einem begrenzt niedrigen Gewinn (5 %) arbeitet. Diese Organisationsform ist zweifellos für eine ärztliche Zusammenarbeit besonders gut geeignet, weil sie einmal einem Arzt gleichzeitig eine klinische und Praxistätigkeit ermöglicht (was besonders vom ärztlichen Nachwuchs erstrebt wird) und auf der anderen Seite frei von behördlicher Bürokratie nur nach medizinischen Gesichtspunkten frei gestaltet werden kann. Wegen der Vorteile dieses Projektes für alle Beteiligten, für Patienten und Ärzte, aber auch für den Staat, der an einer Erhöhung der Zahl der Krankenhausbetten ohne eigene Belastung nur interessiert sein kann, beginnt sich diese Idee, deren Initiator Dr. DÖRING ist, schnell auszubreiten. Sie stellt zur Zeit auch die beste Gegenaktion gegen Verstaatlichungstendenzen der Medizin in der Bundesrepublik dar.

Für den Allgemeinarzt, der mit anderen Kollegen zusammenzuarbeiten gedenkt, kommen, wenn man von der Mitarbeit in einem medizinisch-diagnostischen Institut absieht, grundsätzlich alle angegebenen Kooperations- oder auch Assoziationsmöglichkeiten in Betracht. Umgekehrt dürften die meisten Modelle einer ärztlichen Zusammenarbeit im außerklinischen Bereich ohne Mitwirkung von Allgemeinärzten unvollständig sein und einen wesentlichen Bedarf der Bevölkerung an ärztlicher Leistung außer Acht lassen. In der überwiegenden Zahl der Fälle ist es deshalb empfehlenswert, sich der Mitarbeit eines oder mehrerer Allgemeinärzte in einer Gruppe zu versichern.

Die Vorteile einer gemeinsamen Praxisausübung in der beschriebenen Weise können neben einer Senkung der Unkosten und einer dadurch ermöglichten besseren Gesamtausstattung der Praxis die Erleichterung eines kollegialen Gedankenaustausches und der gegenseitigen Vertretung bei Krankheit, Urlaub, im Notdienst und zur Fortbildung sein.

Nachteile können durch persönliche Unstimmigkeiten zwischen den Partnern entstehen; selbst eine subtile vertragliche Regelung muß zwangsläufig immer noch viel Spielraum für einen guten Willen zur Kooperationsbereitschaft offenlassen.

Das Arbeitsfeld des Allgemeinarztes

Vorbemerkungen

In diesem Kapitel soll versucht werden, eine Übersicht über das Arbeitsfeld des Allgemeinarztes zu geben. Selbstverständlich ist es im Rahmen dieses Buches nicht möglich, die weitgespannte Tätigkeit des Allgemeinmediziners annähernd erschöpfend darzustellen. Die Beschreibung muß sich deshalb auf eine Auswahl wesentlicher Punkte beschränken.

Trotz der notwendigerweise unvollständigen Darstellung schien es angebracht, mit dem Versuch einer Umgrenzung des allgemeinärztlichen Arbeitsgebietes zu beginnen. Die wachsende Bedeutung der Aus- und Weiterbildung im Fach Allgemeinmedizin läßt ohnehin eine klärende Aussage hierüber auf die Dauer unumgänglich erscheinen. Der angehende und der junge Allgemeinmediziner benötigen Richtpunkte aus der allgemeinärztlichen Praxis; für Ärzte anderer Disziplinen und Kliniker dürfte eine Darlegung des allgemeinärztlichen Arbeitsgebietes von Interesse sein.

Der *erste* Teil des Kapitels ist der *kurativen* Arbeit des Allgemeinmediziners gewidmet. Er gliedert sich in einen *allgemeinen* Abschnitt, in dem die wesentlichsten Tätigkeitsarten des Allgemeinarztes geschildert werden, und in einen *speziellen* Teil, in dem eine Reihe in der Allgemeinpraxis häufig vorkommender Krankheiten und Gesundheitsstörungen abgehandelt werden.

Im *zweiten* Teil des Kapitels wird die *prophylaktische* Medizin des Allgemeinarztes dargestellt.

Vorher sollen noch einige allgemeine *Angaben statistischer Art* erfolgen, um das Arbeitsfeld des Allgemeinmediziners besser zu charakterisieren.

ENGELMEIER (1963) stellte *die in der Allgemeinpraxis am häufigsten vorkommenden Krankheitsfälle* nach verschiedenen Autoren zusammen (BRAUN, JUCHUM, KREMER, LEIMBACH, WABNITZ). Die Ergebnisse sind aus Tab. 7 ersichtlich. Wenn auch Schwankungen des Vorkommens einzelner Krankheitsgruppen in verschiedenen Praxen erkennbar werden, so zeigen sich doch deutliche Schwerpunktsbildungen; fieberhafte Infekte, Infektionskrankheiten und Erkrankungen des Bewegungsapparates sowie des Herz- und Kreislaufsystems sind am meisten vertreten.

HÄUSSLER hat in umfangreichen Untersuchungen (1966, 1967, 1969) das *Häufigkeitsvorkommen verschiedener Beratungsursachen* in der Allgemeinpraxis untersucht, die er in Krankheitsgruppen aufteilte. Hiernach liegt die Gruppe der chronischen organischen Erkrankungen

Tabelle 7 : Die am häufigsten vorkommenden Krankheitsfälle in einer Allgemeinpraxis (nach *Engelmeier*)

Krankheitsgruppe (nach Häufigkeit)	Autor und Angaben in Prozenten				
	Braun	*Leimbach*	*Wabnitz*	*Juchum*	*Kremer*
1. Herz-Kreislauf-Erkrankungen	6,10	18,18	11,5	21,75	25,3
2. Bewegungsapparat, Gelenke, Wirbelsäule, einschließlich „Rheuma"	12,33	16,7	8,58	14,95	13,1
3. Verdauungsapparat	6,14	12,59	7,37	·15,6	10,6
4. Fieberhafte Infekte, Infektionskrankheiten	10,25	11,7	14,7	13,05	16,8
5. Unfälle	7,96	9,66	11,06	5,00	—
6. Respirationsapparat	6,73	5,47	15,9	8,75	1,6 (ohne Bronchitis)
7. Vegetative Dystonie	1,16	5,13	5,2	6,25	5,2
8. Zentralnervensystem	—	4,7	0,8	2,65	0,5 (nur Psychosen)
9. Stoffwechselkrankheiten a) einschl. Diabetes	0,2	3,46	1,14	—	2,7
b) einschl. Adipositas	0,2	2,73	0,42	—	—
10. Urogenitalapparat	—	2,27	1,6	1,75	3,2
11. Hautkrankheiten	3,34	2,18	4,8	3,75	4,5
12. Frauenkrankheiten u. Geburtshilfe	—	1,67 (ohne Geburten)	6,2	4,85	6,4
13. Erkrankungen des Blutes	—	1,57	2,1	—	0,9
14. Abszesse	—	1,41	1,13	—	—
15. Hals-Nasen-Ohren-Krankheiten	—	—	3,04	—	2,4
16. Bösartige Geschwülste	—	—	0,05	—	0,4
17. Verschiedenes	—	0,06	1,6	—	0,5

mit etwa 40 % eindeutig an der Spitze, gefolgt von akuten organischen Erkrankungen, die etwa ein Fünftel des untersuchten Krankengutes ausmachen (Tab. 8). Einzelbeschreibungen dieses Ergebnisses

Tabelle 8: Besonders häufige Beratungsursachen des Allgemeinarztes (aus *Häussler, S.*: Dtsch. Ärztebl. 5 [1967] 241)

	Großstadt	Kleinstadt	Land
Chron. organ. Erkrankungen	39,19 %	33,96 %	30,10 %
Akute organ. Erkrankungen	20,78 %	21,94 %	19,42 %
Kleine Chirurgie	6,30 %	7,94 %	6,68 %
Infektionskrankheiten	4,84 %	6,68 %	10,56 %
Frauenkrank. und Gravidität	4,50 %	4,79 %	5,06 %
Funktionelle Störungen ohne Organbefund	8,13 %	7,44 %	7,29 %
Insgesamt	83,74 %	82,75 %	79,11 %

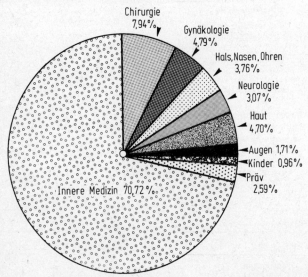

Abb. 9   Beratungsursachen in der Allgemeinpraxis nach Fachgebieten. Aus HÄUSSLER, S.: Allgemeinmedizin in Gegenwart und Zukunft. Gentner, Stuttgart 1969

Tabelle 9: Allgemeinärztliche Beratungsursachen nach Fachgebieten (aus *Häussler, S.*: Dtsch. Ärztebl. 5 [1967] 241)

Fachgebiet	Großstadt	Kleinstadt	Land
Innere Medizin			
Akute organische Erkrankungen	20,78 %	21,94 %	19,42 %
Chron. organische Erkrankungen	39,19 %	33,96 %	30,10 %
Infektionskrank. einschl. Angina	4,84 %	6,86 %	10,56 %
Befindungsstörungen ohne Organ-befund	1,75 %	1,78 %	2,37 %
Konstitut. bedingte neurovege-tative Störungen	3,79 %	3,32 %	3,25 %
Vorwiegend psych. und um-weltbedingte Störungen	2,59 %	2,34 %	1,57 %
Akut lebensbedrohlicher Zustand (Herzinfarkt, Schock usw.)	0,46 %	0,70 %	0,83 %
Insgesamt	73,40 %	70,72 %	68,10 %
Chirurgie			
Verletzungen	5,14 %	6,86 %	6,53 %
Frakturen und Luxationen	1,16 %	1,08 %	1,19 %
Insgesamt	6,30 %	7,94 %	7,72 %
Frauen und Geburtshilfe			
Normale Schwangerschaften	1,13 %	1,05 %	1,02 %
Schwangerschaftsstörungen	0,68 %	0,78 %	0,74 %
Geburten	0,15 %	0,25 %	0,25 %
Gynäkologische Erkrankungen	2,54 %	2,71 %	3,05 %
Insgesamt	4,50 %	4,79 %	5,06 %
HNO	3,91 %	3,76 %	4,06 %
Neurologie und Psychiatrie			
Neurologische Störungen	1,69 %	2,02 %	1,70 %
Psychiatrische Erkrankungen	0,71 %	1,05 %	0,89 %
Insgesamt	2,40 %	3,07 %	2,59 %
Haut- und Geschlechtskrank-heiten			
Haut	4,65 %	4,57 %	5,26 %
Geschlecht	0,81 %	0,13 %	0,08 %
Insgesamt	5,46 %	4,70 %	5,34 %
Augenkrankheiten	1,29 %	1,71 %	2,20 %
Säuglingskrankheiten	0,79 %	0,96 %	1,70 %
Impfungen und vorbeugende Untersuchungen	1,89 %	2,59 %	3,00 %

geben die Tabellen 9–11. Eine bildliche Darstellung der Aufteilung der Beratungsursachen auf die einzelnen Fachgebiete ist in Abbildung 9 wiedergegeben.

Tabelle 10: Funktionelle Störungen ohne Organbefund in der Allgemeinpraxis (aus *Häussler, S.:* Dtsch. Ärztebl. 5 [1967] 241)

	Großstadt	Kleinstadt	Land
Konstitut. bedingte neurovegetative Störungen	3,79 %	3,32 %	3,25 %
vorwiegend psychisch und umweltbedingte Störungen	2,59 %	2,34 %	1,67 %
Akute allgem. Befindungsstörungen ohne nachweisbare Organerkrankung	1,75 %	1,78 %	2,37 %
Insgesamt	8,13 %	7,44 %	7,29 %

Tabelle 11: Systematische Betreuung Gesunder durch den Allgemeinarzt (aus *Häussler, S.:* Dtsch. Ärztebl. 5 [1967] 241)

	Großstadt	Kleinstadt	Land
Gesunde Schwangere	1,13 %	1,05 %	1,02 %
Vorbeugende Untersuchungen und Impfungen	1,89 %	2,59 %	3,00 %
Insgesamt	3,02 %	3,64 %	4,02 %

Eine mehr ins einzelne gehende *diagnostische Aufteilung des Krankengutes* in seiner Allgemeinpraxis gibt WÜSCHER 1940 (Tab. 12). Derselbe Autor hat eine gleiche Untersuchung zwanzig Jahre später durchgeführt. Die Ergebnisse sind in Tab. 13 aufgeführt.

RITTER hat 1972 eine interessante Zusammenstellung seiner Patienten nach *Krankheitsgruppen in der Allgemeinpraxis, in der Poliklinik und in der Klinik* veröffentlicht (Tab. 14). Hieraus gehen die Besonderheiten der ärztlichen Tätigkeit in den verschiedenen Arbeitsbereichen eindeutig hervor.

Eine Umfrage der Kassenärztlichen Vereinigung Niedersachsen nach besonderen *Schwerpunkten der Tätigkeit* innerhalb des Arbeitsbe-

Tabelle 12: Häufigkeit einzelner Krankheiten in einer allgemeinärztlichen Praxis 1940 (aus *Wüscher, H.*: Schweiz. med. Wschr. 22 [1940] 485)

Grippe	152	Gefäßneurosen	10
Katarrh der Luftwege	109	Hämorrhoiden	10
Verletzungen	85	Herpes zoster	10
Ekzem	52	Zeruminalpfopf	10
Chron. Tonsillenaffekt	49	Chron. Gelenkrheuma-	
Magen-Darmatonie	46	tismus	9
Obstipation	44	Migräne	9
Neurasthenie	40	Otitis media	9
Angina	39	Struma	9
Neuralgien	33	Enteritis	8
Arthrosis deformans	30	Pockenimpfung	8
Muskelrheuma	28	Asthma bronchiale	7
Herzneurose	26	Allgemeine Asthenie	7
Nervöse Magen-Darm-		Appendizitis	7
affektionen	26	Altersschwäche	7
Lumbago	24	Bronchopneumonie	7
Klimakterische Stö-		Hernien	7
rungen	23	Ischias	7
Neurosen	22	Überarbeitung	7
A- und Oligomenorrhoe	21	Akne vulgaris	6
Variköser Symptomen-		Chronische Bronchitis	6
komplex	20	Diabetes	6
Akute Magen-Darm-		Lymphadenitis	6
affekt.	20	Metritis	6
Hypertonie	20	Nierenkoliken	6
Skrofulose	19	Schlafstörungen	6
Zystitis	17	Angina pectoris	5
Karzinom	16	Basedow	5
Herzinsuffizienz	16	Furunkulose	5
Cholezystopathien	15	Fußdeformitäten	5
Kolitis	15	Lungentuberkulose	5
Furunkel	15	Prostatahypertrophie	5
„Trockene" Herz-		Pyelitis	5
schwäche	15	Pertussis	5
Pharyngitis	14	Bursitis	4
Akute Bronchitis	13	Konjunktivitis	4
Metrorrhagien	13	Darmspasmen	4
Panaritien	13	Darmparasiten	4
Allgemeine Plethora	13	Benigne Mammatumo-	
Neuritis	12	ren	4
Adipositas	11	Masern	4
Arteriosklerose (ohne		Pruritus nervosus	4
Hypertonie)	10	Varizellen	4
Fluor albus (ohne ana-		Epilepsie	3
tomische Verände-		Erysipel	3
rungen)	10	Enuresis nocturna	3
Gravidität	10	Fremdkörper	3

Fortsetzung Tabelle 12

Herzrhythmusstörun-		Emphysem	2
gen	3	Fissura ani	2
Lues	3	Gonorrhoe	2
Mastitis	3	Kompensierte Herzfeh-	
Nephritis	3	ler	2
Nagelfalzentzündung	3	Ganglion	2
Phlebitis	3	Katarakt	2
Polyarthritis	3	Karbunkel	2
Psychosen	3	Magerkeit	2
Sepsis	3	Myom	2
Gicht	3	Nasenbluten	2
Tonsillarabszeß	3	Otosklerose	2
Ulcus ventriculi	3	Ovarialzyste	2
Parulis	3	Pleuritis	2
Dysmenorrhoe	3	Infekt. Gelenkrheuma-	
Abort	2	tismus	2
Stomatitis aphthosa	2	Schweißdrüsenabszeß	2
Koronarinfarkt	2	Stomatitis	2
Hypochrome Anämie	2	Urtikaria	2
Apoplexie	2		

reiches des Allgemeinarztes selber (Tab. 15) hat ergeben, daß bei über zwei Dritteln von ihnen die Arbeit hauptsächlich auf internem Gebiet liegt. Etwa ein Drittel der Befragten sahen den Schwerpunkt ihrer Tätigkeit in der Chirurgie bzw. Gynäkologie.

Besondere Bedeutung haben in den letzten Jahren weltweite Bemühungen erlangt, Diagnoselisten für die allgemeinärztliche Tätigkeit herzustellen. Ihr Vorteil liegt auf der Hand. Einmal wird durch Verwendung gleicher Begriffe in der Allgemeinmedizin international ein Austausch von Erfahrungen und Forschungsergebnissen wesentlich erleichtert bzw. dadurch erst exakt ermöglicht. Andererseits ist eine solche Liste kodierfähig und erlaubt damit eine Datenspeicherung aus der Allgemeinpraxis. Hierbei hat sich gezeigt, daß die bekannte Internationale Klassifikation der Krankheiten (ICD) für die Allgemeinmedizin unpraktikabel ist. Eine Arbeitsgruppe der WONCA (World Organization of National Colleges, Academies and Academic Assoziations of General Practitioners/Family Physicians) ist deshalb z. Z. dabei, eine Diagnosenliste für die Allgemeinpraxis auf internationaler Ebene zu erstellen. Diese wird gegenüber der ICD eine wesentlich begrenztere Zahl diagnostischer Begriffe enthalten. Bereits vorhandene entsprechende Diagnosenlisten aus Großbritannien, Kanada und den Niederlanden enthalten nur etwa 500 diagnostische Kennzeichnungen. Besondere Verdienste in dieser Richtung hat sich im deutschen Sprachraum eine Arbeitsgruppe des Deutschen Institutes für Allgemeinmedizin, Sektion Verden/Aller, erworben (DREIBHOLZ, FORSTMEYER, HAEHN, HILDEBRANDT, KOSSOW, ROHDE, STURM). Die von diesem Arbeitskreis herausgegebene sog. Verdener Diagnoseliste ent-

Tabelle 13: Häufigkeit einzelner Krankheiten in einer allgemeinärztlichen Praxis 1960, *Wüscher, H.*: Schweiz. Med. Wschr. 45 (1960), 1290

Grippe	165	Gärungsdyspepsie	14
Verletzungen	121	Myalgien	12
Neurovegetative		Akute Cystitis	12
Dystonie	53	Cholecystopathie	12
Katarrh der Luftwege	51	Ischias	12
Hypertonie	44	Prostatahypertrophie	12
Vorbeugende Unter-		Vasomotorischer	
suchungen	44	Schwindel	12
Arthrosen	37	Diabetes	11
Akute Magen- und		Pyelitis	11
Darmstörungen	37	Einfache Varicen	10
Spondylose	35	Neuralgien	9
Angina	31	Furunkel	9
Übermüdung	28	Hämorrhoiden	9
Ekzem	27	Coronarinsuffizienz	9
Myodegeneratio cordis	26	Obstipation	8
Lumbago	26	Darmspasmen	8
Herzneurose	24	Eisenmangelanämie	8
Altersschwäche	24	Durchblutungsstö-	
Ohrpfropf	23	rungen	8
Impfungen	22	Insektenstiche	8
Neurosen	21	Tracheitis	8
Monarthritis acuta	18	Karzinome	7
Nervöse Magendarm-		Herzinsuffizienz	7
störungen	17	Akute Bronchitis	7
Pharyngitis	17	Einfache Hernien	7
Periarthritis humero-		Phlebitis	7
scapularis	17	Phlebitis	7
Chronische Mandel-		Hypotonie	7
affektionen	16	Plethora	6
Psychosen	16	Herpes zoster	6
Cerebrale Arterio-		Bronchialasthma	6
sklerose	16	Allgemeine Asthenie	6
Klimakterische Stö-		Ureterkolik	6
rungen	15	Epilepsie	6
Adipositas	15	Abszeß	6
Magenatonie	14		

Einzelne Gruppen:
Typisch akute Krankheiten: 326
Typisch chronische Fälle (inkl. Ekzem): 534
Herz- und Gefäßaffektionen: 236
Affektionen des Nervensystems: 132
Magendarmaffektionen: 120

Wichtige Spezialgebiete:
Gynäkologie: 35
Ophthalmologie: 8
ORL: 111
Dermatologie: 105
Urologie: 64
Neurologie und
Psychiatrie: 57

Fortsetzung Tabelle 13

Auffallende Unterschiede gegenüber 1939:

	1959	1939
Neuralgien	9	33
Neuritis	0	12
Hypertonie	44	20
Altersschwäche	24	7
Überarbeitung	28	7
Psychosen	16	3
Anämien, spez. Eisenmangel	12	2
Spondylose	35	0
Periphere Durchblutungsstörungen	9	0
Monarthritis	18	0
Periarthritis h. sc.	17	0
Prophylaktische Untersuchungen	44	0
Herz- und Gefäßaffektionen	236	118

hält wenig mehr als 200 diagnostische Bezeichnungen oder Diagnose-gruppen und dürfte damit für den praktischen Gebrauch besonders leicht zu handhaben sein.

Einen Einblick in die *Arzneimittelverordnungen* gibt Abbildung 10.

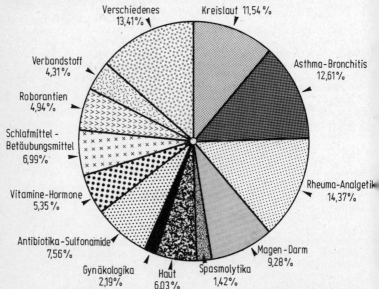

Abb. 10   Arzneimittelverbrauch pro Fall. Kassenärztliche Vereinigung Westfalen-Lippe 1962. Aus Lüth, P.: Niederlassung und Praxis. Thieme, Stuttgart 1969

Tabelle 14: Fallverteilung in Allgemeinpraxis, Poliklinik und Klinik (aus *Ritter, H.:* Münch. med. Wschr. 114 [1972] 126)

	Allgem. Praxis	Poliklinik	Klinik
Zahl der Patienten	1505	847	3118
Zahl der verschiedenen Diagnosen	293	268	999
Gesamtzahl der Registrierungen	2611	1860	7261
Vasomot. Kopfschmerz, Migräne	115 (7,6 %)	63 (7,4 %)	11 (0,35 %)
Nervöse Erregungs-, Erschöpfungs-, Depressions-			
zustände, Psychoneurose	16 (1,1 %)	40 (4,7 %)	114 (3,5 %)
Schlafstörungen	61 (4,0 %)	45 (5,3 %)	1 (0,03 %)
Psychosen	2 (0,13 %)	2 (0,023 %)	41 (1,3 %)
Neurozirk., veget. Dystonie, Vertigo	122 (8,1 %)	131 (15 %)	103 (3,3 %)
Hypertonie	145 (9,6 %)	116 (13,8 %)	334 (10,7 %)
Angina pect., Koronarinsuff., Kardiosklerose	54 (3,2 %)	30 (3,5 %)	145 (4,7 %)
Herzinfarkt	–	1 (0,1 %)	90 (2,9 %)
Herzinsuff., Lungenödem, Kollaps, Kreislauf-			
versagen, kardiopulm. Insuff.	27 (1,8 %)	25 (3,0 %)	553 (24,0 %)
Herzfehler	23 (1,5 %)	9 (1,1 %)	71 (2,3 %)
Arrhythmia absoluta	11 (0,7 %)	10 (1,2 %)	93 (3,4 %)
Apoplexie	3 (0,19 %)	2 (0,24 %)	108 (3,5 %)
allg. u. Zerebralsklerose	2 (0,1 %)	6 (0,7 %)	233 (7,5 %)
Peripher., arter. u. venöse Durchblutungsstörungen	41 (2,6 %)	36 (4,2 %)	152 (4,9 %)
„Erkältungskatarrhe", Grippe			
Status febrilis	210 (13,8 %)	62 (7,3 %)	53 (1,7 %)
Sinusitis, Pharyng., Tonsillitis	106 (6,6 %)	41 (4,8 %)	33 (1,6 %)
Bronchitis, Emphysembronchitis	43 (2,8 %)	52 (6,1 %)	159 (5,1 %)
Emphysem, Asthma bronchiale	25 (1,7 %)	13 (1,5 %)	68 (2,2 %)
Pneumonien, Lungenabszeß, Embolien	8 (0,5 %)	1 (0,1 %)	175 (5,6 %)
Gastritiden akut u. chron.	98 (6,5 %)	82 (9,6 %)	168 (5,4 %)
Ulc. v.u.d., Folgezustände	43 (2,8 %)	41 (4,8 %)	149 (4,8 %)
Cholezystopathie, -lithias., zystit.	113 (7,5 %)	42 (5,0 %)	178 (5,7 %)
Hepatopathien einschl. Zirrhosen	23 (1,6 %)	56 (6,6 %)	234 (7,5 %)
Pankreatitis ak. u. chron.	1 (0,06 %)	13 (1,5 %)	52 (1,7 %)
Kolitid., Divertikul., Polypos. Colon irritabile	4 (0,24 %)	13 (1,5 %)	105 (3,4 %)
Obstipation chron., Hämorrhoiden	62 (4,1 %)	92 (10,8 %)	41 (1,3 %)
Nephrolithiasis	7,5 (0,5 %)	11 (1,3 %)	35 (1,2 %)
Pyelonephritis chron.	4 (,0,3 %)	12 (1,4 %)	69 (2,2 %)
Urämie, Schrumpfniere	–	–	39 (1,3 %)
Harnwegsinfekt, chron.	–	–	145 (4,6 %)
Prostatahypertr., Erkrankg. d. männl. Geschlechts-			
organe	14 (0,9 %)	27 (3,2 %)	61 (1,9 %)
Erkrankg. d. weibl. Geschlechtsorgane	63 (4,2 %)	58 (6,8 %)	132 (4,2 %)
Degenerative Erkrankung d. WS u. Gelenke	551 (36,6 %)	561 (66,1 %)	346 (11,1 %)
Polyarthritis rheim. chron.	59 (3,9 %)	60 (7,0 %)	44 (1,4 %)
Osteoporose	–	5 (0,6 %)	48 (1,5 %)
Blutkrankheiten	16 (1,1 %)	13 (1,5 %)	111 (3,6 %)
Intoxikat., Genußmittelabusus			
Suizidversuche, Allerg. Zustände	9 (0,6 %)	24 (2,8 %)	176 (5,6 %)
Hautkrankheiten	175 (11,6 %)	43 (5,0 %)	71 (2,3 %)
Erkrankung der Sinnesorgane	18 (1,2 %)	12 (1,4 %)	44 (1,4 %)

Tabelle 15: Schwerpunkte allgemeinärztlicher Tätigkeit (nach einer Umfrage der Kassenärztlichen Vereinigung Niedersachsen 1972)

Schwerpunkte der ärztlichen Tätigkeit	Anteil der prakt. Ärzte in %
Innere Medizin	68,5 % der Befragten
Chirurgie	37,6 % der Befragten
Gynäkologie	30,8 % der Befragten
Pädiatrie	19,2 % der Befragten
Arbeitsmedizin	5,2 % der Befragten
Geriatrie	3,6 % der Befragten
Chiropraktik	2,8 % der Befragten
Dermatologie	2,7 % der Befragten
Früherkennungsuntersuchungen	2,6 % der Befragten
Psychotherapie	2,3 % der Befragten
Herz- und Kreislauferkrankungen	2,0 % der Befragten

Die *apparative Ausstattung* der Kassenärzte, insbesondere der Allgemeinärzte geht aus Tab. 16 hervor. Danach führen 90 % aller Allgemeinmediziner eine Labortätigkeit und mehr als 43 % EKG-Untersuchungen durch.

Tabelle 16: Apparative Praxisausstattung der frei praktizierenden Kassenärzte (nach statistischen Angaben der Kassenärztlichen Bundesvereinigung 1973)

Art der apparativen Ausstattung	Über die betreffende Praxisausstattung verfügen					
	Allgemeinärzte		Fachärzte		Kassenärzte insg.	
	absolut	in %	absolut	in %	absolut	in %
EKG[1]	10.548	43,2	6.807	31,8	17.355	37,9
Kleines Labor[1]	5.359	21,9	5.849	27,3	11.208	24,5
Mittl./großes Labor[1]	16.666	68,3	8.504	39,7	25.170	54,9
Labor insgesamt[1]	22.025	90,1	14.353	67,0	36.378	79,4
Endoskopie[2]	1.814	7,8	5.463	25,4	7.277	15,9
Physikalische Therapie[2]	21.325	87,7	16.371	76,0	37.696	82,2
Röntgendiagnostik[3]	3.614	14,7	9.417	44,2	13.031	28,4
Röntgentherapie[2]	75	0,3	1.155	5,4	1.230	2,7

1) Hochrechnung auf 45.840 niedergelassene Kassenärzte der BRD von 44.905 erfaßten Ärzten (23.936 Allgemeinärzte und 20.969 Fachärzte), zusammen 98 % der Gesamtheit aller Kassenärzte.

2) Hochrechnung von 40.865 erfaßten Ärzten (21.666 Allgemeinärzte und 19.199 Fachärzte), zusammen 89,2 % der Gesamtheit aller Kassenärzte.

3) Hochrechnung von 36.494 erfaßten Ärzten (19.514 Allgemeinärzte und 16.980 Fachärzte), zusammen 79,6 % der Gesamtheit aller Kassenärzte.

Tabelle 17: Durchschnittlicher Zeitaufwand für die kassenärztliche Behandlung durch frei praktizierende Kassenärzte (nach statistischen Angaben der Kassenärztlichen Bundesvereinigung)

Art der Tätigkeit	Durchschnittlicher wöchentlicher Zeitaufwand[1] in Stunden		
	Allgemein-ärzte [2]	Fachärzte [2]	Ärzte insges. [2]
Tätigkeit in der Praxis	40,2	43,3	41,9
Tätigkeit außerhalb der Praxis	16,6	4,8	10,7
Insgesamt	56,8	48,1	52,6

1) Berechnet als gewichtetes arithmetisches Mittel aus den Durchschnittswerten verschiedener kassenärztlicher Vereinigungen.

2) Zahl der erfaßten Kassenärzte = 13.780 Allgemeinärzte und 10.536 Fachärzte, zusammen 24.316 Kassenärzte = 53,1 % aller niedergelassenen Kassenärzte der BRD.

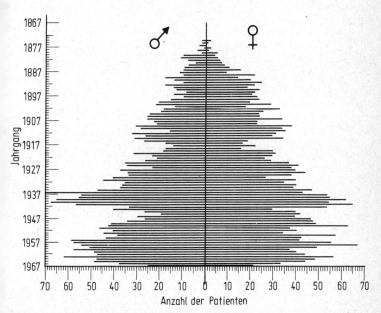

Abb. 11 Alterspyramide aller Patienten einer Allgemeinpraxis (10 Jahre). Aus Sturm, E.: Einführung in die Allgemeinmedizin, Peri'med, Erlangen 1969

STURM (1969) ermittelte die *Alterszusammensetzung* seiner *Patienten*, die weitgehend der der Bevölkerung insgesamt entspricht (Abb. 11).

Aus Tab. 17 wird der wöchentliche *Zeitaufwand* für die kassenärztliche Behandlung bei Allgemeinärzten und Fachärzten ersichtlich. Die hohe zeitliche Belastung des Allgemeinarztes wird dadurch erkennbar.

Daß die Arbeitsbelastung vor allem durch die Behandlung älterer, aber auch sehr junger Patienten bedingt ist, zeigt Abb. 12.

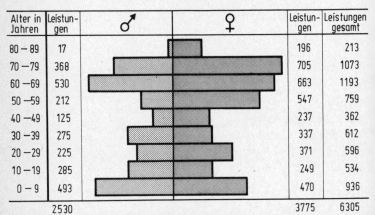

Alter in Jahren	Leistungen	♂	♀	Leistungen	Leistungen gesamt
80 – 89	17			196	213
70 – 79	368			705	1073
60 – 69	530			663	1193
50 – 59	212			547	759
40 – 49	125			237	362
30 – 39	275			337	612
20 – 29	225			371	596
10 – 19	285			249	534
0 – 9	493			470	936
	2530			3775	6305

Abb. 12   Ärztliche Leistungen für Patienten verschiedener Altersstufen. Aus FRANZ, U., in: Der praktische Arzt heute, hrsg. von BRANDLMEIER, P., G. KRÜSI. Huber, Bern 1968

Kurative Medizin

Allgemeiner Teil

Die wesentlichsten Anteile der allgemeinärztlichen Tätigkeit, nämlich die *Beratung in der Sprechstunde* und der *Hausbesuch,* sind der folgenden Beschreibung vorangestellt worden. Anschließend werden einzelne Abschnitte des allgemeinmedizinischen Arbeitsfeldes dargestellt, die z. T. Inhalt der Beratungs- und Besuchstätigkeit sind.

Beratung in der Sprechstunde

Sie ist nach wie vor das Kernstück allgemeinärztlicher Tätigkeit. Das gilt auch unbeschadet der Tatsache, daß viele auf dem Lande tätige Allgemeinärzte z. T. erheblich mehr Zeit für Hausbesuche als für die reine Sprechstundentätigkeit aufwenden müssen; letzten Endes ist ja auch der Hausbesuch nichts weiter als eine in die Wohnung des Patienten verlagerte Beratung. Die erstrangige Bedeutung der allgemeinärztlichen Beratung ist auch unabhängig von jeweilig praktizierten oder denkbaren Systemen ärztlicher Berufsausübung, sie wird immer wesentlicher Bestandteil der Berührungsfläche zwischen der Bevölkerung und dem Ärztestand insgesamt sein.

Die *Form* der allgemeinärztlichen Beratung weist charakteristische Besonderheiten auf. Sie ist eigentlich immer eine Mischung aus einem sachlichen Gespräch über die Gesundheitsstörung des Patienten und einer persönlichen zwischenmenschlichen Unterhaltung. Das bringt schon die meist jahrelange Vertrautheit zwischen Patient und Arzt mit sich. Die Beratung geschieht oft nicht einseitig von Arzt zu Patient, sondern ist schlicht eine gemeinsame zwischen dem, der eine Gesundheitsstörung empfindet, und dem, der sich über diese auskennt und Wege zur Besserung weiß.

Die allgemeinärztliche Beratung hat aber häufig nicht allein eine Störung der Gesundheit zum Anlaß. Sie ist vielmehr oft genug eine reine *Gesundheitsberatung.* Diese kann beispielsweise Fragen einer gesunden *Lebensführung,* wie Ernährung, Körperhygiene, Kleidung, Schlaf, Erholung, sportliche Betätigung und vieles andere mehr betreffen. Auch *Erziehungsschwierigkeiten, Störungen des Verhaltens und der Anpassung* junger und alter Menschen und *familiäre Konflikte* kommen zur Sprache. Nicht selten finden Beratungen über eine *Familienplanung* (Konzeption bzw. Antikonzeption), *Ehe- und Sexualfragen* statt.

Die *Erstberatung* führt neben der rein ärztlichen Arbeit zur Kontaktaufnahme mit dem Patienten und dient dem gegenseitigen Kennenlernen. Dieser Vorgang ist sehr wichtig und entscheidet meist richtungsgebend über das weitere Arzt-Patient-Verhältnis. Gerade in der Allgemeinpraxis sind gewisse emotionelle Beziehungen zwischen Patient und Arzt und umgekehrt als Basis für eine Behandlung oft notwendig und daher auch üblich. So kann es hier bei der ersten Beratung bereits zu einer ein- oder gegenseitigen Sympathie, Achtung oder auch Abneigung kommen. Dieser so stark subjektiv gefärbte Charakter der allgemeinärztlichen Tätigkeit gleich von Beginn der Behandlung an ist es ja vor allem, der diese Art ärztlicher Berufsaufübung so schwer objektivierbar und reproduzierbar werden läßt. Er ist auf der anderen Seite aber sicher die Grundlage oft erstaunlicher therapeutischer Erfolge.

Die *weiteren* Beratungen brauchen oft genug über das rein Sachliche nicht hinauszugehen, können jedoch je nach Notwendigkeit auch sehr vertrauliche Gespräche sein. Die anfangs geschaffene Vertrauensbasis ist die Voraussetzung hierfür.

Nicht bei jedem Erscheinen des Patienten in der Allgemeinpraxis ist eine eingehende Beratung erforderlich. Vielfach sind nur kurzdauernde Therapiekontrollen, z. B. Blutdruckmessungen, Harnuntersuchungen, Verbandwechsel, Injektionen und anderes durchzuführen. Hierbei wird immer Gelegenheit gegeben sein, „kleine" informative oder beratende Gespräche zu führen, die für die Behandlung jedoch von großer Bedeutung sein können. Auch die telefonische Beratung hat in den letzten Jahren zunehmend an Bedeutung gewonnen.

Ein wichtiger und immer wieder vieldiskutierter Faktor ist die *Zeit*, die dem Patienten zu einer Beratung und Untersuchung in der Allgemeinpraxis zur Verfügung steht. BRAUN (S. 297) errechnete in seiner Landpraxis, daß er durchschnittlich etwa 7 Minuten für eine Beratung (Anamnese, Untersuchung und Behandlung) pro Fall aufwende, in besonderen Einzelfällen bis zu 15 Minuten. Erstberatungen dauerten im Schnitt 9,5 Minuten. Daraus ist das Schlagwort der allgemeinärztlichen „Minutenmedizin" entstanden, was vor allem unter gesundheitspolitischen Aspekten viel gebraucht wurde. Dabei wird zu wenig bedacht, daß dieser Zeitbegriff ja immer nur für eine einzige Beratung Gültigkeit hat. Die allgemeinärztliche Behandlung setzt sich fast in jedem Falle aus einer ganzen Reihe von Beratungen und anderen ärztlichen Verrichtungen oft über lange Zeit und vielfach über Jahre zusammen. Nach AEFFNER führt der Allgemeinarzt mit seinen Patienten über Jahre hinweg einen „fortlaufenden diagnostischen Dialog". HILDEBRANDT hat nachgewiesen, daß in seiner Allgemeinpraxis pro Patient 31 Minuten im Vierteljahr und 12,2 Minuten pro Behandlungstag durchschnittlich zur Verfügung stehen. Hierunter finden sich selbstverständlich auch viele Fälle mit wenig Zeitanspruch (Blutdruckkontrollen, Laboruntersuchungen, Versorgung von Verletzungen usw.), so daß also für Problemfälle die Zeit von 31 Minuten oft weit überschritten wird. Trotz dieser Feststellungen wird eine rationelle Arbeitseinteilung des allgemeinärztlichen Handelns immer erforderlich sein.

Das gilt besonders für den *Organisationsablauf* in der Sprechstundentätigkeit des Allgemeinmediziners, die die unumgängliche *Wartezeit* des Patienten bestimmt. Auch bei noch so perfekter Praxisorganisation, z. B. mit einem bewährten Nummernsystem, wird eine gewisse Wartezeit in einer Allgemeinpraxis meist nicht zu vermeiden sein (siehe Tab. 18). Gerade hier ist die Zahl der unvorhersehbaren Notfälle in der Regel zu groß, um einen vorher zu berechnenden geregelten Sprechstundenablauf immer gewährleisten zu können. Um so mehr hängen die Wartezeit des Patienten und ein einwandfreier geordneter Praxisablauf von den organisatorischen Fähigkeiten des Allgemeinarztes ab.

Dazu gehören in erster Linie ein weitmögliches Einhalten der angekündigten Sprechstundenzeiten durch den Praxisinhaber, ein eingespieltes kundiges Personal und eine Einteilung der Arbeitszeiten.

Tabelle 18: Wartezeiten der Patienten (nach Ortsgrößenklassen) (RVO-
und Ersatzkassen, Sonstige Kassen, Privatpatienten)*)

in 1271 Praxen
und in Orten bis zu 10 000 Einwohnern

Wartezeit	Zahl der prakt. Ärzte	in v. H.	Zahl der Fachärzte	in v. H.
bis zu 15 Minuten	93	8,07	15	12,61
bis zu 30 Minuten	358	31,08	34	28,57
bis zu 1 Stunde	454	39,41	39	32,77
bis zu 2 Stunden	205	17,80	23	19,33
mehr als 2 Stunden	25	2,17	3	2,52
keine Angaben	17	1,48	5	4,20
insgesamt	1152	100,00	119	100,00

in 2270 Praxen
und in Orten über 10 000 Einwohner

Wartezeit	Zahl der prakt. Ärzte	in v. H.	Zahl der Fachärzte	in v. H.
bis zu 15 Minuten	93	9,76	96	7,29
bis zu 30 Minuten	309	32,42	417	31,66
bis zu 1 Stunde	368	38,61	478	36,29
bis zu 2 Stunden	156	16,37	268	20,35
mehr als 2 Stunden	16	1,68	43	3,26
keine Angaben	11	1,15	15	1,14
insgesamt	953	100,00	1317	100,00

*) nach einer Praxisanalyse im Bereich der KV Niedersachsen

Vorteilhaft ist z. B. eine Durchführung arbeitsaufwendiger Labor-,
EKG- oder Röntgenuntersuchungen außerhalb der Sprechstundenzeiten. Auch Injektionen, kleine chirurgische oder gynäkologische Eingriffe und andere therapeutische Maßnahmen können manchmal aus
der eigentlichen Beratungstätigkeit in der Sprechstunde herausgelegt
werden. Umfangreichere Untersuchungen, wie Vorsorge- oder Lebensversicherungsuntersuchungen müssen gewöhnlich zu Zeiten außerhalb
der eigentlichen Sprechstunde bestellt werden. Das zeitraubende Aus-
und Ankleiden des Patienten wird durch die Einrichtung eines zweiten
Sprech- oder Untersuchungsraumes oder von Kabinen erleichtert.

Die Wartezeiten im verstaatlichen Gesundheitswesen in Schweden
und ihre Entwicklung zeigt Tab. 19.

Tabelle 19: Entwicklung der Wartezeiten von Poliklinik-Patienten in Schweden (nach einer Veröffentlichung der schwedischen Regierung 1972)

	1969	1971
Durchschnittliche Wartezeit, Tage		
Polikliniken	33	60
Provinzialärzte	8	19
Privatärzte (Vergleich)	15	17
Durchschnittliche Wartezeit für Spezialisten-behandlung, Tage		
Innere Medizin	39	81
Chirurgie	14	36
Gynäkologie	55	116
Augen	121	165
Ohren	15	53
Psychiatrie	21	69

Gerade in der Beratungstätigkeit des Allgemeinmediziners in seiner Sprechstunde wird sich die individuelle Einstellung seiner Berufsausübung gegenüber in besonderer Weise ausdrücken, so daß an dieser Stelle nur grundsätzliche Regeln anzugeben erlaubt sind. Hier besteht im übrigen eine deutliche Wechselwirkung zwischen Patient und Arzt. Auch die Zusammensetzung seiner Klientel übt einen wesentlichen Einfluß auf die Art seiner Praxistätigkeit aus. Die alte Erfahrungstatsache, daß eben der Arzt seine ihm gemäße Klientel und der Patient „seinen" Arzt findet, zeigt sich täglich in der Praxis. Das Ergebnis ist die Individualmedizin.

Der außerordentlich große *Umfang der Beratungstätigkeit* des Allgemeinarztes geht aus den Tab. 20 u. 21 hervor.

Hausbesuch

Der Hausbesuch ist ein wesentlicher Bestandteil der allgemeinärztlichen Tätigkeit. Die Aufgabe der in einer Praxis tätigen Ärzte, die häusliche Behandlung der großen Zahl bettlägeriger, nicht geh- oder transportfähiger Patienten durchzuführen, wird in ganz überwiegendem Maße, ja man kann sagen, fast ausschließlich vom Allgemeinmediziner durchgeführt. Hierfür mögen die folgenden Zahlen als Beweis dienen (Tab. 20—23).

Von den in einem Quartal (IV/72) in dem Bereich der Kassenärztlichen Vereinigung Freiburg/Br. von allen Ärzten insgesamt durchgeführten 534 059 ärztlichen Hausbesuchen wurden allein 485 278 von Allgemein-

Tabelle 20: Leistungsgliederung in den Praxen frei praktizierender Kassenärzte (nach statistischen Angaben der Kassenärztlichen Bundesvereinigung)

Die Zahl der Behandlungsfälle im 4. Quartal 1972 betrug 52 250 000[1]). Im
Schnitt entfielen im 4. Quartal 1972 auf jeden Behandlungsfall 6,01 Einzel-
leistungen.

Art der Leistung	Im 4. Quartal 1972 wurden erbracht	Es entfielen auf . . . einen Allgemeinarzt	einen Facharzt
Beratungen			
in der Sprechstunde des Arztes	107.984.000	2.902	1.756
außerhalb der Sprechstunde	2.712.000	70	47
davon bei Nacht	283.000	8	4
davon an Sonn- u. Feiertagen	589.000	14	11
Hausbesuche	12.887.000	477	66
davon dringend	585.000	21	4
davon bei Nacht	411.000	14	3
davon an Sonn- u. Feiertagen	671.000	19	10
Allgemeine ärztliche Verrichtungen	23.010.000	668	320
Besondere ärztl. Verrichtungen	120.837.000	1.790	3.565
davon eingehende Untersuchungen	25.499.000	504	614
davon Injektionen	18.798.000	498	313
davon Verbände	5.353.000	104	131
davon Laboruntersuchungen	28.366.000	545	699
Physikal.-med. Leistungen	19.863.000	346	529
Diagn. Röntgenleistungen	6.129.000	10	210
Therapeut. Röntgenleistungen	122.000	0	6

1) Die Zahl der Behandlungsfälle (gerundet) wurde ermittelt durch Zählung
der Krankenscheine, Überweisungsscheine, Notfallabrechnungen (sofern
diese nicht auf Grund örtlicher Vertragsregelung auf anderem Wege abge-
rechnet wurden). In dieser Zählung ist aus technischen Gründen auch die
Zahl der Überweisungen an etwa 1.500 für kurative Leistungen ermäch-
tigte und an 3.252 beteiligte Ärzte enthalten.

Tabelle 21: Leistungsgliederung in städtischen und ländlichen Bereichen (nach statistischen Angaben der Kassenärztlichen Bundesvereinigung)

Art der Leistung	Im 4. Quartal 1972 entfielen auf ...			
	einen Allgemeinarzt[1]		einen Facharzt[2]	
	in Landkreisen	in kreisfreien Städten	in Landkreisen	in kreisfreien Städten
Beratungen				
in der Sprechstunde des Arztes	2.899	2.818	1.653	1.701
außerhalb der Sprechstunde	82	35	46	27
davon bei Nacht	10	4	5	3
davon an Sonn- u. Feiertagen	17	6	8	4
Hausbesuche	520	320	76	48
davon dringend	25	12	6	3
davon bei Nacht	16	10	5	3
davon an Sonn- u. Feiertagen	21	10	6	3
Allgemeine ärztl. Verrichtungen	766	448	299	270
Besondere ärztl. Verrichtungen	1.650	1.652	2.437	2.470
davon eingehende Untersuchungen	433	461	551	559
davon Injektionen	499	511	272	318
davon Verbände	116	89	125	125
davon Laborleistungen	498	539	645	650
Physikal.-med. Leistungen	301	354	413	559
Diagnostische Röntgenleistungen	11	5	224	182
Therapeutische Röntgenleistungen	0	0	5	4

1) Die Angaben beziehen sich auf 5.676 Allgemeinärzte in Landkreisen und 5.628 Allgemeinärzte in kreisfreien Städten (bzw. für Laborleistungen – therapeutische Röntgenleistungen auf 5.320 Allgemeinärzte in Landkreisen und 5.418 Allgemeinärzte in kreisfreien Städten).

2) Die Angaben beziehen sich auf 2.231 Fachärzte in Landkreisen und 8.041 Fachärzte in kreisfreien Städten (bzw. für Laborleistungen – therapeutische Röntgenleistungen auf 2.119 Fachärzte in Landkreisen bzw. 7.678 Fachärzte in kreisfreien Städten).

ärzten gemacht, das sind rund 91 %. Die von den meisten anderen Arztgruppen ausgeführten Hausbesuche fallen demgegenüber kaum ins Gewicht, nur von der Gruppe der Internisten (4,75 %) und der der Kinderärzte (3,16 %) werden nennenswerte Prozentsätze erreicht. Pro Tag (einschließlich Sonn- und Feiertage, wobei in dieses Quartal auch die Weihnachtsfeiertage fielen) wurden von dem einzelnen Allgemeinarzt damit durchschnittlich 5,7 Hausbesuche durchgeführt. Der Vergleich mit einem früheren Quartal (I/70) zeigt, daß hier die Verhältnisse kaum anders liegen (Tab. 22).

Aber auch in einer Großstadt wie Hamburg wird der weitaus größte Teil (86,8 %) der Hausbesuche von Allgemeinmedizinern geleistet. Die Besuchszahlen der übrigen Fachgruppen sind demgegenüber auch hier nur gering (Tab. 23).

Die außerordentlich hohe Zahl der von Allgemeinärzten ausgeführten Hausbesuche dürfte die überragende Bedeutung der allgemeinärztlichen Tätigkeit im Rahmen der ambulanten Krankenversorgung be-

Tabelle 22: Durchschnittliche Anzahl der Besuche je Kassenarzt im KV-Bereich Freiburg/Br. im 4. Quartal 1972 mit Vergleichszahlen aus dem 1. Quartal 1970 (in Klammern)*)

Arztgruppe	Anzahl der Ärzte	Anzahl der Besuche bei Kassenpatienten (RVO- und Ersatzkassen) Zahl		in %		Besuche je Arzt	
Anaesthesisten	11 (8)	122 (177)	0,02	(0,03)	11	(22)
Augenärzte	73 (65)	288 (308)	0,05	(0,05)	4	(5)
Chirurgen	74 (72)	1265 (1194)	0,24	(0,21)	17	(17)
Frauenärzte	94 (79)	611 (761)	0,11	(0,14)	7	(10)
HNO-Ärzte	48 (51)	563 (637)	0,10	(0,11)	12	(12)
Hautärzte	42 (39)	1180 (1248)	0,22	(0,22)	28	(32)
Internisten	226 (178).	25349 (18662)	4,75	(3,30)	112	(105)
Kinderärzte	76 (66)	16892 (22783)	3,16	(4,03)	222	(345)
Laborärzte	7 (7)	34 (23)	0,01	(0,01)	5	(3)
Lungenärzte	16 (20)	969 (999)	0,18	(0,18)	61	(50)
Nervenärzte	33 (32)	793 (845)	0,15	(0,15)	24	(26)
Orthopäden	33 (27)	520 (575)	0,10	(0,10)	16	(21)
Röntgenologen	23 (28)	37 (50)	0,01	(0,01)	2	(2)
Urologen	17 (14)	158 (171)	0,03	(0,03)	9	(12)
Fachärzte zus.	773 (686)	48781 (48433)	9,13	(8,57)	63	(70)
Allgemeinärzte	925 (898)	485278 (516639)	90,87	(91,43)	525	(578)
Sämtliche Ärzte	1698 (1584)	534059 (565072)	100,00	(100,00)	315	(357)

*) nach *Schrömbgens*

Tabelle 23: Besuchstätigkeit der Kassenärzte im Bereich der KV Hamburg im 4. Quartal 1972

Arztgruppe	Anzahl der Ärzte	Anzahl der Besuche		Besuche je Arzt
alle Ärzte	1851	294.940	(100 %)	159
Allgemeinärzte	859	256.092	(86,8 %)	298
Fachärzte insgesamt	992	38.848	(13,2 %)	39
davon Internisten	175	13.666	(4,6 %)	78
davon Kinderärzte	96	18.345	(6,2 %)	191

sonders deutlich unterstreichen. Eine wesentliche Einschränkung oder sogar ein Wegfall gerade dieser hausärztlichen Tätigkeit erscheint undenkbar und würde darüber hinaus für den gesamten ärztlichen Stand mit Sicherheit weitreichende Folgen haben, was bisher kaum genügend beachtet worden ist.

Die Eigenart des ärztlichen Hausbesuches bringt Vor- und Nachteile für die Tätigkeit des behandelnden Arztes und damit auch für den behandelten Patienten mit sich.

Die *Vorteile* überwiegend deutlich. Das persönliche Kennenlernen der häuslichen Sphäre des Patienten und seiner menschlichen Umwelt, seiner im tiefsten Sinne ihm eigenen Welt also, durch den Hausbesuch des Arztes, d. h. also praktisch immer durch den des Allgemeinarztes, ist durch keine andere ärztliche Maßnahme zu erreichen oder zu ersetzen. Selbst der Allgemeinarzt, der einen Patienten und auch sogar dessen Familie längere Zeit gut zu kennen glaubt, wird immer wieder überrascht sein, wieviele neue Eindrücke ihm ein Hausbesuch bei diesem Patienten vermitteln kann und ihn in Zukunft in der einen oder anderen Weise in seinem ärztlichen Handeln nicht unbeeinflußt sein lassen. Schon der Stadtteil oder das Dorf, die Straße, das Haus und das Stockwerk, in dem der zu Besuchende wohnt, weisen charakteristische Merkmale auf, die auf den Patienten einwirken und die für die Beurteilung seiner Umweltsituation wichtig sind. Noch bedeutungsvoller ist der Eindruck, den der besuchende Arzt von der Wohnung des Patienten, ihrer Einrichtung und ihren hygienischen Verhältnissen erhält. Am aufschlußreichsten ist aber sicher das Verhalten und Benehmen des Patienten in „seinen eigenen vier Wänden", das hier oftmals grundlegend anders sein kann als in der Sprechstunde des Arztes und gewiß als unter klinischen Bedingungen. Ganz wesentlich ist naturgemäß auch die Erfahrung, die der Allgemeinmediziner bei einem Hausbesuch oft zum ersten Mal mit den Angehörigen des Patienten macht. Nicht selten kommt es auch vor, daß er erst bei wiederholten Besuchen eines Patienten, und manchmal ganz zufällig, Dinge erfährt (oder ihm klarwerden), die für die Gesamtbeurteilung und die Behandlung entscheidend sein können. Vielfach erkennt er dann nur allzu deutlich, daß und warum z. B. eine noch so perfektionierte klinische Untersuchung und Behandlung oder auch Entsprechendes durch ihn selbst kaum sinnvoll und erfolgreich sein konnten, weil ihm wesentliche Tatsachen aus dem eigentlichen menschlichen Bereich nicht bekannt waren. Der Allgemeinarzt wird dann seine Behandlungsweise entsprechend ändern oder aber, und das ist auch gelegentlich der Fall, einsehen müssen, daß seine Bemühungen oder die anderer Ärzte kaum oder überhaupt nicht von Erfolg sein können. Eins gilt jedenfalls mit Sicherheit: Nur der Arzt, der den Patienten in seiner häuslichen Umgebung gesehen und erlebt hat, und das womöglich noch oft und über Jahre, kennt ihn wirklich.

Der Allgemeinarzt, der im Laufe der Jahre aus irgendeinem Grunde doch fast jeden seiner Patienten einmal im Hause besucht hat, wird auf diese Weise über einen einzigartigen Erfahrungsschatz verfügen können.

Der Hausbesuch bringt andererseits auch *Nachteile* mit sich, weniger jedoch für den Patienten als für den Allgemeinarzt. Zunächst ist da einmal der erhebliche Zeitverlust zu nennen, der zu einer unzweckmäßigen Einschränkung der übrigen ärztlichen Tätigkeit, z. B. der in der Sprechstunde, besonders bei Landärzten, führt. So ist einschließlich Zu- und Abfahrt für einen Hausbesuch je nach den gegebenen Verhältnissen mit einer Zeit von 15—30 Minuten (unter ländlichen Verhältnissen auch mehr) zu rechnen. Die physische und psychische Belastung durch die Besuchstätigkeit ist zudem für den Allgemeinarzt meist sehr groß und setzt eine gute Gesundheit voraus. Ein Nachteil für Patient und Arzt ist die gegenüber den Bedingungen in den Praxisräumen stark eingeschränkte Untersuchungsmöglichkeit unter häuslichen Verhältnissen. Hierdurch entsteht zweifellos eine besonders hohe Verantwortlichkeit des im Hause des Patienten tätigen Allgemeinarztes. Schließlich ist auch die Honorierung ärztlicher Besuche im Vergleich beispielsweise zu technischen Leistungen in der Praxis insgesamt gesehen geringer. Letztere sind außerdem größtenteils an entsprechendes Personal delegierbar, während die Besuchstätigkeit eine persönliche Leistung des Arztes darstellt.

Der Hausbesuch als ärztliche Leistung erfordert auch eine gewisse *Organisation* des Ablaufes. Der gewöhnlich nicht dringend durchzuführende Besuch an einem Werktag sollte vom Patienten möglichst bis mittags angemeldet werden, um dem Allgemeinarzt eine bessere Organisation seiner Besuchstätigkeit zu ermöglichen und damit für Patient und Arzt Zeit zu sparen. Die Arzthelferin, die den Besuch annimmt, sollte kurz nach den vorliegenden Krankheitszeichen fragen und sehr genau die Adresse des Kranken (mit Stockwerk im Hause und evtl. bei schwer zu findenden Gebäuden mit Beschreibung des Weges dorthin in allen Einzelheiten) notieren. In manchen Fällen ist es erforderlich, daß sich eine Person aus der Umgebung des Kranken an einem markanten Punkt postiert, um den Arzt einweisen zu können. Erschwert werden kann das Finden des Besuchsortes dadurch, daß Hausnummern fehlen oder von der Straße aus kaum oder nicht sichtbar sind oder die Reihenfolge der Hausnummern nicht in üblicher Ordnung erfolgt ist, was besonders häufig in Neubaugebieten der Fall sein kann. Eine genaue Erfragung dieser Verhältnisse am Telefon kann dem Arzt viel unsinnige und zeitraubende Arbeit ersparen und letztes Endes nur dem Patienten zugutekommen. In Einzelfällen kann es besser sein, wenn von seiten des Patienten ein Wagen geschickt wird, um den Arzt auf dem schnellsten Wege zum Patienten zu bringen. Manche Allgemeinärzte sind mit einer Funkeinrichtung in ihrem Wagen ausgerüstet, um immer erreichbar und während der Besuchszeit in der Lage zu sein, weitere Besuche den bereits eingeplanten hinzuzufügen oder dringende Besuche umgehend erledigen zu können. Zur Dokumentation der bei den Besuchen erhobenen Befunde ist das Mitführen der Karteikarten der entsprechenden Patienten von Nutzen.

Die Ausrüstung des Allgemeinarztes bei seinen Hausbesuchen besteht in der *Arzttasche* und dem *Notfallkoffer*. Einzelheiten hierzu geben die Tab. 24 und 25.

Tabelle 24: Inhalt der Arzttasche

Stethoskop
Reflexhammer
Blutdruckapparat
Einmalspritzen (2,5, 10 cm²)
Einmalkanülen versch. Pravazgrößen
Staubinde
Alkoholtupfer
Einmalhandschuhe oder -fingerlinge
Einmalkatheter
Katheterpurin
Taschenlampe
Ohrenspiegel
Thermometer
Flügelkanüle
Instrumente u. Zubehör f. kleine
Chirurgie (Skalpell, Schere, Naht- und
Klammermaterial, Esmarch-Binde,
Verbandmaterial, Wundsalbe, Wund-
u. Brandgel)
Rezepte
Formulare f. Krankenhauseinweisung
Arbeitsunfähigkeitsbescheinigungen
Überweisungen und Heilmittelverord-
nungen
Totenscheine
Schreibmaterial
Stempel

Medikamente in Ampullen:
Dilaudid-Atropin stark
Dilaudid-Atropin schwach
Dolantin
Valoron
Fortral

Buscopan comp.
Haloperidol
Novalgin
Irgapyrin
Delta-Tomanol
Novocain zur Therapie
Valium
Luminal
Konakion
Styptobion
Methergin
Strophanthin 1/4 mg
Strophanthin 1/8 mg
Lasix
Isoptin
Atropin sulf. 0,0005 g
Xylocain 2 %
Effortil
Euphyllin
Euphyllin-Ca
Asthmolysin
Sandosten-Ca
Urbason solubile
Urbason Kristallsuspension
Penicillin u. Antibiotica in Fertig-
spritzen

in Suppositorien:
Dilaudid-Atropin
Dolantin

in Kapseln:
Nitrolingual

in Tabletten:
Dromoran

Außer dem beschriebenen üblichen Hausbesuch kommen in der Allgemeinpraxis rein formal gesehen noch folgende besondere Arten von
Besuchen vor:

Der dringende Besuch

Dieser muß entweder unmittelbar aus der Sprechstunde heraus erfolgen oder vorrangig gleich nach Beendigung der Sprechstundentätigkeit. Da hier zum mindesten nach der subjektiven Ansicht des Patienten dringend ärztliche Hilfe geboten scheint und andererseits
telefonisch die Situation meist nicht einwandfrei zu übersehen ist,
wird es in der Allgemeinpraxis oft nötig sein, solche Besuche durchzuführen. Die Diskrepanz zwischen der telefonischen Aussage und

Tabelle 25: Inhalt des Notfallkoffers
(als Ergänzung zur Arzttasche)

Infusionsbesteck	Mundkeil
Infusionslösung	Mundtubus
Sauerstofflasche (5 l) m. Maske u.	Augenklappe
Verbindungsschlauch	Ohrenklappe
Magenschlauch	Kreide (zur Markierung der Unfall-
Verbandmaterial jeder Art und Breite	stelle)
Dreiecktücher	evtl. Kleinphotoapparat
Desinfektionslösung	
Chirurgisches Notfallbesteck (f. Blu-	**eventuell**
tungen)	Tracheotomiebesteck
Zungenzange	Thorakotomiebesteck
Kleiderschere	Episiotomiebesteck
Pneukanülen	Geburtshilfeinstrumente (Küretten,
Aufblasbare Extremitätenschiene	Zangen)
Isolationsdecke	Klein-EKG (Batteriegerät)

dem wahren Sachverhalt, sowohl was die Gefährlichkeit als auch die Harmlosigkeit der Krankheitssituation anbetrifft, tritt hier besonders oft zutage. Eine persönliche Inaugenscheinnahme durch einen sofortigen Hausbesuch muß deshalb fast immer erfolgen, wenn auch die Belastung während der vollen Sprechstundentätigkeit meist außerordentlich groß ist.

Der Besuch während der Nacht oder an Sonn- und Feiertagen und der ärztliche Notfalldienst

Wie früher, so gehören auch heute noch diese Besuche außerhalb der gewöhnlichen Arbeitszeit zum Tätigkeitsbereich des Allgemeinarztes. Nur in den Bezirken, in denen ein organisierter ärztlicher Notfalldienst besteht, ist er von diesen Besuchen mehr oder weniger entlastet worden. Meistens wird er selbst aber außerdem noch seinen Patienten zur Verfügung stehen (Tab. 26).

Ein *organisierter ärztlicher Notfalldienst* kann in verschiedener Weise aufgezogen sein. Nachts wird er sich meist auf die Zeit von 20—7 Uhr, am Sonnabend und Sonntag (oder Feiertag) von 7 Uhr sonnabends bis 7 Uhr montags erstrecken. Zusätzlich kann noch ein Notdienst in den üblicherweise sprechstundenfreien Zeiten von 7—9 Uhr und 12—16 Uhr (Hausbesuchszeit bei Allgemeinärzten) und mittwochs nachmittags von 12—20 Uhr eingerichtet werden. Damit ist dann eine lückenlose ärztliche Versorgung von 24 Stunden Dauer erreicht, was zweifellos einem Idealzustand für die Bevölkerung entspricht. Dieser Zustand ist bereits einigenorts verwirklicht (auch z. B. mit Funktaxidienst, wie im Bereich der Kassenärztlichen Vereinigung Hamburg) und hat sich als allseits nützlich erwiesen. Leider sind ähnliche Lösungen in anderen (insbesondere in ländlichen) Gebieten noch nicht soweit vorangetrieben worden. Dadurch ist die Belastung des Allgemeinarztes nach wie vor sehr groß.

Tabelle 26: Umfang der kassenärztlichen Notfallbehandlung[1]
Abgerechnete Notfälle nach Leistungen der Gebührenordnungen
BMÄ und E-Adgo im 4. Vierteljahr 1972

Arztgruppe	Beratungen außerhalb der Sprechstunde und Besuche am Tage		Beratungen und Besuche bei Nacht		Beratungen und Besuche am Sonntag		Notfallbehandlung insgesamt durch Ärzte		Notfälle im Krankenhaus (Beratungen versch. Art)
	Anzahl der Leistungen	%-Anteil der Arztgruppe	Anzahl der Leistungen	%-Anteil der Arztgruppe	Anzahl der Leistungen	%-Anteil der Arztgruppe	Anzahl der Leistungen	%-Anteil der Arztgruppe	Anzahl
Allgemeinärzte	1.216.853	69,4	363.639	70,5	553.334	70,2	2.133.826	69,8	—
Fachärzte	500.419	28,5	114.722	22,3	174.313	22,1	789.454	25,8	—
Kassenärzte insgesamt	1.717.272	97,9	478.361	92,8	727.647	92,3	2.923.280	95,6	—
Ärzte im organisierten Notfall- und Bereitschaftsdienst	36.567	2,1	37.324	7,2	60.210	7,7	134.101	4,4	—
Insgesamt	1.753.839	100,0	515.685	100,0	787.857	100,0	3.057.381	100,0	59.775

1) Nach Angaben der Kassenärztlichen Vereinigungen Schleswig-Holstein, Niedersachsen, Westfalen-Lippe, Nordrhein, Hessen und Bayerns.

Die Besuche in der Nacht oder an Sonn- und Feiertagen finden praktisch immer unter erschwerten Bedingungen statt. Die Zahl der echten Notfälle und gefährlichen Krankheitszustände ist zum mindesten relativ deutlich höher. Besonders im Notfalldienst kommen darüber hinaus immer wieder Fälle von plötzlich eingetretenem Tod vor, auch die Beurteilung krimineller Handlungen, Schlägereien mit Attestwünschen und dergleichen gehört dazu. Bei problematischen Fällen wird immer eine Krankenhauseinweisung oder bei ungeklärtem Tod eine gerichtliche Sektion angeordnet werden müssen. Die Ausführung dieser Besuche erfordern ein besonders großes Verantwortungsbewußtsein, Konzentration und ein ruhiges Übersichtsvermögen.

Der Dauerbesuch bei langzeitig Hauskranken

Unter den Patienten jeder Allgemeinpraxis gibt es stets eine ganze Anzahl solcher, die manchmal jahrelang dauernd oder zeitweilig bettlägerig bzw. nicht oder kaum gehfähig sind. Sie sind jedenfalls meist nicht imstande, ihre Wohnung oder ihr Haus zu verlassen, um den Arzt aufzusuchen. Die häusliche Behandlung solcher meist älterer Patienten gehört zu den spezifischen Aufgaben des Allgemeinarztes. Er muß sie in regelmäßigen Abständen (z. B. 14tägig oder auch 4wöchentlich) im Hause besuchen und behandeln.

Die Zahl solcher Fälle ist keineswegs gering und wird, da Statistiken hierüber fehlen, meist weit unterschätzt. Die zunehmende Anzahl älterer Menschen und der Mangel an Pflegeheimen läßt diese Patientengruppe allmählich immer mehr anwachsen. Diese Besuchstätigkeit stellt sicher eine besondere Belastung des Allgemeinmediziners dar, sind doch z. B. über 10 und mehr Jahre hinweg alle 2 oder 3 Wochen ständig durchgeführte Hausbesuche keineswegs eine Seltenheit. Dieser Teil der allgemeinärztlichen Tätigkeit ist meist nur wenig bekannt oder wird kaum beachtet, obwohl er vom Standpunkt der Allgemeinheit aus besonders wichtig ist. Es gelingt z. B. durch eine gute allgemeinärztliche Versorgung solcher Patienten einen sonst notwendig werdenden Aufenthalt in staatlichen Alters- und Pflegeheimen oft jahrelang hinauszuschieben und auf diese Weise viel öffentliche Mittel einzusparen. Das läßt sich zwanglos anhand vieler Fälle in jeder Allgemeinpraxis nachweisen.

Der Belastung durch diese permanente Besuchstätigkeit steht häufig die eindrucksvolle Dankbarkeit und Anhänglichkeit solcher oft einsam lebender Patienten gegenüber, für die „ihr" Hausarzt nicht selten noch die einzige wesentliche menschliche Verbindung mit ihrer Umwelt darstellt und damit oft nur so die Möglichkeit besteht, Hilfe auch weit über den eigentlichen medizinischen Bereich hinaus zu erlangen.

Anamnese

Die Erhebung der Anamnese gehört zu den wichtigsten Aufgaben des Allgemeinarztes. Häufig genug ist er ja der erste Arzt, dem der Patient seine Krankheitserscheinungen vorbringt und der damit die erste Anamnese bei einer Erkrankung eines Patienten überhaupt erhebt. Das ist um so bedeutungsvoller, als ja dieses Anfangsglied in der Kette ärztlicher Handlungen deren weitere Richtung vor allem bestimmt, und das Vorgehen des Arztes hierbei mannigfache folgenschwere Konsequenzen nach sich ziehen kann.

Zur Erhebung einer qualifizierten Anamnese gehören ein möglichst umfangreiches Wissen, viel Erfahrung und eine gute Portion Routine. Die Grundlage hierfür ist eine meist jahrelange Übung während des Studiums und der klinischen Weiterbildung.

So sind selbstverständlich gute Kenntnisse der Erhebung einer Vorgeschichte z. B. auf internem, chirurgischem, gynäkologischem und pädiatrischem Gebiet, die in der klinischen Aus- und Weiterbildung des jungen Mediziners vermittelt werden, unerläßliche Voraussetzungen für eine gleiche Betätigung im allgemeinärztlichen Bereich.

Nichtsdestoweniger gibt es nach Form und Inhalt Besonderheiten der Anamneseerhebung in der allgemeinärztlichen Praxis, die auch z. B. bereits in der Ausbildung des Studenten an der Hochschule vermittelt werden müssen.

Ein altbekannter klinischer Lehrsatz besagt, daß die Erhebung einer guten Anamnese bereits die halbe Diagnose bedeutet. Dieses gilt für die Allgemeinpraxis um so mehr, als hier nicht gleich eine Fülle von Untersuchungsdaten zur Verfügung stehen kann, die die Vorgeschichte u. U. weniger bedeutungsvoll erscheinen lassen.

Wie in einigen anderen Bereichen, so steht auch hier der Allgemeinarzt vor einer schwierigen, manchmal unlösbaren Aufgabe. Es ist z. B. oft kaum möglich, anläßlich eines Hausbesuches bei einem zerebralsklerotisch schwer veränderten, womöglich noch schwerhörigen Patienten wesentliche anamnestische Angaben zu erhalten. Unvollständigkeiten oder Fehlschlüsse in der Diagnostik sind bei solchen oder ähnlichen Fällen auch bei guter Erfahrung nicht zu vermeiden. Das gilt besonders dann, wenn eine ärztliche Entscheidung unverzüglich getroffen werden muß und zusätzliche Untersuchungen nicht möglich sind.

Andererseits hat der Allgemeinarzt bei der Erhebung der Anamnese auch wichtige Vorteile. Da die Angaben des Patienten zur Vorgeschichte ja immer höchst subjektiv sind und im wesentlichen auf seinen Empfindungen beruhen, ist der Arzt zweifellos im Vorteil, der diesen Patienten seit Jahren kennt und den Wert seiner Aussage richtig einzuschätzen gelernt hat. Über- oder Untertreibungen, Simulation oder Dissimulation, übersteigerte Beredsamkeit oder Ausdrucksunfähigkeit täuschen ihn nur noch selten. Außerdem erleichtern ihm die Kenntnisse der Vorkrankheiten und Lebensumstände des Patienten die Feststellung der Vorgeschichte oft ganz entscheidend.

Wenn nun im weiteren ein Grundriß der Anamneseerhebung in der Praxis skizziert werden soll, so ist damit nicht gesagt, daß in der allgemeinärztlichen Tätigkeit immer in gleicher Weise und Reihenfolge verfahren wird. Gerade die Allgemeinmedizin zeichnet sich ja durch eine unorthodoxe Arbeitsweise aus, die den Lebenserfordernissen am besten angepaßt ist und keine strenge Schematisierung duldet. Die hier zu beschreibenden Grundzüge dürften jedoch im wesentlichen allgemeinverbindlich sein.

Der eigentlichen medizinischen Anamnese muß in der Allgemeinmedizin eine *Voranamnese* vorangehen, die den gesamten persönlichen Lebensbereich des Patienten erfaßt und die man deshalb auch als eine *Persönlichkeitsanamnese* bezeichnen könnte. Diese Voranamnese besteht aus biographischen Angaben, aus einer Charakterisierung der sozialen und soziologischen Situation und einer Feststellung der arbeits- und berufsbedingten Verhältnisse des Patienten.

Die *biographische Anamnese* gehört zu den wichtigsten Bestandteilen der Vorgeschichte überhaupt. Kurze, oft auch nur beiläufig eingestreute Fragen nach dem Lebensablauf eignen sich vorzüglich zur Kontaktaufnahme mit dem Patienten.

Hier sind Herkunft, Altersgruppe, Geburtsort, landsmannschaftliche Zugehörigkeit, Änderungen des Wohnortes und die Familienverhältnisse des Patienten schlechthin (z. B. Heirat, Geburten, Krankheiten oder Verlust von Angehörigen, Ehe- und Erziehungsprobleme) und vieles andere mehr oft bedeutsam.

Die *soziale* und *soziologische Anamnese* lassen tiefgehende Schlüsse auf die frühere und jetzige Umweltsituation des Patienten zu. Eine aus vielerlei Gründen nicht angepaßte soziale Stellung setzt oft ebenso wie eine mangelnde Einordnung in die Gesellschaft die Widerstandskraft gegen physische und psychische Leiden herab oder ist selbst Ursache und Ausgangspunkt einer Gesundheitsstörung.

Die Erhebung einer kurzen *Arbeits- oder Berufsanamnese* ist in der allgemeinärztlichen Praxis alltäglich mehrfach erforderlich. Arbeitsbedingte Fehl- oder Überbelastungen allgemeiner Art (z. B. langjährige Wechsel- oder Nachtschichten) wie spezieller Natur (z. B. bei Epikondylitis, Tendovaginitis, LWS-Syndrom) sind häufig zu beobachten und zu behandeln. Die möglichst genaue Kenntnis der beruflichen Tätigkeit seines Patienten ist daher für den Allgemeinarzt unbedingt notwendig.

Die eigentliche *medizinische Anamnese* muß selbstverständlich — wie in der Klinik auch — in der Dreiteilung und Reihenfolge *Familienanamnese, eigene Anamnese* und *jetzige oder aktuelle Krankheits-*

vorgeschichte des Patienten erfolgen. Es gibt aber auch in diesem Punkt einige Besonderheiten der Allgemeinmedizin, die Erwähnung finden müssen.

So sind dem Allgemeinarzt die Einzelheiten der familiären und eigenen Krankheitsvorgeschichte des Patienten meistens geläufig. Das trifft zumindest für die überwiegende Zahl seiner Patienten zu, deren Familie und die er selbst bereits lange Zeit behandelt. Es ist in den meisten Fällen sogar so, daß er aufgrund seiner besseren Sachkenntnis, seiner Aufzeichnungen und Unterlagen ein genaueres Wissen über die Vorgeschichte des Patienten hat, als dieser sie ihm in seiner subjektiv gefärbten und nicht selten sachlich unrichtigen Weise schildern kann. Es ist schließlich kein Ausnahmefall, daß exakte ärztliche Kenntnis ein ganz anderes Bild der Vorgeschichte ergeben kann, als die Angaben des Kranken selbst es vermögen. Aus diesem Grund erübrigt sich in der Allgemeinpraxis häufig die Erhebung einer bis ins einzelne gehenden medizinischen Familien- und Eigenanamnese des Patienten.

Hier muß vielmehr oft schon aus Zeit- und Zweckmäßigkeitsgründen eine gezieltere und *rationellere* Form der Anamneseerhebung erfolgen.

Bei manchen einfacher gelagerten Fällen scheint zunächst jegliches Fragen nach der Vorgeschichte überflüssig zu sein. Und doch sind auch hier bei genauerer Betrachtung einige anamnestische Angaben, die man als *Situationsanamnese* bezeichnen könnte, erforderlich. Hierfür 3 Beispiele:
1. Hautabschürfung (Angaben über Unfallhergang und Tetanus-Vorimpfung).
2. Distorsion eines Gelenkes (Angaben über Mechanismus des Traumas und eventuelle Vorschädigung des Gelenkes).
3. Furunkel (Angaben über Häufigkeit des Auftretens und eventuelle diabetische Symptome, auch Vorkommen von Diabetes mellitus in der Familie).

Eine weitergehende Art einer rationellen Anamneseerhebung ist die in Form eines *Anamneserasters* Klarheit über den Zustand einer Reihe wichtiger allgemeiner Körperfunktionen zu erhalten. Von Bedeutung sind hier vor allem folgende Punkte:
körperliche und geistige Leistungsfähigkeit,
Gewicht,
Appetit,
Stuhlgang,
Wasserlassen,
Schlaf,
Funktion der Sinnesorgane,
Wärmehaushalt (Temperatur, Schweißabsonderung),
Sexualität,
bei der Frau Regeländerungen.

Mit dieser Art eines *Anamnesescreenings* sind meist schon wichtige Angaben zu erheben, die anamnestisch weiterführen und in Richtung auf die Erkrankung eines Organs oder Organsystems weisen oder auch eine solche bereits mit einiger Sicherheit ausschließen lassen. Dieses Vorgehen eignet sich besonders für unklare Fälle oder für Patienten, die z. B. aufgrund eines geistigen Abbaus oder sonstigen Unvermögens nicht in der Lage sind, von sich aus eine zusammenhängende Vorgeschichte anzugeben. Auch bei *Verständigungsschwierigkeiten mit Ausländern (Gastarbeiter!)* kann diese Methode von Wert sein. Auf solche Weise lassen sich in manchen Fällen wichtige anamnestische Aussagen über den Zeitpunkt einer Änderung von Körperfunktionen erzielen, die spontan nicht geschildert werden können.

Ergibt sich der Verdacht auf die Erkrankung eines Organs oder Organsystems, dann tritt eine *organbezogene Anamnese* in ihre Rechte. Hierfür einige Beispiele:

Herzerkrankung: Kurzluftigkeit, Ödemneigung, Nykturie, körperliche und geistige Leistungsminderung, Husten, Inappetenz, Druckgefühl oder Schmerzen in der Herzgegend mit Ausstrahlung in den linken Arm, Gefühl des unregelmäßigen Herzschlages, Kopfdruck, Gewichtsveränderungen usw.

Appendix: Schmerzlokalisation, Übelkeit, Erbrechen, Inappetenz, Temperatursteigerung, Obstipation usw.

Die Reihe dieser organbezogenen anamnestischen Angaben ließe sich selbstverständlich beliebig verlängern, sie sind hinlänglich bekannt.

Damit ist gewöhnlich der Endpunkt der Anamnese erreicht. Es sei abschließend noch einmal darauf hingewiesen, daß naturgemäß nicht alle anamnestischen Einzelheiten beim ersten Kontakt mit dem Patienten offenbar werden können und müssen. Ein vollgültiger Überblick über die gesamte Vorgeschichte des Patienten, zu deren Feststellung viel menschliches Vertrauen, Takt und Geduld erforderlich sind, ist fast immer erst nach längerer Fühlungnahme mit dem Patienten zu gewinnen. Die Erhebung einer umfassenden Anamnese im angeführten Sinne ist aber für den Allgemeinarzt die Basis für sein weiteres immer wieder neu zu überdenkendes diagnostisches und therapeutisches Handeln.

Untersuchung

Die Untersuchung des Patienten durch den Allgemeinarzt hat selbstverständlich nach den gleichen Grundsätzen zu geschehen, wie sie z. B. in der inneren Medizin, in der Chirurgie, in der Gynäkologie, in der Psychiatrie usw. durchgeführt und von dort auch gelehrt werden. Zur Aus- und Weiterbildung des Allgemeinarztes gehört deshalb auch das Erlernen dieser Untersuchungspraktiken der einzelnen Fächer.

Andererseits kommen in der Allgemeinpraxis doch gewisse Eigenheiten in Betracht, die durch die Zusammensetzung der Klientel und durch die notwendigerweise möglichst rationell zu erfolgende Arbeitsmethodik des Allgemeinmediziners bedingt sind.

So werden in jeder Allgemeinpraxis täglich eine Anzahl von Patienten behandelt, die zweifellos keiner umfangreichen Untersuchung bedürfen. Hierzu sind vor allem die Fälle aus der sog. kleinen Chirurgie, Unfälle leichterer Art, einfache Überlastungsschäden des Bewegungsapparates, aber auch unkomplizierte fieberhafte Infekte o. ä. zu rechnen. Bei anderen Leiden, wie bei der essentiellen Hypertonie, dem Diabetes mellitus oder einer Herzinsuffizienz sind meist nur Kontrollen der Blutdruckwerte oder der Stoffwechsellage oder der Digitaleinstellung nötig, sie erfordern nicht bei jedem Erscheinen des Patienten in der Allgemeinpraxis eine gründliche Durchuntersuchung, wenn auch diese selbstverständlich in gewissen Zeitabständen erfolgen muß.

Ebenso wird eine genaue Durchuntersuchung bei Patienten stattfinden müssen, die zum ersten Mal und mit einer unklaren Symptomatik den Allgemeinarzt aufsuchen oder bei bekannten Patienten, die neue bisher nicht vorhandene Krankheitszeichen aufweisen.

In manchen Fällen muß die Diagnose *„abwartend offengelassen"* werden (BRAUN), bis weitere Untersuchungsergebnisse vorliegen oder der weitere Krankheitsverlauf diagnostische Klarheit bringt. Dieses Verfahren ist deshalb nicht selten erforderlich, weil gerade in der Allgemeinpraxis oft allerfrüheste Krankheitsstadien beobachtet werden, die eine endgültige Beurteilung noch nicht zulassen können (z. B. Ausbruch oder weitere Ausbreitung eines typischen Exanthems bei Infektionskrankheiten). Gerade die Erfahrungstatsache, daß in der Allgemeinpraxis (der fast immer ersten Station für den Kranken) sehr häufig Krankheitszustände gesehen werden, bei denen noch nicht die typischen oft leichter zu diagnostizierenden Krankheitszeichen ausgeprägt vorhanden sind, kennzeichnen die Verfahrensweise der Untersuchung durch den Allgemeinmediziner außerordentlich. Er muß solche Patienten kurzfristig nachuntersuchen und sie immer wieder beobachten, bis die Diagnose endgültig klar ist und eine krankheitsspezifische Behandlung erfolgen kann, die vorhergehende unspezifische Maßnahmen ablöst.

Immer wird der Allgemeinmediziner aber bei der Vielzahl der zu untersuchenden Fälle eine *rationelle Arbeitsweise* einhalten müssen, die so zweckgerichtet wie nötig und möglich stattzufinden hat. Hierzu sind zweifellos viel Erfahrung und organisatorische Fähigkeiten erforderlich.

Sein *Vorgehen* bei der Untersuchung, seine allgemeine Untersuchungs-
taktik also, sind etwa durch folgendes Schema zu charakterisieren:

```
                    eingehende Untersuchung
              ↗                ↑               ↘
Erstuntersuchung                               Nachuntersuchung
              orientierende Untersuchung
```

Die Erstuntersuchung wird also entweder gleich eine eingehende Untersuchung des Gesamtorganismus oder aber erst eine orientierende
Untersuchung, die sich auf die wesentlichen Dinge beschränkt und
meist weitere Untersuchungen erfordert, zur Folge haben. Auch nach
einer zunächst orientierenden Untersuchung (z. B. bei nicht bedroh-
lichen Krankheitszuständen) muß dann eine eingehendere Untersuchung erfolgen, die nun ihrerseits wieder oft langfristige Nachuntersuchungen bedingt.

Die Untersuchung durch den Allgemeinarzt wird also, soweit erforderlich, oft in mehreren Stufen durchgeführt werden müssen. Gründe
hierfür sind die häufig vorliegende *Multimorbidität* des Kranken bzw.
das Auftreten neuer Symptome der gleichen oder einer weiteren Erkrankung.

Labortätigkeit

Der praktische Arzt führte früher im allgemeinen nur eine Reihe von
Grunduntersuchungen der Labordiagnostik durch (etwa der 1. Stufe
in Tab. 27 entsprechend). Mit der enormen Entwicklung der Labora-
toriumsdiagnostik in der letzten Zeit kam es auch in der Praxis des
Allgemeinmediziners zu einer erheblichen Ausweitung der Labortätigkeit (s. Tab. 16). Vorbedingung hierfür waren nicht allein die
wissenschaftlichen Fortschritte auf diesem Gebiet, sondern auch die
zunehmende Vereinfachung und Praktikabilität früher als schwierig
geltender Untersuchungen, die Entwicklung geeigneter Apparaturen
und nicht zuletzt die steigende finanzielle Leistungsfähigkeit der sozialen Krankenversicherung.

Auch in Zukunft wird es erforderlich sein, daß der Allgemeinarzt in
seiner Praxis Laboruntersuchungen durchführt. Er muß immer in der
Lage sein, in dringenden Fällen durch geeignete Laboruntersuchungen
diagnostisch weiterzukommen. Genauso muß er zur laufenden Kontrolle seiner in Langzeitbehandlung stehenden Patienten eine entsprechende Labordiagnostik treiben können. Das trifft besonders für Diabetiker, Gichtkranke, Patienten mit Fettstoffwechselstörungen, Leber-
erkrankungen, Blutkrankheiten und solche zu, die eine thrombolytische
Therapie benötigen. Gerade unter diesen Patienten sind viele, die
nicht oder kaum gehfähig oder sonstwie behindert sind und denen

Tabelle 27: Leistungsstufen im allgemeinmedizinischen Praxislabor

	Blutuntersuchungen	Harnuntersuchungen	Stuhlunter-suchungen
1. Stufe	Blutsenkung Hämoglobin Erythrozyten Leukozyten Differentialblutbild	Eiweiß Glukose qualitativ u. quantitativ Urobilinogen Sediment Azeton Spezifisches Gewicht pH	Blut Wurmeier
2. Stufe zusätzlich	Glukose Prothrombinzeit (Quick-Test) Transaminasen	Bilirubin Nitrit Esbach	
3. Stufe zusätzlich	Harnsäure Bilirubin Cholesterin Gesamtlipide Triglyzeride Phosphatasen Rheumateste Kreatinin Harnstoff Kalium LDH Elektrophorese	Urinkultur Empfindlichkeits-testung	

man längere Anmarschwege oder auch einen Transport zu einem Labor ärztlich und menschlich nicht zumuten kann. Auch eine Versendung des jeweiligen Untersuchungsmaterials kann auf Schwierigkeiten stoßen oder nachteilig sein. Das gilt insbesondere für ländliche Verhältnisse; der Allgemeinarzt auf dem Lande wird immer eine zwar begrenzte, aber den modernen wissenschaftlichen Erkenntnissen entsprechende gezielte Labordiagnostik betreiben müssen, will er nicht Gefahr laufen, diagnostische Irrtümer zu begehen oder sich evtl. sogar Haftpflichtansprüchen auszusetzen.

Strittig kann eigentlich nur der *Umfang der Labortätigkeit* des Allgemeinmediziners sein. Hier sind ihm zweifellos Grenzen gesetzt. Generell sollten folgende *Grundvoraussetzungen* die Labortätigkeit des Allgemeinarztes eingrenzen:

1. Die Untersuchungen müssen medizinisch zweckmäßig und sinnvoll sein.

2. Die Untersuchungen dürfen nicht kompliziert sein und zu große Ansprüche an die apparative Ausrüstung stellen.
3. Die Untersuchungen sollten arbeitsmäßig nicht übermäßig belastend sein und nicht zu hohe Anforderungen an die Hilfskräfte stellen.
4. Die Qualität der Untersuchungen muß gewährleistet sein.
5. Die Kosten der Untersuchungen müssen in einem vernünftigen Verhältnis zu den Erträgnissen stehen (selten durchgeführte Untersuchungen sind meist durch hohe Unkosten wirtschaftlich nicht vertretbar). Dieser Grundsatz darf selbstverständlich in Einzelfällen bei absoluter ärztlicher Indikation keine Rolle spielen.

Unter Beachtung dieser Grundsätze kann die Labordiagnostik des Allgemeinarztes in *Leistungsstufen* eingeteilt werden, die in Tabelle 27 dargestellt sind.

Je nach den speziellen Erfordernissen der Praxis und nach der individuellen Praxisführung, Leistungsfähigkeit und -bereitschaft des Allgemeinarztes werden diese Leistungsstufen naturgemäß verschieden weit realisiert werden können. Zweckmäßigerweise sollte in einer Allgemeinpraxis nicht gleich zu Beginn eine zu anspruchsvolle Labordiagnostik getrieben werden.

Wie bei jeder anderen Labortätigkeit, so müssen selbstverständlich auch bei der des Allgemeinarztes die Erfordernisse einer **Qualitätskontrolle** beachtet werden. Man unterscheidet hier interne (statistische) und externe Qualitätskontrollen.

Interne (statistische) Qualitätskontrolle
Hierzu müssen einmal *Präzisionskontrollen* stattfinden, d. h. es muß in jeder Analysenserie ein Kontrollserum mitbestimmt werden, dessen Wert mit Werten von Kontrollserien früherer eigener Analysengänge verglichen wird. Mindestens in jeder vierten Analysenserie muß außerdem eine *Richtigkeitskontrolle* dergestalt durchgeführt werden, daß ein Kontrollserum mit vorgegebenem Sollwert aus einem Referenzlaboratorium mitbestimmt wird.

Externe Qualitätskontrolle
Diese geschieht durch Teilnahme an einem *Ringversuch*. Hier werden mindestens zwei Proben von unterschiedlichen Konzentrationen eines bestimmten Untersuchungsmaterials aus einem Referenzlaboratorium im Praxislabor analysiert und die Ergebnisse dem Versuchsleiter (Leiter des Referenzlaboratoriums) mitgeteilt. Liegen die ermittelten Werte innerhalb bestimmter Toleranzgrenzen, stellt der Versuchsleiter ein Zertifikat mit einer Gültigkeitsdauer von einem Jahr aus.

Dieses Zertifikat wird in Zukunft ebenso wie der Nachweis einer internen Qualitätskontrolle Grundlage zur Abrechnung von Laborleistungen im Rahmen der kassenärztlichen Tätigkeit sein.
Zur Einrichtung und Organisation des allgemeinärztlichen Labors s. S. 38.

Therapie

Allgemeines

Die Therapie nimmt im Handeln des Allgemeinmediziners eine zentrale Stellung ein. Der Patient erwartet gerade von seinem Hausarzt eine schnelle und wirksame Hilfe, und das oft dann, wenn er von anderer Seite keine ausreichende Linderung seiner Beschwerden gefunden zu haben glaubt. Das hat dazu geführt, daß der Allgemeinarzt vielfach als der eigentliche Therapeut angesehen wird. So ist z. B. in Rußland die Bezeichnung des in mancher Hinsicht ähnlich unserem praktischen Arzt oder Allgemeinarzt tätigen Mediziners einfach „Therapeut".

Der Allgemeinmediziner führt dabei nicht nur die Behandlung seiner von ihm selbst diagnostizierten Fälle durch, sondern setzt häufig auch eine klinisch oder fachärztlich begonnene Therapie fort. Einmal tritt hier dann die spezifisch allgemeinärztliche Funktion der *Langzeitbehandlung und -beobachtung* des Patienten in Erscheinung. Andererseits wird gerade auf diesem Gebiet die *Koordinationsfunktion* des Allgemeinmediziners deutlich; hat er doch bei der meist vorliegenden *Multimorbidität* seiner Patienten sehr häufig eigene therapeutische Maßnahmen und die anderer Ärzte aufeinanderabzustimmen.

In erster Linie wird der Allgemeinarzt natürlich eine *kausale, spezifische* Therapie der zugrundeliegenden Gesundheitsstörung anstreben und, soweit möglich, auch durchführen. Weit häufiger als andere Ärzte jedoch muß er sich einer rein *symptomatischen Behandlung* bedienen. Das heißt, er kann der Eigenart der jeweiligen Krankheit gemäß nur einzelne Krankheitserscheinungen behandeln oder aber er muß dieses *exspektativ* bei *„abwartendem Offenlassen der Diagnose"* (BRAUN) bis zu dem Zeitpunkt tun, an dem eine spezifische Therapie möglich wird. In manchen Fällen wird er auch nur eine rein *palliative Behandlung* durchführen können und müssen.

In allen diesen therapeutischen Bereichen hat gerade der langjährig tätige Allgemeinmediziner eine außerordentlich große Erfahrung; behandelt er in der Regel doch ständig sehr viele Patienten und von diesen wiederum eine große Anzahl über Jahre hinweg.

Zweifellos muß die Therapie im Bereich der Allgemeinmedizin in vieler Hinsicht Besonderheiten aufweisen oder auch sogar anders sein als z. B. in der Klinik. Das trifft sowohl für die *therapeutische Technik* des Arztes wie für die *therapeutische Toleranz* des Patienten zu. Während der klinisch tätige Arzt nach Durchführung der Diagnostik eine jeder einzelnen Gesundheitsstörung entsprechende weitgehend exakte Therapie einleiten kann, ist ein solches Vorgehen im Bereich der allgemeinärztlichen Tätigkeit nicht immer möglich. Der Patient ist hier weniger ein ärztlich-wissenschaftliches Objekt als vielmehr ein im Alltagsleben stehender Mensch, der zudem allen Einflüssen seiner Umwelt in jeder Hinsicht ausgesetzt ist und bleibt. Deshalb muß auch die Therapie des Allgemeinmediziners realistisch, d. h., in der Praxis durchführbar und dem Leben angepaßt sein. Es hat selbstverständlich keinen Sinn, eine Therapie zu verordnen, von der man weiß, daß sie vom Patienten doch nicht mitvollzogen wird oder nicht durchgeführt werden kann.

Der Allgemeinarzt muß deshalb auch, ganz generell gesagt, eine *psychologisch fundierte Therapie* betreiben, die einer Individualbehandlung sehr nahekommt.

Dazu gehört einmal, daß die Therapie den intellektuellen und geistigen Fähigkeiten des Patienten angepaßt sein muß. Das Aufnahmevermögen besonders älterer oder schwerkranker Menschen für therapeutische Anweisungen darf nicht überstrapaziert werden. Sonst sind falsche Anwendungen oder Verwechslungen von Arzneimitteln möglich.

Als erster Grundsatz hat deshalb der einer gewissen *therapeutischen Konzentration* zu gelten, d. h., es darf nicht zu viel auf einmal verordnet werden. Die therapeutische Belastung muß für den Patienten in jedem Fall individuell zumutbar sein. Es ist deshalb erforderlich, zunächst einmal ernstere Erkrankungen gleich zu behandeln, die Therapie anderer Leiden, soweit medizinisch vertretbar, vorerst zurückzustellen und unter sorgfältiger Beobachtung zu einem späteren Zeitpunkt in Angriff zu nehmen. Bei der überwiegend vorhandenen Multimorbidität der Patienten in einer Allgemeinpraxis — 5 bis 6 und mehr gleichzeitig bestehende Gesundheitsstörungen bei demselben Patienten sind sehr häufig — kommen derartige therapeutische Probleme ständig vor und müssen im Einzelfalle befriedigend gelöst werden.

Der zweite Grundsatz ist die Vermittlung *klarer Therapieanweisungen* an den Patienten. Diese müssen häufig in schriftlicher Form etwa auf einem Zettel erfolgen, damit der Patient sich auch im Hause danach richten kann. Öfter als vielleicht sonst üblich müssen *Kontrollen* zur Überwachung der Therapie durchgeführt werden, um auch den Patienten in seinem therapeutischen Elan nicht erlahmen zu lassen. Günstig ist hierfür insbesondere die Einführung von *Ausweisen* etwa für Diabetiker, Hypertoniker, Herzkranke, Übergewichtige oder Patienten, die unter einer thrombolytischen Therapie stehen. In solchen Ausweisen sollten die entsprechenden Untersuchungsergebnisse und Therapieanweisungen vermerkt sein.

Als drittes muß gerade in der Allgemeinmedizin der *subjektive Widerstand* des Patienten gegen medikamentöse oder andere Behandlungsmaßnahmen im allgemeinen oder auch im besonderen Falle berücksichtigt werden.

Aus vielerlei Gründen besteht bei manchen Patienten ein innerer Widerwille gegen die Einnahme von Tabletten zumindest in größerer Anzahl. Dieses kann zu einer therapeutischen Resistenz des Patienten führen. Andere neigen zum Tablettenabusus. Oft genügt dann schon eine Änderung der Verabreichungsform. So ist z. B. bei Kindern eine Medikation in Form eines Sirups oder von Zäpfchen oder bei Erwachsenen in Form von Tropfen oder als Tee viel eingängiger als jede andere Art der Applikation. Soweit ärztlich vertretbar, ist ein Ausweichen auf sog. Naturheilmittel mit bekannter Zusammensetzung nicht unbedingt abzulehnen. Auch Umschläge, Wickel, Bäder und Einreibungen werden eher durchgeführt und sind deshalb erfolgversprechender, zumal sie die therapeutische Mitarbeit des Patienten anregen. Geschmack und Farbe eines Medikaments sind besonders bei Kindern wichtig. Manche Patienten sind Spritzengegner, andere wiederum glauben an eine Besserung nur nach Verabfolgung von Injektionen. Eine Änderung der Darreichungsform oder ein Ausweichen auf ein anderes gleichwirksames Präparat ist ebenfalls dann zu erwägen, wenn eine auch nur scheinbare Unverträglichkeit oder Schluckschwierigkeiten bestehen.

Zur Vereinfachung der Therapie sind *Depotformen* verschiedener Medikamente von Nutzen. In der Allgemeinpraxis ist aus den gleichen Gründen die Anwendung von *Kombinationspräparaten* oft nicht zu umgehen, eine in der Klinik meist nicht übliche Behandlungsweise. Dabei ist darauf zu achten, daß die Einzelbestandteile eine ausreichend wirksame Dosierung ermöglichen.

Von Wichtigkeit ist noch der vom Hersteller auf einem besonderen Zettel den Medikamenten beigegebene *Begleittext*. So nützlich er zur Information des Arztes sein kann, so verwirrend kann er auf den Patienten wirken. Das ist besonders dann der Fall, wenn in allzu exakter Weise seltene Nebenwirkungen breit beschrieben werden. Es ist oft der Vorteil in der Praxis vielgebrauchter, in der Klinik dagegen kaum bekannter Mittel, daß ihnen eine Anweisung für den Patienten mit einem beruhigenden Begleittext in allgemeinverständlicher Sprache beigegeben ist. Das gleiche gilt auch für die Größe der Schrift auf diesen Zetteln, die selbst für ältere oder sehbehinderte Patienten gut lesbar sein muß.

Viertens sind selbstverständlich *objektive Nachteile* für den Patienten bei der Behandlung zu beachten. Im Vordergrund steht vor allem eine eventuelle *Allergie* des Patienten gegenüber einem Arzneimittel. Von großem Vorteil ist hier die Ausstellung von Allergikerausweisen, in den alle Substanzen verzeichnet sind, auf die der Patient erfahrungsgemäß allergisch reagiert. Für manche Arzneimittel bestehen wegen ihrer erhöhten Allergiequote (Häufigkeit des Vorkommens einer allergischen Reaktion) nur eingeschränkte Anwendungsmöglichkeiten in der Praxis, da eine vorherige Testung meist nicht möglich ist. Mittel, die

zu einer *Sucht* oder *Gewöhnung* führen können, sind nur in ausge-
wählten Fällen anwendbar. Diese Nachteile müssen jedoch bei mori-
bunden Krankheitszuständen bewußt in Kauf genommen werden.

Bei aller Vorsicht im Umgang mit Arzneimitteln ist jedoch gerade in
der Allgemeinmedizin vor einer *Unterdosierung* zu warnen. Die viel-
seitigen Belastungen des alltäglichen Lebens erfordern manchmal eine
höhere Dosierung von Arzneimitteln als in der Klinik. Das ist z. B.
hinsichtlich der Digitalisierung bei Herzkranken und bei der Einstellung von Diabetikern mit Antidiabetika der Fall. Auch bei der Anwendung von Antibiotika muß eine ausreichend hohe Dosierung
erfolgen, um eine Verschleppung des Krankheitszustandes zu vermeiden. Ähnliches gilt gelegentlich auch für die Behandlung schwerer
Schmerzzustände, z. B. bei Nieren- oder Gallensteinkoliken.

Viele in der Praxis tätige Ärzte, und besonders Allgemeinärzte, wenden
neben der üblichen schulmedizinisch ausgerichteten Therapie auch nicht allgemein anerkannte Heilmethoden an. RITTER (1968, 1971) hat in großange-
legten Umfragen ermittelt, daß sich nur rund 27 % aller Ärzte auf eine
wissenschaftlich begründete Therapie allein beschränken; bei den Allgemeinärzten waren es nur etwa 12 %. Auch mehr als Dreiviertel aller Internisten verwenden nebenbei allgemein nicht übliche Heilverfahren. Hierfür
kommen vor allem naturheilkundliche Verfahren, Homöopathie, Neural-
und Segmenttherapie infrage; auch die Chiropraktik wird häufig ausgeübt.
Die Benutzung derartiger, wissenschaftlich nicht immer anerkannter Heilmethoden in der Praxis ist sicher darin begründet, daß hier bei vielen
Fällen eine Behandlung nach klinischen oder exakt-wissenschaftlichen Methoden keine Besserung der Beschwerden des Patienten herbeiführen kann.
Der Erfolg einer solchen Behandlung beruht zu einem wesentlichen Teil
darauf, daß auf diesem Wege eine psychische Beeinflussung des Patienten
ermöglicht wird. Außerdem dürfte eine verbreitete Neigung vieler Menschen zu derartigen Heilmethoden eine wichtige Rolle spielen.

Physikalische Therapie

Maßnahmen der physikalischen Therapie werden in der Allgemeinmedizin besonders häufig angewandt (s. Tab. 16). Sie haben meist
den Vorzug, sehr einfach und praktikabel zu sein und sind oft im
Hause des Kranken durchführbar, was bei Bettlägerigkeit des Patienten von großer Wichtigkeit ist. Ebenso sind sie in den Praxisräumen
selbst ohne bedeutenden Aufwand und äußere Behinderung anzuwenden. Darüber hinaus sind sie unmittelbar wirksam, sehr einleuch-
tend für den Patienten und fördern z. T. seine eigene therapeutische
Mitarbeit, ein Faktor, der im Rahmen der Gesamtbehandlung nicht
hoch genug gewürdigt werden kann.

Es ist sicher ein Fehler, die Wirkungen der physikalischen Therapie
zu gering einzuschätzen. Sie hat, richtig angewandt, einen außer-

ordentlichen lokalen und allgemeinen Effekt und steht oft genug einer medikamentösen Therapie nicht nach. Eine sinnvolle Kombination physikalischer und medikamentöser Maßnahmen erst wird in vielen Fällen einen vollen Therapieerfolg gewährleisten können.

Die Wirksamkeit physikalischer Methoden beruht zum großen Teil auf einer Durchblutungsförderung des erkrankten Gewebes, damit einer Kreislaufstimulation und einer Förderung der Abwehrkräfte des Organismus. Eine spezifische Wirkung ist die Verbesserung der Funktion erkrankter Bereiche des Bewegungsapparates.

Umschläge und Wickel. Sie stellen die einfachste Art der Anwendung physikalischer Maßnahmen dar. Hierbei werden die therapeutischen Wirkungen von Kälte und Wärme in feuchter oder trockener Form ausgenutzt. Als Faustregel hat dabei zu gelten, daß Kälte bei akuten Entzündungsprozessen und Wärme mehr bei chronischen Krankheitsvorgängen angewandt wird.

Aus der Fülle der Anwendungsmöglichkeiten von *Kälte* seien hier nur einige erwähnt:

Kalte Umschläge oder Eisbeutel bei der akuten Appendizitis, der akuten Adnexitis, bei Hämatomen, drohenden Blutungen (Magen, Uterus), thrombophlebitischen und lymphangitischen Prozessen usw.

Der kalte *Halswickel* oder die Eiskrawatte bei der akuten Angina und dem Mandelabszeß, wobei das zusätzliche Lutschen von Eisstückchen am Entzündungsort entzündungswidrig und oberflächenanästhesierend wirkt.

Der kalte *Brustwickel* (nach Prießnitz) bei der Bronchopneumonie. Kalte *Wadenwickel* bei hoch fieberhaften Zuständen (im Sinne einer „Ableitung auf die Haut").

Wärme wird in vielfältiger Form angewandt und z. B. mit heißen Tüchern, wollenen Wickeln, Wärmflaschen oder elektrischen Heizkissen appliziert, auch dann, wenn eine Abgrenzung der Entzündung gefördert werden soll. Die Benutzung speziell wirksamer Lösungen (z. B. mit Kamille) oder plastischer Massen in Brei- oder Schlammform mit Arzneimittelzusatz zu Umschlägen hat oft noch den zusätzlichen Vorteil, daß auf diese Weise medikamentöse Wirkungen durch die Haut hindurch erzielt werden können.

Einreibungen. Diese werden in der Allgemeinmedizin besonders häufig verordnet und enthalten vielfach Pharmaka, die neben einer lokalen Hyperämie krankheitsspezifisch wirksam sind.

Einmal sind sie wirkungsvolle Hilfsmittel in der lokalen Behandlung vieler Erkrankungen des rheumatischen Formenkreises oder Schädigungen des Bewegungsapparates durch Unfälle, Überlastungen usw. Andererseits sind sie bei Anwendung im Thoraxbereich sehr nützlich in der Therapie von Erkrankungen der Luftwege. Auch hier kann neben der örtlichen Hyperämisierung in gewissem Rahmen eine medikamentöse Wirkung vermittels Penetration durch die Haut erzielt werden. Bei Einreibungen der Brust kommt noch ein inhalativer Effekt hinzu.

Therapeutisch wertvoll und in der täglichen Allgemeinpraxis sehr häufig angewandt ist auch die Applikation von schwefelhaltigen *Schieferöl* (Ichthyol) auf die Haut bei entzündlichen Erkrankungen der Haut und Reizzuständen im Bereich des Bewegungsapparates meist in Form von Verbänden.

Eine lokalreizende Wirkung haben *Verbände* mit Senföl, Schmierseife oder die sog. *Zugpflaster.* Sie werden mit Vorteil z. B. bei entzündlichen Erkrankungen der Pleura, Neuromyalgien oder Lumbago therapeutisch eingesetzt.

Bestrahlungen. Sie haben in der Therapie des Allgemeinmediziners seit jeher einen festen Platz und finden eigentlich in jeder Allgemeinpraxis ständig in verschiedenen Formen statt.

Die einfachste Form ist das sogenannte *Lichtbad.* Hier wird in einem tunnelartigen Lichtkasten, der mit einer Anzahl von elektrischen Glühbirnen besetzt ist, eine erhebliche Hitzewirkung erzeugt, die therapeutisch zu Kopflichtbädern (z. B. bei Sinusitis), Rumpflichtbädern und ähnlichem ausgenutzt wird.

Eine weitere einfache Art der Bestrahlung ist die mit *Rotlicht.* Hier wird durch eine Rotlichtlampe eine Wärmestrahlung erzeugt, die lokal eine Hyperämie und eine Anregung des Gewebsstoffwechsels hervorruft. Die Rotlichtbestrahlung findet mit Erfolg bei der Behandlung lokalisierter oberflächlicher Entzündungen (Furunkel, Karbunkel, unspezifische Lymphdrüsenentzündung, Sinusitis, Otitis usw.) Verwendung.

Die Behandlungsmethode der *Diathermie* ist in der Allgemeinmedizin weit verbreitet. Durch die Benutzung kurzwelliger hochfrequenter Ströme (*Kurzwellen-, Ultrakurzwellen-, Mikrowellentherapie*) kommt eine gezielte Wärmewirkung in der Tiefe zustande, die hier einen durchblutungssteigernden und analgetischen Effekt herbeiführt. Der Anwendungsbereich der Diathermie ist gerade bei den Krankheitsfällen, die in einer Allgemeinpraxis häufig vorkommen, außerordentlich groß. So können hiermit vielerlei Arten von chronischen degenerativen Erkrankungen, Reizzuständen und Überlastungsschäden des Bewegungsapparates, aber auch chronische Entzündungen intraabdomineller Organe (z. B. der Adnexe) wirkungsvoll behandelt werden. Die Herstellung moderner leicht zu bedienender Apparate auf diesem Gebiet gestattet eine weitgehend schonende und nebenwirkungsfreie Anwendung. Bei älteren und behinderten Patienten, bei denen sich aus vielerlei Gründen aktive Behandlungsmaßnahmen, wie Massagen usw. verbieten, stellt die Diathermie oft die einzig mögliche Form einer physikalischen Therapie dar.

Inhalationen. Eine Inhalationsbehandlung kann in einfacher Form, z. B. durch Verdampfen von Lösungen ätherischer Öle, durch den Patienten selbst im Hause durchgeführt werden. Bei asthmatoiden Zuständen sind sog. *Tascheninhalatoren* viel im Gebrauch, mit denen Lösungen bronchospasmolytisch wirksamer Substanzen (z. B. ephedrinhaltiger Pharmaka) versprüht werden können. Vorteilhafter und einfacher in der Anwendung sind hier die modernen sog. *Dosier-Aerosole,* mit denen durch Kompressionswirkung eine feinere Tröpfchengröße erzielt wird.

Die früher übliche Inhalationsbehandlung mit Bronchitiskesseln oder ähnlichem ist in der Praxis weitgehend durch die *Aerosoltherapie* verdrängt worden. Hier wird durch Kompressionsgeräte eine minimale Tröpfchengröße des Inhalates erreicht, die ein Eindringen der therapeutisch wirksamen Substanz bis in die feinsten Bronchiolenverzweigungen ermöglicht.

Bäder, Massagen und Krankengymnastik. Von einzelnen Ausnahmen abgesehen werden diese nicht mehr, wie früher öfter üblich, in der Praxis des Allgemeinarztes von diesem selbst oder entsprechend ausgebildetem Hilfspersonal durchgeführt. Auf diesem Gebiet betätigen sich heute in meist ausreichender Zahl Bäder- und Massageinstitute oder freiberuflich arbeitende Personen, die in der Krankengymnastik oder Massagetätigkeit ausgebildet sind.

Krankheitsfälle, für die diese Art der physikalischen Therapie geeignet ist, kommen in der Allgemeinpraxis ständig vor. Bevorzugt werden neben der Verordnung von Heißluftbädern und einfachen Handmassagen einzelner Körperteile oder des ganzen Körpers Unterwasserstrahlmassagen und Bindegewebsmassagen. Je nach Indikation und Möglichkeit werden auch zusätzlich oder allein Bäder (z. B. Salizylmoorbäder, Solbäder usw.) oder Packungen (Moorschlamm, Fango, Paraffin usw.) infrage kommen. Vor allem bei Funktionseinschränkungen des Bewegungsapparates wird eine krankengymnastische Behandlung mit Bewegungsübungen erfolgen müssen.

Bäder sind aber auch im Hause des Patienten möglich. Es gibt eine Fülle von durchblutungsfördernd oder entzündungswidrig wirksamen Bademitteln, die entweder zu Voll- oder Teilbädern verwendbar und einfach in der Handhabung sind. Solche sind oft Extrakte aus Kamille, Fichtennadeln, verschiedenen Kräutern, Eichenrinde usw., die einen Zusatz durchblutungssteigernder Arzneimittel enthalten, und außer bei Erkrankungen des rheumatischen Formenkreises und entzündlichen Reizzuständen z. B. auch bei peripheren Durchblutungsstörungen, zur Wundreinigung usw. und bei Sitzbädern angewandt werden.

Überweisungen und Einweisungen

HÄUSSLER (1967 a) stellte in einer umfangreichen Arbeit fest, daß der Allgemeinarzt sowohl auf dem Lande, als auch in der Klein- und Großstadt durchschnittlich

9,34 % seiner Patienten zur ambulanten Diagnostik und Therapie überweist und

1,61 % seiner Patienten zur stationären Diagnostik und Therapie einweist.

Daraus geht hervor, daß der Allgemeinarzt rund 90 % seiner Kranken selbst diagnostiziert und behandelt.

Nach BRANDLMEIER u. KRÜSI (1968) werden 8,4 bis 12 % aller Patienten einer Allgemeinpraxis in fachärztliche Behandlung überwiesen, 2,1 % in ein Krankenhaus und 0,2 % in eine Universitätsklinik eingewiesen (s. Abb. 13).

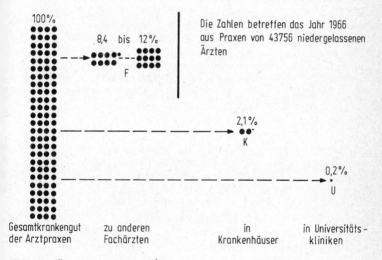

Abb. 13   Überweisungen und Einweisungen aus Allgemeinpraxen (nach BRANDLMEIER)

Diese Zahlen gelten für die Verhältnisse in der Bundesrepublik. Verglichen z. B. mit Zahlen aus Großbritannien (HÄUSSLER 1967 a) zeigt sich, daß hier wesentlich mehr Einweisungen zu einer stationären Behandlung vorgenommen werden, die mehr als das Doppelte betragen können. Der Grund hierfür liegt an Besonderheiten des englischen Gesundheitssystems.

Die *Überweisungen* von Patienten des Allgemeinarztes an einen Facharzt sind nicht gleichmäßig auf alle Facharztgruppen verteilt. Es gibt hierüber keine verbindlichen Zahlen, doch läßt sich einiges darüber aus langjähriger Praxiserfahrung sagen. Mit Abstand liegen sicher Überweisungen zum Augenarzt an erster Stelle, da zum Beispiel Brillenbestimmungen bei der Masse älterer Patienten heute vom Allgemeinarzt nur noch in Ausnahmefällen durchgeführt werden. Häufig sind auch Überweisungen zum Hals-Nasen-Ohren-Arzt (vorwiegend Kinder und ältere Menschen) und zum Dermatologen. Darüber hinaus richtet sich die Zahl der Überweisungen sicher nach dem besonderen Arbeits- oder Interessengebiet des Allgemeinarztes. Eine vorwiegend interne Ausrichtung der Tätigkeit eines Allgemeinarztes z. B. wird Überweisungen zum Fachinternisten kaum noch erforderlich machen. Das gleiche gilt entsprechend für Überweisungen zu Fachärzten anderer Disziplinen.

Gewöhnlich besteht eine eingespielte Zusammenarbeit zwischen einem Allgemeinarzt und mehreren Fachärzten. Der Allgemeinarzt pflegt meist aufgrund jahrelanger Erfahrungen seinen Patienten die Überweisung zu bestimmten Fachärzten zu empfehlen, die ihm fachlich am geeignetsten erscheinen und mit denen er vertrauensvoll zusammenzuarbeiten gewohnt ist. So besteht vielfach eine Art ärztlicher Gemeinschaftsarbeit, die für den Patienten recht günstig sein kann. Für den Arzt wird dadurch der Nachteil gegenseitiger Abhängigkeit vermieden, der bei zu enger Kooperation entstehen kann.

Der *Überweisungsschein* (Abb. 14) gilt für die Weiterbehandlung durch einen Facharzt ebenso wie zur Mitbehandlung oder auch lediglich zur diagnostischen Abklärung (Röntgen-, Laboruntersuchungen usw.).

Krankenhauseinweisungen (Abb. 15) stoßen wegen eines Bettenmangels in den Krankenhäusern häufig auf Schwierigkeiten. Die in der Bundesrepublik im Vergleich zu einer Reihe anderer Staaten längere Verweildauer des Patienten im Krankenhaus mag ein Hauptgrund hierfür sein. Deshalb kommt es in den meisten Krankenhäusern auch zur Aufstellung von Wartelisten für nicht akut Kranke. Die Wartezeiten bis zur Aufnahme in einem Krankenhaus sind jedoch in der Bundesrepublik deutlich kürzer als in anderen vergleichbaren Ländern (Schweden, Großbritannien). Akut Schwerkranke bedürfen gelegentlich der Einweisung mit einem Notfallwagen. Ein guter fachlicher Kontakt zwischen Allgemeinarzt und Krankenhausarzt wirkt sich vielfach zum Vorteil für den Patienten aus. Auf diese Weise wird gelegentlich auch die immer wieder vorkommende Schwierigkeit der rechtzeitigen Befundübermittlung an den weiterbehandelnden Hausarzt besser überwunden.

| AOK | LKK | BKK | IKK | Knappschaft | **M** | **F** | **R** | Krankenkassen-Nr. laut Krankenschein: | Gültigkeitsdauer |

Versichertengruppe laut Krankenschein kennzeichnen

Überweisungsschein
für ambulante kassenärztliche Behandlung

(Name des Versicherten)   (Vorname)   (geb. am)

(Ehegatte/Kind/sonst. Angeh.)   (Vorname)   (geb. am)

(Arbeitgeber [Dienststelle]/Mitgl.-Nr.   [Krankensch.-Nr.]/Freiw./Rentner)

(Wohnung des Patienten)

Zur Beachtung für den Versicherten!
Dieser Überweisungsschein wird ungültig, wenn er nicht innerhalb von 14 Tagen nach seiner Ausstellung verwendet wird, spätestens mit Ablauf des Kalendervierteljahres seiner Ausstellung.

Eine auf dem Krankenschein angegebene Gültigkeitsdauer ist vom überweisenden Arzt hier zu übertragen.

Ohne Angaben gilt dieser Überweisungsschein für das Kalendervierteljahr, in dem er ausgestellt wurde.

Überweisung an praktischen Arzt bzw. Arzt für Allgemeinmedizin / Facharzt für ....

a) zur Mitbehandlung ☐   zur Weiterbehandlung ☐   zum Zwecke der Krankheitserkennung ☐

wegen ....

b) wegen Notfallbehandlung ☐   zur ambulanten Behandlung nach stationärer Krankenhausbehandlung ☐

c) zur Durchführung bestimmter Leistungen – z. B. Röntgen, Labor – (die gewünschte Untersuchung bitte genau bezeichnen):

....
....

wegen ....

d) Besondere Hinweise:

....

AU voraussichtlich bis ....   bescheinigt.

Ausgestellt am: ....

(Stempel des überweisenden Kassenarztes)   (Unterschrift des überweisenden Kassenarztes)

Muster 6

Abb. 14 Überweisungsschein für ambulante kassenärztliche Behandlung

AOK	LKK	BKK	IKK	VdAK	AEV	Knappschaft

....

(Name des Versicherten)   (Vorname)   (geb. am)

(Ehegatte/Kind/sonst. Angeh.)   (Vorname)   (geb. am)

(Arbeitgeber [Dienstst.]/Mitgl.-Nr.   [Krankenschein-Nr.]/Freiw./Rentner)

(Wohnung des Patienten)

Verordnung von Krankenhauspflege

Diagnose: ....

Begründung:

medizinische: ....

ggf. andere: ....

		Ist der Kranke gehfähig?
Arbeitsunfall, Arbeitsunfallfolgen,	☐ *)	ja ☐ nein ☐
Berufskrankheit	☐	Beförderungsart:
Sonstiger Unfall, sonstige Unfallfolgen,		Öffentl. Verkehrsmittel? ☐
Schlägerei	☐	Mietwagen (Taxe)? ☐
Folge einer früheren nicht behobenen		sitzend? ☐
Krankheit	☐	Krankenwagen liegend? ☐
Versorgungsleiden	☐	

*) Zutreffendes bitte ankreuzen

Ausgestellt am: ....

....
(Kassenarztstempel)

....
(Unterschrift des Kassenarztes)

Bitte die Rückseite beachten!

Muster 2 a

Wichtige Zusätze für den Krankenhausarzt:

Untersuchungsergebnisse: ....

Bisherige Maßnahmen (z. B. Medikation): ....

Fragestellung/Hinweise (z. B. Allergie): ....

Für Krankenhausarzt – Ärztsachl Vertraulich!

Muster 2 b

Abb. 15   Krankenhauseinweisungsschein

Organisation sozialer Hilfen und andere Unterstützungsmaßnahmen für den Patienten

Der Allgemeinarzt sieht sich ständig, meistens mehrfach täglich, vor die Problematik gestellt, soziale Hilfen in irgendeiner Form für seine Patienten zu erreichen. Er ist hierauf weder durch seine Ausbildung noch durch seine klinische Weiterbildung in irgendeiner Weise vorbereitet. Gewöhnlich kann er nur während seiner kurzen Weiterbildungszeit in der allgemeinärztlichen Praxis einen gewissen Einblick in diese Seite der Tätigkeit des Allgemeinarztes erhalten. Im übrigen muß er sich seine Kenntnisse hierüber autodidaktisch erarbeiten.

Unter bundesdeutschen Verhältnissen nimmt der Allgemeinmediziner eine zentrale Stellung im Hinblick auf die gesundheitlich — soziale Betreuung der Bevölkerung ein. Er ist, was Fragen der Gesundheit anbetrifft, zum eigentlichen *Sozialanwalt* seiner Patienten geworden. Gerade daran wird deutlich, wie weitgehend der Beruf des Allgemeinarztes auch oder gerade ein sozialer Beruf ist.

Während z. B. in Großbritannien der Allgemeinmediziner hierbei von einer Reihe von Fachkräften (etwa von Sozialarbeitern) unterstützt wird, verbleibt ihm in der Bundesrepublik diese Aufgabe meist ganz allein. Um so mehr benötigt er bestimmte Wissensgrundlagen, um seine Klientel im ärztlichen Sinne möglichst gut versorgen zu können.

Im folgenden sollen, nach dem Bedarf geordnet, Möglichkeiten sozialer Hilfen aufgeführt werden, die der Allgemeinarzt für seine Patienten vornehmen kann.

Hauspflege schwerkranker und bettlägeriger Patienten

Nach ARNOLD beträgt aufgrund amtlicher Untersuchungen der Anteil der pflegebedürftigen, über 55 Jahre alten Personen (ohne Anstaltsinsassen) in der Gesamtbevölkerung der USA 1,2 %. Umgerechnet auf die Verhältnisse in der Bundesrepublik wären hier 720 000 Menschen als pflegebedürftig anzusehen. Eine „Dauerpflege" benötigten hiervon rund ein Drittel, also 240 000 Personen. Zweidrittel, also 480 000 Menschen, bedürften einer teil- oder zeitweisen Pflege. Die Hauspflege solcher Patienten ist oft nur schwer zu ermöglichen und stellt mit Abstand das schwächste Glied in der Kette sozialstaatlicher Hilfen dar. Häufig bleibt nur die Daueraufnahme solcher Patienten in einem Pflegeheim übrig.

Entscheidend zu verbessern wäre diese Situation nur durch die Schaffung und weitgehende Förderung eines neuartigen Berufes, dessen Angehörige sich nach einer entsprechenden Ausbildung als *Hauspflegerinnen oder Hauspfleger* bezeichnen und entsprechend tätig werden könnten. Sie sollten möglichst unter Anleitung durch den Hausarzt arbeiten. Auf diese Weise wäre das Los solcher oft bedauernswerter und von der Gesellschaft vernachlässigter Menschen zu erleichtern. Die Erhaltung des für die psychische Verfassung des Patienten so bedeutsamen gewohnten häuslichen Milieus ist hierbei besonders wichtig. Es sollte auch bedacht werden, daß damit viele der äußerst knapp vorhandenen und kostspieligen Plätze in Pflegeheimen und letzten Endes auch Krankenhausbetten eingespart werden könnten. Hingewiesen werden soll in diesem Zusammenhang auch auf einen entsprechenden Vorschlag S. 324 ff.

Vorläufig muß sich der Hausarzt auf folgende Möglichkeiten einer häuslichen Pflege derartiger Patienten stützen:

Pflege durch Familienangehörige. Sie erfolgt gelegentlich in aufopfernder Weise, kann aber nicht immer vorausgesetzt werden. In vielen Fällen ist sie nicht zu ermöglichen, weil alle Angehörigen berufstätig sind oder auch ein begründeter sehr hoher Pflegeanspruch besteht. Trotz guten Willens kann eine Hauspflege durch Angehörige an mangelnder Sachkenntnis über Grundbegriffe der Krankenpflege scheitern.

Nachbarschaftshilfe. Auch hier sind immer wieder gute Beispiele menschlicher Hilfeleistung zu beobachten. Meistens ist auf diesem Wege aber nur eine vorübergehende Pflege oder eine Unterstützung bei leichteren Fällen möglich.

Pflege durch Gemeindeschwestern. Diese Möglichkeit ist der z. Z. am meisten praktizierte Weg einer pflegerischen Betreuung im Hause des Patienten. Der Vorteil hierbei ist die Sachkenntnis der Pflegepersonen und die Möglichkeit der Anleitung mitpflegender Familienangehöriger. In vielen Fällen entwickelt sich eine gute Zusammenarbeit zwischen Gemeindeschwestern und Hausärzten, die für die Kranken sehr günstig ist. Nachteilig ist, daß die meisten Gemeindeschwestern zu viele Pflegefälle zu betreuen haben. Sie können deshalb den Kranken oft nur kurze Zeit täglich oder mehrmals in der Woche versorgen. Immerhin ist schon diese Tätigkeit von außerordentlichem praktischen Nutzen.

Pflege durch staatlich angestellte Schwestern. Sie ist bisher nur stellenweise eingerichtet worden. Ihr Wirksamwerden ist meist durch viel zu große Versorgungsbezirke noch sehr beschränkt.

Freiberuflich tätige Pflegerinnen, meist ehemalige Krankenschwestern, stehen kaum zur Verfügung. Sie werden gut bezahlt und können daher nur für wohlhabendere Einzelpersonen infrage kommen.

Weitere soziale Hilfen in Krankheits- und Pflegefällen

Fürsorgepersonal. Es handelt sich hierbei in der Regel um Fürsorgerinnen, die staatlich oder in Betrieben angestellt sind. Sie sind nicht pflegerisch tätig. Ihre Aufgabe besteht im wesentlichen in der Vermittlung von Fürsorgehilfen und in der Unterstützung bei sozial schwierigen Situationen. Das gleiche gilt im wesentlichen für *Sozialarbeiterinnen* und *-arbeiter*, die aber aufgrund einer besonderen Ausbildung noch weit darüber hinausgehende Aufgaben grundlegender Art haben, wie Betreuung sozial schwacher Familien, gefährdeter Außenseitergruppen, von Wohngemeinschaften ehemals Suchtkranker u. a.

Staatliche Sozialhilfe. Nach dem Bundessozialhilfegesetz können von den Sozialbehörden u. a. Pflegegelder gezahlt oder die Entlohnung einer Pflegekraft übernommen werden. Der Antrag hierfür muß durch den behandelnden Arzt, meistens also den Hausarzt, gestellt werden.

Karitative Verbände der freien Wohlfahrtspflege können ebenfalls Hauspflege und Fürsorgemaßnahmen für alte Menschen vermitteln. Im Rahmen der Altershilfe sind manchenorts Organisationen geschaffen worden, die Alte und Behinderte werktags in ihrer Wohnung mit einer warmen Mittagsmahlzeit versorgen.

Weitere soziale Hilfen allgemeiner Art

Bei nachgewiesener Bedürftigkeit werden behördlicherseits *Unterstützungen* gewährt, die z. B. in Zahlung von Zuschüssen bei notwendiger Diät, Altersgebrechlichkeit u. a. bestehen. Hierzu wie auch bei einem aus gesundheitlichen Gründen erforderlichen *Wohnungswechsel* wird ein Attest des behandelnden Arztes benötigt. Das gleiche gilt manchmal für die Aufnahme von Kindern in einem *Kinderheim* oder *Kindertagesheim*. Vielfach erfordern *arbeitsbedingte* Umstände die Ausstellung ärztlicher Bescheinigungen. Hier handelt es sich meist um *Befreiung von Schicht-, Akkord- oder Schwerarbeit* aus gesundheitlichen Gründen. Auch ein *Arbeitsplatzwechsel oder Umschulungsmaßnahmen* können gesundheitlich notwendig werden und müssen gewöhnlich vom behandelnden Arzt beantragt werden. Eine *Meldung von berufsbedingten Schäden oder Krankheiten* an den Gewerbearzt muß erfolgen, um weitere Schädigungen zu verhindern. Im Rahmen seiner Tätigkeit im Bereich der *Prävention* und *Rehabilitation* werden vom Allgemeinarzt häufig Anträge auf *Kur- und Erholungsverschikkungen* für seine Patienten gestellt. Diese sind meistens an die zuständigen Landesversicherungsanstalten oder Bundesversicherungsanstalten für Angestellte zu richten. Das ist besonders dann der Fall, wenn eine frühzeitige Berufs- oder Erwerbsunfähigkeit droht. Aber auch durch Betriebe, Krankenkassen, Versorgungsämter und freie Wohlfahrtsverbände (Müttergenesungswerk, Arbeiterwohlfahrt, Deutsches Rotes Kreuz und andere) können Kur- und Erholungsmaßnahmen durchgeführt oder unterstützt werden.

Vielfach sind hausärztliche Atteste erforderlich, wenn vom Patienten eine vorzeitige *Rente* oder auch eine *Erhöhung der Rente* (z. B. bei Kriegsbeschädigung) beantragt wird.

Bei Vorliegen von *Rauschgiftsucht, Alkoholismus* oder *bei Geschlechts-krankheiten* können die zuständigen Fürsorgestellen der *Gesundheits-ämter* eingeschaltet werden. Letztere nehmen auch die *Meldungen anzeigepflichtiger Infektionskrankheiten* entgegen.

Außerdem wird der Allgemeinarzt noch tätig, wenn gesundheitliche Schäden oder Störungen *rechtliche Belange* berühren. So kann z. B. bei Eheauseinandersetzungen und -scheidungen, bei Tätlichkeiten, Verkehrs- und anderen Unfällen oder bei Gerichtsverfahren eine ärztliche Bescheinigung des behandelnden Arztes zur Unterstützung des Patienten erforderlich werden.

Dokumentation und Formularwesen

Eine Dokumentation ist in der Allgemeinpraxis, wie in jeder anderen Praxis auch, unbedingt erforderlich. Die wichtigsten Daten über den Patienten müssen selbst nach Jahren noch reproduzierbar sein. Das kann besonders bei Nachfragen von Versicherungsträgern oder bei Ausfall des Praxisinhabers und Vertretung durch einen anderen Arzt von Bedeutung sein.

Andererseits ist eine sehr ausführliche oder technisch in jeder Hinsicht vollkommene Dokumentation in der Allgemeinmedizin problematisch. Die Forderung nach Perfektion auf diesem Gebiet stößt immer wieder auf eine reservierte Haltung erfahrener Allgemeinmediziner. Das hat eine Reihe von Gründen.

Ein äußerer Grund dafür ist, daß der Umfang der Aufzeichnungen leicht unübersehbar groß werden kann. Der Allgemeinarzt behandelt den Patienten wegen vieler Gesundheitsstörungen und meist über Jahre, so daß sich gewöhnlich sehr viele anamnestische, diagnostische und therapeutische Informationen ansammeln. Da er zudem meist auch eine große Anzahl von Patienten zu behandeln hat, würde eine zu umfangreiche Dokumentation etwa nach klinischem Muster seine eigentliche ärztliche Arbeit ständig behindern. Kurz gesagt, er muß sich auf das Wesentliche beschränken.

Darüber hinaus sind auch die psychologischen und sozialen Zusammenhänge bei Gesundheitsstörungen oft so komplex, daß sie sich jeder karteimäßigen Erfassung entziehen können. Ebenso ist es kaum möglich, die häufig so wichtigen Nuancen und Zwischentöne im Kontakt zwischen Patient und Arzt in eine „Karteisprache" zu übersetzen. Vieles wird der Allgemeinmediziner rein menschlich erfassen und registrieren müssen, sicher mehr als es bei Ärzten anderer Disziplinen der Fall ist.

All dies vorausgesetzt, muß aber die Dokumentation in der Allgemeinmedizin noch aus anderer Sicht gesehen werden. So kann man bisher kaum davon sprechen, daß eine ausreichende Kenntnis der Tätigkeit des Allgemeinarztes besteht oder daß seine reichhaltigen Erfahrungen in irgend einer Weise wissenschaftlich oder gesundheits- politisch relevant geworden sind. Das ist in Anbetracht der außer- ordentlich hohen Fallzahlen der Allgemeinmedizin und der großen Realitätsnähe dieses Berufes sicher von Nachteil für die Allgemein- heit. Einzelne statistische Arbeiten aus der allgemeinärztlichen Praxis, die fast immer umfangreiches Zahlenmaterial zur Grundlage hatten und damit sehr aussagekräftig waren, brachten aufsehenerregende Ergebnisse (HÄUSSLER S. 1, 48—50). Das gilt besonders für Angaben über die Morbidität. Es ist sicher, daß gerade aus dem basisnahen Ar- beitsbereich des Allgemeinmediziners wesentliche neue Erkenntnisse in medizinischer und gesundheitspolitischer Hinsicht gewonnen werden könnten. Um bessere Voraussetzungen hierfür zu schaffen, müßte allerdings eine gewisse Standardisierung der Dokumentation erfol- gen, die in zunehmendem Maße erörtert wird.

Grundlage der zur Zeit üblichen Dokumentation in der Allgemein- praxis ist die

Karteikarte. Es gibt sie in verschiedenen Formen; am häufigsten wird wohl eine Klapp- oder Faltkarte im Format DIN A 5 verwendet, die auf der Vorderseite einen bestimmten Kopfvordruck aufweist (Abb. 16). In diese Karte können Befunde, Berichte, Krankenschein und anderes eingelegt werden, auch zusätzliche Einlageblätter finden hier Platz. Karteikarten dieses Musters gibt es in verschiedenen Farben, so daß nach Geschlecht oder anderen Merkmalen, z. B. auch zur Er- leichterung der Abrechnung nach Kassenarten unterschieden werden kann. Bei gleichfarbenen Karten kann eine Differenzierung durch auf- gesteckte Reiter verschiedener Farbe vorgenommen werden. Wichtig ist, und diese Voraussetzung ist für die Belange der Allgemeinpraxis häufig nicht erfüllt, daß die Karteikarten aus sehr festem und wider- standsfähigem Material sein müssen, da sie jahrelang ständig im Ge- brauch sind. Es ist auch zu bedenken, daß die zunehmend große Zahl der Befunde, die meist in die Karte eingelegt werden, zu einer Auf- bauchung der Karte und damit zu einem stärkeren Verschleiß führen kann. Das wird anfangs vielfach übersehen. Eine spätere Umstellung der gesamten Karteiform auf eine andere ist mit erheblicher Arbeit verbunden.

Aus diesem Grunde empfiehlt es sich, besondere *Karteitaschen* zu benut- zen, die außen nur den Namen und Vornamen des Patienten tragen und in der mehrere Karteikarten (auch ohne Kopfdruck), alle Befunde und Be- richte sowie den Krankenschein des Patienten Platz finden. Diese Kartei- tasche muß aus besonders strapazierfähigem Karton bestehen und relativ weiträumig sein. Sie kann jahrelang benutzt und auch leicht erneuert wer- den; ein Überschreiben von Karteieintragungen auf eine neue Karte ent- fällt damit.

A | B | C | D | E | F | G | H | I | J | K | L | M | N | O | P | Q | R | S | Sch | St | T | U | V | W | X | Y | Z | **M** | **F** | **R** | !-Zahl

AOK | LKK | BKK | IKK | VdAK | AEV | Knappschaft | Kasse Nr.:

1   Mitgl. gebühr.

2   (Krankenkasse)

3   Fam.-Angeh. gebühr.

(Name d. Versicherten/Versorgungsberechtigt.)   (Vorname)   (geb. am)   Beruf

4   (Ehegatte/Kind/Sonst. Angeh.)   (Vorname)   (geb. am)   Unverträglichkeiten:

(Arbeitgeb./Dienstst./Rentn./BVG/Freiw.)   (Mitgl.-Nr.)   (Kr.-Sch.-Nr.)

5   Rentner u. Fam.-Angeh.   (Wohnung des Patienten)

6   BVG   Personenkennziffer:

Quartal/Jahr   Quartal/Jahr

Anamnese/Übersichtsdiagnose

Abb. 16   Muster einer häufig in der Praxis benutzten Karteikarte

Die Karteikarten oder Taschen müssen in genügend großen *Kartei-schränken* aufbewahrt werden, die leicht herausziehbare Züge haben sollten. Durch das Krankenkassensystem bedingt ist in der Bundes-republik die Kartei gewöhnlich quartalsweise (alphabetisch) geordnet. Zu empfehlen ist, die Aufbewahrung der Patientenkartei des laufen-den Vierteljahres in einem Schrank für sich und die des vergangenen Quartals oder mehrerer Quartale in einem weiteren danebenstehen-den Schrank, so daß die karteimäßige Überleitung der Behandlung des Patienten von einem Quartal in das andere ohne Umstände (und Gehwege) möglich ist. Die Kartei länger zurückliegender Quartale kann nötigenfalls in einem anderen Raum archiviert werden. Das gleiche gilt für ausgesonderte Karteikarten (Ortswechsel des Patien-ten, Todesfälle u. a.).

Röntgenaufnahmen und *Elektrokardiogramme* benötigen meist eine eigene Archivierung, besonders dann, wenn der Praxisinhaber diese beiden Untersuchungsarten selber durchführt. Befunddurchschriften sollten aber immer auch in der Karteikarte des Patienten vorhanden sein.

In einem *Laborbuch* sollten alle Laborleistungen, in einem *Bestrah-lungsbuch* alle Bestrahlungen verzeichnet sein. Für Röntgenleistungen ist die Führung eines entsprechenden Buches ohnehin vorgeschrieben, EKG-Untersuchungen sollten ebenfalls in einer gesonderten Kladde erfaßt werden.

Abkürzungen. Sie sind zur Vereinfachung der Aufzeichnungen und zur Platzersparnis eigentlich immer erforderlich. Jeder Allgemeinarzt hat sich im Laufe der Zeit solche vereinfachenden Bezeichnungen (auch in Symbolform) angewöhnt oder für sich selber erdacht. Einige seien hier angeführt:

θ	=	keiner, keine, nicht
AG	=	Atemgeräusch
BZ	=	Blutzucker
Ü	=	Überweisung
RG	=	Rasselgeräusche
HZ	=	Harnzucker
BB	=	ganzes Blutbild
QF	=	Querfinger
ASR +, + +	=	Achillessehnenreflex rechts normal, links lebhaft
FBA	=	Fingerbodenabstand (der Hände beim Bücken nach vorn)
Au	=	arbeitsunfähig
Af	=	arbeitsfähig
p. m.	=	punctum maximum
↓	=	Druckschmerz (anschließend Ort des Druckschmerzes)
(↓)	=	geringer Druckschmerz
((↓))	=	fraglicher Druckschmerz
⤋	=	starker Druckschmerz

MB   = Mac Burney
125/80 = Blutdruckwerte (ohne RR vorher und mm Hg nachher)
96/Min = Pulszahl
+|+   = Palpationsergebnis der Fußpulse (hier A. tibialis posterior
θ|θ   bds. gut tastbar, A. dorsalis pedis bds. nicht tastbar)
∮   = Kurzwellenbestrahlungen

Als Abkürzungsmerkmale sind auch *Gebührenordnungsziffern* brauchbar. Zur Unterscheidung gegenüber anderen Zahlen oder dem Datum
kann eine Unterstreichung nützlich sein. Beispiel:

25   = Position 25
777 = Position 777

BRAUN hat mit seiner *Tabula diagnostica* einen Untersuchungsbogen
angegeben, der speziell für dokumentarische Zwecke in der Allgemeinpraxis geeignet ist (s. Abb. 46).

Von ihm stammt auch der sog. *Fieberstandard,* der bei uncharakteristischen Fieberzuständen benutzt werden kann (s. Abb. 47). In letzter
Zeit sind zunehmend *Anamnesefragebögen* erarbeitet worden, die
jedoch meist für den gewohnheitsmäßigen Gebrauch im kurativen
Bereich der Allgemeinmedizin wenig geeignet sind. Anders ist es in
der Vorsorgemedizin; hier scheinen solche standardisierten Frage-
bögen durchaus am Platze zu sein (Beispiel s. S. 289 ff).

Eine Dokumentation mit Hilfe einer *elektronischen Datenverarbeitung*
wird auch in der Praxis zukünftig in Betracht kommen. Denkbar ist
die Einrichtung einer zentralen *Datenbank,* von der der behandelnde
Arzt im Bedarfsfalle gesundheitliche und andere Daten des Patienten
jederzeit abrufen könnte. Problematisch ist allerdings die Geheimhal-
tung dieser Daten. Eine Benutzung und Auswertung zentral gespei-
cherter Informationen durch Unbefugte ist nie ganz auszuschließen.

Darüber hinaus gibt es noch andere Möglichkeiten eines *Computer-
einsatzes* in der Praxis. Hierher gehören die Anwendung von Com-
putern bei der EKG- und EEG-Auswertung und im Labor sowie Ab-
rechnungsmöglichkeiten mit der Kassenärztlichen Vereinigung. Voraussetzungen hierfür sind Vereinheitlichungen der Nomenklatur und
der Formulare in der Praxis.

Formularwesen

In der Bundesrepublik ist der Allgemeinarzt fast immer als Kassenarzt tätig. Im Krankenkassenwesen sind bestimmte Formulare zum
Gebrauch in der ärztlichen Praxis vorgeschrieben, die der Kassenarzt
täglich in großem Umfange benutzt. Dem Studenten und auch dem
angehenden Allgemeinarzt sind diese Formulare sehr oft kaum oder

B	Betriebskrankenkasse der Freien und Hansestadt Hamburg	F	Kind

Körperschaft des öffentlichen Rechts
2 Hamburg 36, Wexstraße 4
Schalterstunden: montags bis freitags 9-13 Uhr

Abr.-Stelle K. V. Hamburg

Nr. 2/418

Krankenschein für kassenärztliche Behandlung

Dieser Krankenschein wird ungültig, wenn er nicht innerhalb 14 Tagen nach seiner Ausstellung verwendet wird.

Gültigkeitsdauer*)

Zur Beachtung für den Versicherten! Falls die Krankheit durch einen Unfall verursacht wurde, bitten wir um sofortige Meldung. Bei Kassenwechsel wird der Krankenschein sofort ungültig.

Vom Kassenarzt auszufüllen: (Zutreffendes unterstreichen) Arbeitsunfall? – Folge eines früheren Arbeitsunfalles? – Unfallversicherte Berufskrankheit? – Verkehrs-, Sport- oder sonstiger Unfall? – Schlägerei? – Schädigung im Sinne des Bundesversorgungsgesetzes? – Folge einer früheren nicht behobenen Krankheit?

Diagnose(n) soweit nicht auf der Rückseite vermerkt:

Versicherter

....
Vorname   Name

....
Wohnort

....
Wohnung

Geburtsdatum

für Kind

....
Vorname   Geburtsdatum

Arbeitgeber/Dienststelle
Betrieb oder Büro

....
Datum   (Unterschrift des Ausstellers)

Beginn der Behandlung:

Datum:

(Kassenarztstempel)   (Unterschrift des Kassenarztes)

*) Bei Begrenzung von der Krankenkasse auszufüllen!

Abb. 17
Kranken-
schein

Mitgl. gebpfl. 1	AOK	LKK	BKK	IKK	VdAK	AEV	Knappschaft	UV*)	
frei ②									
Fam.- Angeh. gebpfl. 3	(Name des Versicherten/Versorgungsberechtigten)				(Vorname)	(geb. am)			
frei ④	(Ehegatte/Kind/Sonst. Angeh.)				(Vorname)	(geb. am)			
Rentner u. Fam.- Angeh. ⑤	(Arbeitgeber/Dienststelle/Rentner/BVG/Freiw.)		(Mitgl. Nr.)		(Krankensch.-Nr.)				
	(Wohnung des Patienten)								

BVG ⑥	Sonstige ⑦	⑧	Sprechst.- bedarf ⑨	Datum :

*) Unfalltag: **Unfallbetrieb:**

Taxe	**Rp.**

(Kassenarztstempel)   (Unterschrift des Arztes)

Wird die Arznei während der Nachtzeit (20 Uhr bis 7 Uhr) abgeholt, so hat der Patient die Nachttaxe
(1,— DM) zu zahlen, sofern der Arzt nicht einen entsprechenden Vermerk anbringt.   Muster 16

Abb. 18   Krankenkassenrezept

AOK	LKK	BKK	IKK	VdAK	AEV	Knapp-schaft

(Name d. Versicherten)   (Vorname)   (geb. am)

(Arbeitgeber/Dienststelle/Mitglieds-Nr.)

(Wohnung d. Versicherten)

Diese Bescheinigung ist vom Versicherten dem Arbeitgeber unverzüglich auszuhändigen.

Arbeitsunfähigkeitsbescheinigung
für den Arbeitgeber

Arbeitsunfähig seit

Voraussichtlich arbeitsunfähig bis einschließlich

Der oben angegebenen Krankenkasse wird unverzüglich eine Bescheinigung über die Arbeitsunfähigkeit mit Angaben über den Befund sowie die voraussichtliche Dauer der Arbeitsunfähigkeit übersandt.

Festgestellt am:

(Unterschrift des Arztes)

(Arztstempel)

Muster 1 a (Ausfertigung für den Arbeitgeber)

Diagnose:

Befund:

Arbeitsunfall, Arbeitsunfallfolgen, Berufskrankheit

Dem Durchgangsarzt zugewiesen

Sonstiger Unfall, sonstige Unfallfolgen, Schlägerei

Versorgungsleiden

Es wird die Einleitung folgender besonderer Maßnahmen durch die Krankenkasse für erforderlich gehalten (z. B. Badekur, Heilverfahren, VÄD):

*)

(Arztstempel)

*) Zutreffendes bitte ankreuzen

Abb. 19
Arbeitsunfähigkeits-bescheinigung

AOK	LKK	BKK	IKK	Knappschaft

....

(Name des Versicherten)   (Vorname)   (geb. am)

(Ehegatte/Kind/sonst. Angeh.)   (Vorname)   (geb. am)

(Arbeitgeber [Dienststelle]/Mitgl.-Nr.   [Krankensch.Nr.]/Freiw./Rentner)

(Wohnung des Patienten)

Befreiungsvermerk	**Heilmittelverordnung**
	(genaue Bezeichnung des Heil- oder Hilfsmittels und ggf. des zu behandelnden Körperteils.

Im Abstand von etwa ____ Tagen (Bei Verordn. v. Bädern, Massag. u. dgl.)

wegen: _____

Arbeitsunfall, Arbeitsunfallfolgen, Berufskrankheit   ☐ *

Sonstiger Unfall, sonstige Unfallfolgen, Schlägerei   ☐

Versorgungsleiden   ☐
* Zutreffendes bitte ankreuzen

Ausgestellt am: _____

(Kassenarztstempel)	(Unterschrift des Kassenarztes)

Zur Beachtung für den Versicherten!
Diese Verordnung ist vor ihrer Ausführung der Krankenkasse vorzulegen. Deren Kostenverpflichtung wird hinfällig, wenn mit der Ausführung der Verordnung nicht innerhalb von 14 Tagen begonnen wird. Verordnungsscheine stellen keine Gutscheine über einen bestimmten Betrag dar.

Lieferung anderer Mittel oder Ausführung anderer Leistungen an Stelle des verordneten Heil- oder Hilfsmittels ist **nicht gestattet.**   **Muster 10**

Abb. 20   Heilmittelverordnung

WICHTIG!

Für die Anzeige des Sterbefalles Geburts- und
Heiratsurkunde (und bei Eheschließungen nach dem
31. Dez. 1957 Abschrift oder Auszug aus dem Fa-
milienbuch) und amtlichen Personalausweis des Verstorbenen zum Standesamt mitbringen.

Vom Standesbeamten auszufüllen!

Standesamt _____

Eintragung vollzogen
Sterbebuch Nr. _____

Eintragung vorgemerkt
Vormerkliste Nr._____

Todesbescheinigung (auch für Totgeborene)

I. Personalangaben

_____

Familienname (bei Frauen auch Mädchenname)   Vornamen

Geschlecht:*) männl.☐ weibl.☐ geboren am_____in_____

Wohnung_____
        Gemeinde   Kreis

_____
Straße und Hausnummer

Ort des Todes _____
             Gemeinde   Kreis

_____
Straße und Hausnummer (auch Name der Anstalt)

Zeitpunkt des Todes _____
                                     Tag, Monat, Jahr, Uhrzeit

Für Neugeborene, die innerhalb der ersten 24 Stunden gestorben sind, Lebensdauer
in Stunden_____

II. Bei Totgeborenen Größe bei der Geburt_____cm.

III. Todesart*) natürlicher Tod . . . . ☐
            nicht natürlicher Tod (Unfall, Freitod, Tod durch strafbare Handlung
            oder sonstige Gewalteinwirkung) . . . . ☐
            nicht aufgeklärt, ob natürlicher oder nicht natürlicher Tod . . . . . ☐

IV. War der Verstorbene an einer übertragbaren Krankheit im Sinne des Bundes-Seuchengesetzes erkrankt?*)   ja ☐   nein ☐

Wenn ja, sind besondere Verhaltensmaßregeln bei der Aufbewahrung, Einsargung,
Beförderung und Bestattung zu beachten?*)   ja ☐   nein ☐

V. Zuletzt behandelnder Arzt_____

_____
Name, Anschrift und Fernsprechnummer des Arztes, der Anstalt

VI. Wer hat die Todesursache festgestellt?*)

        Behandelnder Arzt . . . . ☐
        ärztl. Leichenschauer nach Angaben des behandelnden Arztes . . . ☐
        ärztl. Leichenschauer ohne Angaben des behandelnden Arztes . . . ☐

Die Leiche wurde von mir heute zur Feststellung der Todesursache sorgfältig untersucht.
Sichere Zeichen des Todes wurden von mir wahrgenommen. Ich bezeuge durch eigen-
händige Unterschrift, daß ich diese und die umseitigen anderen Angaben nach bestem
Wissen gemacht habe.

Hamburg, den_____

*) Zutreffendes im entsprechenden
    Kästchen ☐ ankreuzen!

_____
Unterschrift und Stempel des Arztes,
der die Leichenschau vorgenommen hat

Abb. 21a   Todesbescheinigung, amtlicher Teil

Vertraulicher Teil

Name_____Vorname_____Geb. Dat._____Sterb. Dat._____

Wohnort_____Straße Nr._____

Name, Anschrift und Fernsprechnummer des **zuletzt behandelnden Arztes** / der Anstalt — falls unbekannt, des **ärztl. Leichenschauers**

VII. Endzustand (Bitte nicht unter VIII. wiederholen!)
Herz/Kreislaufversagen ☐   Atemlähmung ☐   Verblutung ☐

VIII. Todesursache   (Bitte den Krankheitsablauf in der richtigen Kausal-
A. Klinisch   kette angeben, mit dem Grundleiden an letzter Stelle)

| | | Zeitdauer zwischen Krankheit und Tod |

1. Welche Krankheit oder Verletzung hat den Tod **unmittelbar** herbeigeführt?   a) _____

   Welche Krankheiten oder Verletzungen lagen der Angabe unter a) . . . . . . b) _____
   als Folge von:

   unter b) . . . . . c) _____
   ursächlich zugrunde?   *Grundleiden*

2. Welche **anderen** wesentlichen Krankheiten bestanden zur Zeit des Todes? _____

3. Wird eine Sektion angestrebt?   ja ☐

B. Sektionsbefund   (Bitte den Krankheitsablauf in der richtigen Kausal-
kette angeben, mit dem Grundleiden an letzter Stelle)

1. Welche Krankheit oder Verletzung hat den Tod **unmittelbar** herbeigeführt?   a) _____

   Welche Krankheiten oder Verletzungen lagen der Angabe unter a) . . . . . . b) _____
   als Folge von:

   unter b) . . . . . c) _____
   ursächlich zugrunde?   *Grundleiden*

2. Welche **anderen** wesentlichen Krankheiten bestanden zur Zeit des Todes? _____

IX. Zusatzangaben

A. Bei Unfall einschl. Vergiftung ☐   Freitod ☐   Tod durch strafbare Handlung ☐ oder sonstige Gewalteinwirkung ☐*)

1. Äußere Ursache der Schädigung (nähere Angaben über den Hergang): _____

2. Unfallkategorie*)
   a) Arbeits- oder Dienstunfall . ☐   b) Schulunfall . . . . ☐
      (ohne Wegeunfall)   (ohne Wegeunfall)
   c) Verkehrsunfall . . . . ☐   d) Häuslicher Unfall . . . . ☐
      (einschl. Wegeunfall zu a und b)
   e) Sport- oder Spielunfall . . . ☐   f) Sonstiger Unfall_____
      (außer bei schulischer Veranstaltung   (nähere Angaben)
      oder im Haus)

B. Bei Kindern unter 1 Jahr und Totgeborenen:
1. Wo wurde das Kind geboren*)
   a) im Krankenhaus ☐ b) zu Hause ☐ c) oder wo sonst? _____

2. Gewicht_____g und Länge_____cm bei der Geburt.
3. Mehrlingsgeburt?   ja ☐   nein ☐*)

C. Bei Frauen (im gebärfähigen Alter): Ist bekannt, ob die Verstorbene
1. schwanger war?   ja ☐ __Monat   nein ☐*)
2. in den letzten 3 Monaten entbunden hat?   ja ☐_____   nein ☐*)
   (Datum)

Zutreffendes im entsprechenden □ ankreuzen.

Abb. 21b   Todesbescheinigung, vertraulicher Teil

zu wenig bekannt. Die wichtigsten sollen deshalb hier angeführt und abgebildet werden.

Krankenschein. Er ist je nach Krankenkasse sehr unterschiedlich gestaltet. Die Vorderseite weist jedoch im Grunde immer dieselben Angaben auf, die sich auf die Personalien des Patienten und den behandelnden Arzt beziehen. Die Rückseite ist für die Krankheitsangaben und die Aufstellung der erbrachten ärztlichen Leistungen vorgesehen (Abb. 17).

Rezept. Die Abbildung 18 zeigt ein Kassenrezeptformular, das Privatrezeptformular enthält lediglich Anschrift und Telefonnummer des Arztes sowie das Zeichen Rp.

Arbeitsunfähigkeitsbescheinigung (Abb. 19). Diese wird im Durchschreibeverfahren in dreifacher Form ausgestellt (je eine Ausfertigung für den Arbeitgeber, für die Krankenkasse und für den Arzt).

Überweisungsschein (Abb. 14). Dieser Schein gilt auch für eine Überweisung zu Labor-, Röntgenuntersuchungen usw.

Krankenhauseinweisungsschein (Abb. 15). Vgl. hierzu S. 87 u. 88.

Heilmittelverordnung (Abb. 20). Dieses Formular dient zur Verordnung physikalischer Heilmaßnahmen (z. B. von Bädern und Massagen).

Todesbescheinigung (Abb. 21). Auch diese ist im Durchschreibeverfahren in mehrfacher Form auszustellen. Sie gliedert sich im wesentlichen in einen amtlichen und einen vertraulichen Teil, der die diagnostischen Angaben enthält.

Spezieller Teil

Beispiele von in der Allgemeinpraxis häufig vorkommenden Krankheiten und ihre Behandlung

Anhand der folgenden Einzelbeispiele soll die Handlungsweise des Allgemeinarztes bei einigen außerhalb der Klinik häufigen Krankheiten und Krankheitszuständen vor Augen gestellt werden. Es soll damit der Versuch unternommen werden, eine Antwort auf die immer wieder besonders von Klinikern gestellte Frage zu geben, wie denn eigentlich der Allgemeinarzt solche Fälle in seiner Praxis behandelt. Bei der individuellen Differenziertheit der allgemeinärztlichen Arbeitsweise können hier nur Leitlinien angegeben werden, von denen im Einzelfalle Abweichungen möglich sind. Das hat seinen Grund nicht etwa nur in einer besonderen Einstellung des Arztes, sondern vor allem in der verschiedenartigen Bereitschaft und Aufgeschlossenheit, aber auch dem intellektuellen Vermögen des Patienten, therapeutische Anweisungen anzunehmen und sinnvoll einzuhalten.

Fieberhafte Infekte

Die Krankheitsgruppe der fieberhaften Infekte umfaßt die häufigsten Krankheiten überhaupt. Einmal gehören sie zu den leichten Krankheiten, weil sie im Einzelfall und unkompliziert nur selten tödlich verlaufen, gleichzeitig aber zu den gefährlichsten, weil sie bei ihrer ungeheuren Verbreitung ständig vielen Menschen Tod oder eine Fülle von schweren chronischen Folgekrankheiten bringen können.

Aus der Sicht der Praxis sollen hier zu den fieberhaften Infekten folgende drei Krankheitsgruppen gezählt werden (die typischen meist mit Exanthemen einhergehenden Infektionskrankheiten und Anginen sind S. 217 ff aufgeführt):

1. *die echte Grippe oder Virusgrippe,*
2. *die sog. grippalen oder Erkältungsinfekte,*
3. *die enteralen Infekte* (Gastroenteritis, fieberhafter Magen-Darm-Katarrh).

Als *Erreger* kommen für die echte Grippe Influenzaviren (A, B, C) und für die grippalen Infekte Adenoviren, Reoviren, Echoviren und Coxsackieviren vorwiegend in Betracht. Bei den enteralen Infekten sind meist Bakterien die Erreger (Paratyphus B, Salmonellen), seltener Viren (Enteroviren). Der Erregernachweis ist bei der Grippe und den grippalen Infekten praktisch ohne wesentliche Bedeutung, zumal er sehr umständlich und zeitraubend ist und kaum unmittelbare therapeutische Konsequenzen hat.

Akute fieberhafte Infekte sind in der Klinik relativ selten oder dort gegenüber den Krankheiten, die zu der eigentlichen Klinikeinweisung geführt haben, nur von untergeordneter Bedeutung. Deshalb haben sie in der klinischen Ausbildung des Studenten auch keinen Platz gefunden und werden in Lehrbüchern meist nur in kurzen Abhandlungen erwähnt.

Patienten mit fieberhaften Infekten verschiedener Genese kommen in der Allgemeinpraxis fast das ganze Jahr über zur Behandlung. Weitgehend bekannt ist meistens die Häufung der grippalen Infekte in der kalten und das vermehrte Auftreten von enteralen Infekten in der warmen Jahreszeit. Weniger geläufig ist, daß fieberhafte Infekte sporadisch, aber meist in Form gehäuften, wenn auch begrenzten Auftretens, also in endemischer Ausbreitung, auch unabhängig von der Jahreszeit, in der Allgemeinpraxis fast ständig beobachtet werden können. Naturgemäß kommt es im Ablauf eines Jahres auch zu Perioden, in denen derartige Krankheitsfälle kaum oder gar nicht auftreten. Solche Perioden dauern aber selten länger als 4—6 Wochen.

Eine grobschematische Darstellung dieser Verhältnisse ist in Abb. 22 wiedergegeben. Das Auftreten grippaler Infekte im Laufe mehrerer Jahre nach Beobachtungen in der allgemeinmedizinischen Praxis ist in den Abb. 23 u. 24 dargestellt.

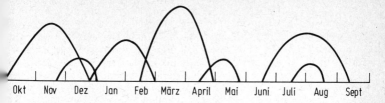

Abb. 22 Schema der Erkrankungen an fieberhaften Infekten in der Bevölkerung im Ablauf eines Jahres

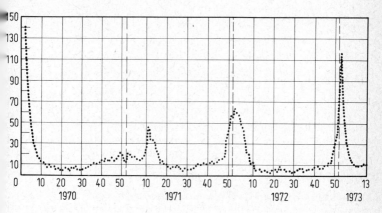

Abb. 23 Anzahl der Grippepatienten pro Woche auf 10 000 Einwohner 1970 bis 1973 (1. Quartal), Niederlande insgesamt. Annual Report 1972 des Nederlands Huisartsen Institut in Utrecht (aus: Prakt. Arzt 10 [1973] 1682)

Im allgemeinen kann demnach folgender Infektablauf im Zeitraum eines Jahres als beispielhaft angenommen werden, wobei Abweichungen realiter natürlich in jeder Hinsicht möglich sind:

Im Herbst, meistens im Oktober beginnend, pflegt die erste Welle *grippaler Infekte* aufzutreten. Anfangs in Einzelfällen, später an Zahl zunehmend und im November dann oft massenhaft kommt es bei den Erkrankten zu Frösteln, Abgeschlagenheit, Gliederschmerzen, Schmerzen im Bereich des Rückens und der Kreuzgegend, allgemeinem Krankheitsgefühl und ansteigenden Körpertemperaturen mit Schweißausbrüchen. Dabei zeigen sich die Zeichen einer Pharyngitis, Laryngitis, Tracheitis und Bronchitis, meist besteht auch eine Rhinitis, weniger häufig eine Konjunktivitis. Das Fieber kann 1–2 Tage sehr hoch sein, ist in manchen Fällen aber nur gering erhöht. Immer ist das Allge-

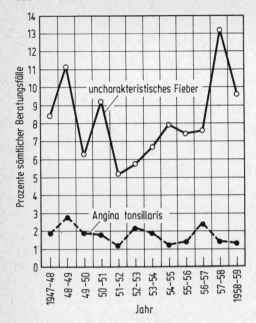

Abb. 24 Jahresdurchschnittsanfall an uncharakteristischem Fieber und Angina tonsillaris in einer großen Stadt- bzw. kleinen Landpraxis (Übersicht über 12 Jahre). Aus BRAUN, R. N.: Uncharakteristische „grippale" Fieberzustände und ihre typische Verknüpfung mit anderen Krankheitsbildern aus der Sicht des praktischen Arztes. In: Der praktische Arzt, Schriftenreihe, Band 5, Verlag Trude Schmitt, Wien 1972

meinbefinden stark beeinträchtigt und eine hypotone Kreislaufregulationsstörung stellt sich ein, die das Fieber und die übrigen Krankheitserscheinungen um Tage, manchmal um Wochen überdauert. Gewöhnlich sind die massivsten Krankheitszeichen nach 3—4 Tagen vorüber, und nach einer Woche etwa ist der Patient wieder leidlich gesund, wenn auch noch eine deutlich verminderte Resistenz gegenüber erneuten Infektionen besteht. Es ist häufig sehr eindrucksvoll für den Allgemeinarzt, auf diese Weise mitzuerleben, wie schnell sich eine solche Infektion von Haus zu Haus, von Schulklasse zu Schulklasse oder auch von Stadtteil zu Stadtteil weiter ausbreitet. Nicht selten findet er bei seinen Besuchen ganze Familien vor, die bettlägerig und nur unter Mühen imstande sind, ihm die Tür zu öffnen. Der Anblick solcher und ähnlicher Zustände läßt, was die realen Auswirkungen solcher Infekte anbelangt, doch die sog. Banalität derartiger Erkrankungen in einem etwas anderen Lichte erscheinen.

Noch ehe diese erste Infektwelle der kalten Jahreszeit vollständig abgeklungen ist, beginnt bereits die nächste oft Anfang Dezember. Diese zeichnet sich dann möglicherweise durch einige Besonderheiten aus, die sie von der vorhergehenden deutlich abgrenzen läßt. So kann es sein, daß diese Infektart eine besondere Beteiligung der Nasenschleimhäute und der Nasennebenhöhlen aufweist; hier nimmt dann oft eine chronische Sinusitis ihren Anfang.

Nach der Anspannung der Weihnachts- und Neujahrszeit kommt es dann nicht selten schon Ende Dezember, häufig aber Anfang bis Mitte Januar zu einer erneuten Welle grippaler Infekte mit charakteristischen Erscheinungen und einer manchmal verzögerten Rekonvaleszenz.

Praktisch jedes Jahr ereignet sich dann am Ausgang des Winters, meist schon Ende Februar beginnend und den ganzen März über andauernd, erneut ein massenhaftes Auftreten grippaler Infekte, die sich gewöhnlich durch einen schwereren Verlauf, häufigere Komplikationen und längere kreislaufbedingte Nachwirkungen auszeichnen.

Neben kleineren auch grippalen Infekten, die zwischenzeitlich immer wieder aufflackern, kommt es dann im späten Frühjahr und besonders im Sommer zum Auftreten fieberhafter *enteraler Infekte.* Diese können manchmal schlagartig ganze Bevölkerungskreise erfassen und mit hohem Fieber, profusen Durchfällen, kolikartigen Leibschmerzen bis Subileuszuständen, Erbrechen, Kopf- und Gliederschmerzen und starker Abgeschlagenheit einhergehen. In Einzelfällen kann auch eine hartnäckige Obstipation von Anfang an oder als Folge bestehen. Bei besonderem Befallensein des Ileozökalbereiches kann der Verdacht auf das Bestehen einer Appendizitis aufkommen oder diese im Sinne einer katarrhalischen „Reizung" tatsächlich vorhanden sein. Durch das Befallensein oder Mitreagieren des gesamten Magen-Darm-Traktes kommt es zu einer längerdauernden Inappetenz und deutlicher Gewichtsabnahme, daneben zu einer die Rekonvaleszenz sehr behindernden postinfektiösen Kreislaufinsuffizienz.

In der warmen Jahreszeit ist daneben zeitweilig auch ein verbreitetes Auftreten der sog. *Sommergrippe* möglich. Diese äußert sich meistens nur in Fieberzuständen, Kopfschmerzen und allgemeinem Krankheitsgefühl. Gelegentlich können die Temperaturen stark erhöht sein und mehrere Tage andauern, seltener sind katarrhalische Erscheinungen der oberen Luftwege und des Magen-Darm-Traktes mit diesem Krankheitsbild vergesellschaftet. Ein anfangs häufig bestehender Meningismus läßt immer wieder den Verdacht auf eine beginnende Poliomyelitis aufkommen, die ja zur gleichen Jahreszeit auftritt.

Die Epidemien oder Pandemien der *echten Grippe* pflegen meistens nur im Abstand von einigen Jahren große Teile der Bevölkerung zu durchlaufen. Sie können sich dann dem obengenannten Infektablauf während eines Jahres noch aufpfropfen und zeichnen sich durch ein besonders massenhaftes Auftreten und einen deutlich schwereren Verlauf aus. Zeiten der echten Grippe bringen allerdings extreme Belastungen der Allgemeinpraxis mit sich; Dutzende von zusätzlichen Patienten in der Sprechstunde und 20—30 und mehr Hausbesuche pro Tag sind dann auch in einer mittleren Großstadtallgemeinpraxis keine Seltenheit.

Die *Prognose* der grippalen und enteralen Infekte selbst ist sehr günstig. Die meisten Menschen machen jährlich auch evtl. mehrfach derartige Erkrankungen durch, ohne ernsthaft in akute Gefahr zu geraten. Dasselbe kann man von der echten Grippe nicht sagen. So sind 1918 schätzungsweise 20 Millionen Menschen durch die Grippepandemie umgekommen, und das in ganz kurzer Zeit, damit also doppelt soviel, wie die Zahl der Opfer des $4^1/_2$ Jahre dauernden 1. Weltkrieges betrug. In den Grippejahren 1957/58 wurden in den USA 86 000 und in der Bundesrepublik 60 000, 1968 in der Bundesrepublik etwa 37 000 zusätzliche Todesfälle gezählt, die mittelbar oder unmittelbar Folgen der Grippe waren.

Schon die letztgenannten Zahlen lassen erkennen, daß die akute Gefährdung durch die fieberhaften Infekte selbst nicht immer das Hauptproblem dieser Erkrankungen darstellt. Das, was sie tatsächlich auch heute zu den gefährlichsten Geißeln der Menschheit gehören läßt, sind die *Komplikationen,* die *Nachkrankheiten* und *Folgezustände.* Gerade aus der Sicht des Allgemeinmediziners kann dies sehr eindrucksvoll beobachtet und beurteilt werden. Unmittelbare Komplikationen sind vorwiegend Bronchopneumonien, Nebenhöhlen- und Mittelohraffektionen, die alle häufig sind. Wichtiger vielleicht noch ist die Tatsache, daß weitaus die meisten Fälle von chronischen Formen dieser Krankheiten, also die chronische Bronchitis (mit eventuellen Bronchiektasen), die chronische Sinusitis und die chronische Otitis einmal ihren Anfang mit einem fieberhaften Infekt genommen haben und durch erneute Infekte chronisch geworden sind. Die Häufigkeit dieser Leiden, ihre hartnäckige Therapieresistenz und ihre schwerwiegenden Folgen sind bekannt.

Von Bedeutung als Folgezustände sind ebenfalls sich lang hinziehende *Kreislaufregulationsstörungen* und *physische* und *psychische Erschöpfungszustände,* besonders bei ohnehin bis an die Grenze ihrer Leistungsfähigkeit belasteten Menschen. *Herz- und Kreislaufkranke* gelangen durch einen zusätzlichen fieberhaften Infekt nicht selten in einen desolaten Zustand, der z. B. eine höhere Digitalisierung erfordert; bei *Diabetikern* sind Stoffwechselentgleisungen möglich, die eine Änderung der Einstellung nötig machen; *chronische Bronchitiker* müssen zeitweilig eine antibiotisch abschirmende Behandlung erhalten. Regelmäßig erliegen besonders Ausgang des Winters viele *ältere,* aber auch *vorgeschädigte jüngere Menschen* letzten Endes den hinzugekommenen Infekten. Aber auch *Kinder* kommen durch immer wieder neue Infekte oft in einen sehr schlechten Allgemeinzustand, von dem sie sich kaum erholen können. Dies stellt auch einen wesentlichen Grund für die oft geklagte Schulmüdigkeit dar. Schulen und Kindergärten sind besonders in der kalten Jahreszeit die ständigen Quellen erneuter Ansteckung.

Die *soziale* und *volkswirtschaftliche Bedeutung* der fieberhaften Infekte ist nicht nur durch die große Zahl der Folgekrankheiten, sondern schon durch die Erkrankungen selbst außerordentlich groß. Sie stehen, was die Zahl der *Arbeitsunfähigkeitsfälle* anbelangt, bei weitem an der Spitze aller Krankheiten. Der hierdurch bedingte Arbeitsausfall allein verursacht einen volkswirtschaftlichen Schaden, der jährlich viele Milliarden beträgt.

Mit allen diesen Dingen hat der Allgemeinmediziner sehr intensiv zu tun, sie nehmen einen großen Teil seiner Arbeitszeit in Anspruch. Trotz der Besserung der allgemeinen hygienischen Zustände und der therapeutischen Möglichkeiten hat sich für den Allgemeinmediziner die Situation im Bereich der fieberhaften Infekte (im Gegensatz zu der in manchen anderen Gebieten) gegenüber früher kaum verändert, wenn man einmal von der besseren Behandlungsmöglichkeit der Komplikationen und Folgekrankheiten absieht. Eine spezifische Therapie der Grippe oder der grippalen Infekte gibt es nicht.

Therapie

Um so eher müssen auch hier die altbewährten Therapiemöglichkeiten des Hausarztes, die ja in diesem Falle nur unspezifisch und unterstützend wirksam sein können, zur Anwendung kommen.

Grippemittel in Tabletten-, für Kinder in Zäpfchenform haben je nach ihrer Zusammensetzung eine analgetische, antipyretische, sedierende und kreislaufanregende Wirkung. Sie sind wissenschaftlich umstritten, aber in der Praxis, wenn sie für eine begrenzte Zeit ausreichend dosiert angewandt werden, durchaus von therapeutischem Nutzen. Chininhaltige Präparate sollten heute nicht mehr verordnet werden. Vitamin C kann besser und billiger in Fruchtsäften (Apfelsinen, Zitronen), die ohnehin als Flüssigkeitsersatz bei Fieber und Schweißausbrüchen angezeigt sind, verabreicht werden.

Antipyretisch und kreislaufanregend wirksam sind zweifellos auch zimmerwarme, besser kühle oder kalte feuchte *Umschläge*. Hier kommen in erster Linie die Prießnitz-Umschläge als Brust-Wickel (Kreuzwickel) infrage, dann Halswickel und Wadenwickel als beliebte und durchaus nützliche Hausmittel.

Hustenmittel sind bei der Grippe und den grippalen Infekten therapeutisch unbedingt indiziert. Je nach ihrer Grundsubstanz oder Zusammensetzung wirken sie hauptsächlich hustenstillend, expektorationsfördernd (sekretolytisch) oder bronchospasmolytisch.

Eine (zentrale) *Dämpfung* des oft quälenden *Hustens* ist in der Praxis in den meisten Fällen angezeigt. Vielfach sind hier *Kodeinpräparate* nicht zu umgehen; nebenwirkungsfreier, jedoch auch meist weniger wirksam, sind modernere vom Kodein abgeleitete Mittel.

Eine Fülle von *expektorationsfördernden, sekretolytisch* wirksamen Substanzen ist Bestandteil der meisten Hustenmittel. Sie enthalten in der Regel Ipecacuanha-Alkaloide, Saponine, ätherische Öle, Ammoniumchlorid oder Kreosotderivate. Eine ausreichende Dosierung ist zur Erziehung einer vollen Wirksamkeit allerdings notwendig.

Bronchospasmolytisch wirkende meist ephedrinhaltige Hustenmittel sind oft bei Kindern oder älteren Patienten angezeigt, die eine spastische Komponente ihrer Bronchitis aufweisen.

Je nach den im Vordergrund stehenden therapeutischen Notwendigkeiten können Medikamente verordnet werden, die nur eine der obengenannten Wirkungen haben (wie bei manchen Kodeinpräparaten) oder aber, wie es meistens der Fall ist, Kombinationsmittel darstellen, die in mehrfacher Hinsicht wirksam sind. Die Verabreichungsform kann ebenfalls den Erfordernissen angepaßt werden. So werden bei Kleinkindern meist Zäpfchen, bei großen Kindern Säfte und bei Erwachsenen Tabletten, Kapseln, Tees oder Tropfen ordiniert.

In den letzten Jahren werden bei Kindern, aber auch bei Erwachsenen, zunehmend häufig *Einreibungen* der Brust mit ätherische Öle enthaltenden Mitteln angewandt. Diese werden einmal durch Verdunstung auf der Hautoberfläche inhaliert, andererseits werden sie nach Resorption durch die Haut teilweise durch die Lungen ausgeschieden und wirken hier sekretolytisch. Kontraindiziert sind diese Substanzen bei Kindern unter 2 Jahren. Vorteilhaft ist es, nach dieser Einreibung der Brust zusätzlich einen trockenen Brustwickel anzulegen.

Die letztgenannten ätherischen Öle können wie andere Mittel auch (z. B. Emser Salz) bei der sehr nützlichen *Inhalationstherapie* Verwendung finden. Eine einfache Inhalation von Kamillendämpfen, die auch bei häuslicher Behandlung jederzeit möglich ist, lindert oft sehr wirksam die von den entzündeten Schleimhäuten der oberen Luftwege ausgehenden Beschwerden.

Auch bei der *Rhinitis* sind Inhalationen angebracht. Hier werden außerdem Antihistaminika, ätherische Öle und Vasokonstringentien in Form von Nasentropfen, neuerdings auch vermehrt Antihistaminika in Kapseln oder Sirup mit gutem Erfolg verwandt.

Bei den *enteralen Infekten* haben sich *Oxychinolinpräparate* besonders bewährt, auch nicht resorbierbare *Sulfonamide* sind antibakteriell gut wirksam. In leichteren Fällen ist die alleinige Anwendung von *adstringierenden* (Gerbsäure) oder *adsorbierenden* (Kohle) Mitteln möglich. Besonders wichtig ist hier die diätische Behandlung, die im wesentlichen in einer *Nahrungskarenz* besteht. Am besten hat sich eine eintägige sog. Teepause (Zufuhr nur von ungesüßtem Tee ohne Milchzusatz und Zwieback ohne Butter) bewährt. Bei wiedereinsetzendem Appetit sind Gaben von Haferschleim (in Wasser gekochte Haferflocken mit Zusatz einer Prise Salz) angebracht. Daran anschließend muß die Kost wieder langsam bis zur Normalkost aufgebaut werden. Man läßt dann z. B. mit Milchsuppen, Kartoffelbrei und Wurzelgemüse beginnen; süße, saure, blähende oder fette Speisen sind auch in der Folgezeit noch zu vermeiden.

Die fieberhaften Infekte erfordern, zumindest solange das Fieber besteht, *Bettruhe*. Die Dauer der *Arbeitsunfähigkeit* beträgt meistens etwa 1 Woche. In der Rekonvaleszenz ist auf eine Kreislaufstützung zu achten.

Als *Prophylaxe* ist die *Grippeschutzimpfung* empfehlenswert. Es handelt sich hierbei um eine aktive Schutzimpfung mit abgeschwächten Grippeviren der Gruppen A, A1, A2 und B, die ein Jahr vorhält. Sie ist damit auch nur gegen die Erreger der echten Grippe gerichtet und soll hier die schweren Verläufe mildern helfen. Demzufolge sollten alle bei einer Grippeepidemie gefährdeten Personen rechtzeitig geimpft werden. Nebenwirkungen von ernsthafter Bedeutung gibt es praktisch nicht. Die Wirksamkeit der Grippeschutzimpfung ist mehrfach nachgewiesen worden und kann auch in der Allgemeinpraxis beobachtet werden.

Chronische Bronchitis (Bronchitisches Syndrom)

Dieses Leiden ist das typische Beispiel einer Erkrankung, die in der Allgemeinpraxis *langzeitig beobachtet* werden kann und *behandelt* werden muß.

Die chronische Bronchitis ist eine *Volkskrankheit*. Schätzungen, wonach es in der Bundesrepublik rund 2 Millionen Menschen gibt, die an einer chronischen Bronchitis leiden, sind wahrscheinlich nicht zu hoch gegriffen; es sterben hier jährlich etwa 60 000 Menschen an Erkrankungen der Atmungsorgane, also mehr als dreimal soviel wie durch Verkehrsunfälle. Bei Älteren sind Todesfälle an chronischen Erkrankungen der Atemwege dreimal so häufig wie solche an Bronchialkarzinom. Als Ursache für eine vorzeitige Invalidität stehen in der Rentenversicherung der Arbeiter die unspezifischen Atemwegserkrankungen an zweiter Stelle, jährlich müssen rund 10 000 Personen frühzeitig invalidisiert werden. Diese Invalidisierung erfolgt durchschnittlich 7—9 Jahre vor Erreichen der normalen Altersgrenze, wobei die wegen einer chronischen Bronchitis aus dem Arbeitsprozeß Ausgeschiedenen von Beginn ihrer Rente ab nur halb so lange zu leben haben wie Frührentner aufgrund irgendeiner anderen Erkrankung. Auch die Berufsunfähigkeit bei Männern wird am zweithäufigsten durch unspezifische Atemwegserkrankungen (nach den Herzerkrankungen) bedingt. Bekannt ist, daß zeitweilige Arbeitsunfähigkeitsfälle weitaus am meisten durch Krankheiten der Atmungsorgane verursacht werden.

Das statistische Spektrum zeigt deutlich, wie häufig diese Erkrankung gerade in den Arbeitsbereich des Allgemeinmediziners fällt. In der Tat hat der Allgemeinarzt ständig eine große Anzahl Patienten zu versorgen, die an einer chronischen Bronchitis und deren Folgezuständen leiden. *Eigene Untersuchungen* ergaben, daß rund 11 % der Patienten in einer Allgemeinpraxis an einer chronischen Bronchitis leiden können.

Die Untersuchungen erstreckten sich über ein Quartal (IV/71) in einer mittleren norddeutschen Großstadtpraxis. Von den 1497 Patienten, die in diesem Quartal insgesamt in Behandlung kamen, wurden 163 (11,02 %) wegen einer chronischen Bronchitis behandelt. Hierbei wurden nach allgemein gültiger Definition als Fälle von chronischer Bronchitis solche bezeichnet, die ständig oder häufig rezidivierend die klinischen Zeichen einer chronischen Entzündung der Bronchialschleimhaut aufwiesen und entsprechend dauernd oder oft in geeigneter Weise ärztlich behandelt werden mußten. 97 (59,5 %) von diesen 163 Fällen waren männlichen und 66 (40,5 %) weiblichen Geschlechtes. Das Durchschnittsalter war 62,6 Jahre. Tab. 28 zeigt die Alters- und Geschlechtsverteilung dieser Fälle im einzelnen:

Tabelle 28: Alters- und Geschlechtsverteilung behandelter Fälle von chronischer Bronchitis in einer Allgemeinpraxis

	0—10	10—30	30—50	50—65	über 65 Jahre
Gesamtzahl	5	4	12	46	96
davon					
männlich	3	3	6	28	57
weiblich	2	1	6	18	18

Mehr als die Hälfte aller Fälle waren, wie aus der Tabelle ersichtlich, über 50 Jahre alte Männer, doch wiesen auch eine relativ hohe Anzahl von Frauen diese Erkrankung auf. Zu 90 % (auf die Gesamtzahl bezogen) bestand eine vorwiegend obstruktive Ventilationsstörung, nur in wenigen Fällen konnte eine vorwiegend restriktive Ventilationsstörung nachgewiesen werden. Knapp die Hälfte aller Patienten, ganz überwiegend Männer, waren seit Jahren starke Raucher.

Das *Anfangsstadium* einer chronischen Bronchitis, in dem durch eine grundlegende Therapie noch Heilungsmöglichkeiten bestünden, wird auch in der Praxis kaum beobachtet. Das Leiden entwickelt sich schleichend im Laufe von Monaten und Jahren und wird dem Allgemeinarzt meistens beiläufig geschildert. Oft genug erfolgt der Hinweis darauf gar nicht einmal von dem Patienten selber, der womöglich ein Rauchverbot fürchtet, sondern von den Angehörigen, die durch das häufige, besonders nächtliche Husten des Patienten gestört und beunruhigt werden. Der Patient wird auch in der Anfangsphase oft genug gar nicht dazu bereit sein, eine intensivere längerdauernde Therapie durchzuführen, da er den Husten, zumal wenn ernstere Ursachen ausgeschlossen worden sind, nicht unbedingt ernstzunehmen pflegt oder als Raucherhusten abtut.

So kommen auch in der Allgemeinpraxis Kranke mit diesem Leiden meist erst in fortgeschritteneren Stadien zur Behandlung. Es hat sich dann oft neben dem *Husten* eine mehr oder weniger deutliche *Luftnot* eingestellt, die dann besonders in Erscheinung tritt, wenn bereits als Ursache oder Folge eine Lungenblähung oder ein irreversibles Lungenemphysem bestehen.

Therapie

Die Behandlung muß sich nach den Symptomen richten.
Besonders wichtig ist sie deshalb, weil die chronische Bronchitis auf der einen Seite häufig der Vorläufer eines *Bronchialkarzinoms* ist, auf der anderen aber durch die ständige vermehrte Belastung des kleinen Kreislaufes im Sinne des *Cor pulmonale* zur *Herzinsuffizienz* führen kann. Engmaschige röntgenologische Thoraxkontrollen und Untersuchungen der Herz- und Kreislauffunktion sind aus diesen Gründen erforderlich. Die Therapie gestaltet sich durch dauernde Einwirkung eines ungünstigen arbeitsbedingten oder klimatischen Milieus, häufige Infekte der Luftwege mit Verschlechterungen des Zustandes der Bronchialschleimhaut und Uneinsichtigkeit des Patienten (Nichteinhaltung des Rauchverbots!) oft schwierig.

Der im Vordergrund stehende *Husten* muß in erster Linie mit expektorationsfördernden sekretolytisch wirksamen Substanzen behandelt werden. Diese sind in einer Fülle von Kombinationspräparaten im Handel. In den meisten Fällen ist diese Therapie unter den Bedingungen des Alltags- und Arbeitslebens nicht ausreichend. Zur Hustenstillung besonders in der Nachtzeit ist zeitweilig ein Kodeinpräparat oder ein Kodeinzusatz zu einem Expektorans nicht zu umgehen. Bei den sehr häufigen Fällen mit einer *spastischen Komponente* ist ein oft auch längerdauernder, aber immer zeitlich begrenzter Gebrauch von Bronchospasmolytika in Form ephedrinhaltiger Medikamente notwendig.

Zur Bekämpfung der in späteren Stadien der Krankheit häufig auftretenden *asthmatoiden Zustände* sind ständig gebrauchsfähige Tascheninhalationsgeräte oder besser sog. Dosier-Aerosole mit unmittelbar wirksamen bronchospasmolytischen Substanzen oft unentbehrlich. In schweren Fällen sind Kortikosteroide, auch zur Vermeidung einer Behandlungsnotwendigkeit in der Klinik, erforderlich.

Bei akuten *Exazerbationen* des Leidens und Bestehen *bronchopneumonischer Infiltrationen,* wie auch zur Abschirmung gegen diese, ist die Anwendung von *Sulfonamiden* oder *antibiotisch* wirksamen Mitteln erforderlich. Bei der stets vorhandenen Mischflora können nur Substanzen mit einer Breitbandwirkung, wie Tetrazyklin oder Ampizillin erfolgreich anwendbar sein. Sulfonamide finden auch zur *Dauertherapie,* etwa in den Monaten der kalten Jahreszeit, Verwendung.

Der Effekt einer solchen Dauerbehandlung ist jedoch nur schwer zu beurteilen, er scheint jedenfalls nicht sehr groß zu sein. Eine längerdauernde Behandlung mit breiter wirksamen Antibiotika ist eher erfolgversprechend, scheitert jedoch meist an den Nebenwirkungen. Auch die zunehmende Resistenz der Erreger ist von Nachteil.

Als physikalische Maßnahme kommen vor allem *Inhalationen* in Betracht. Diese werden entweder vom Patienten im Hause mit Einatmungen verdampfter Medikamente oder mit Aerosolgeräten meist in der Praxis des Arztes durchgeführt. Häufig genug und lege artis angewandt können hiermit gute Erfolge erzielt werden. Sehr empfehlenswert ist auch eine *Atemgymnastik* unter kundiger Anleitung.

Bei der obengenannten Untersuchung der Fälle von chronischer Bronchitis in einer Allgemeinpraxis konnte festgestellt werden, daß etwa 9 % zeitweilig mit Inhalationen oder mit Kortikosteriden und rund 10 % zeitweilig mit Sulfonamiden oder Antibiotika behandelt werden mußten.

Im Rahmen der Behandlung sind *Klimakuren* in Luftkurorten, in denen eine geeignete und intensive Atemwegstherapie möglich ist, von Nutzen. Sie können in vielen Fällen eine langanhaltende Besserung der Beschwerden bewirken.

Besonders bei älteren Patienten ist auf den Zeitpunkt der *beginnenden Herzmuskelinsuffizienz* zu achten. Diese stellt sich bei jahrelangem Bestehen der chronischen Bronchitis praktisch immer ein, kann aber bei der ohnehin bestehenden Dyspnoe schwer zu erkennen sein. Sie erfordert eine maßvolle Digitalisierung, wobei eine Zunahme der Stauung im kleinen Kreislauf vermieden werden muß.

Patienten mit einer chronischen Bronchitis müssen auf diese Weise meist *jahrelang beobachtet und behandelt* werden. Die besonders nahe Kenntnis des Patienten und seiner Umgebung, sowie seiner arbeitsmäßigen Belastung und die Möglichkeit einer intensiveren therapeutischen Beeinflußbarkeit des Patienten geben dem Allgemeinmediziner eine ungewöhnlich gute Position in der Behandlung dieses Leidens.

Herz- und Kreislauferkrankungen

Einzelheiten der Diagnostik und Therapie von Herz- und Kreislauferkrankungen werden in den entsprechenden Lehrbüchern der inneren Medizin abgehandelt. Hier können deshalb auch nur einige für den Allgemeinmediziner wesentliche Grundzüge und Besonderheiten aus der allgemeinärztlichen Praxis angeführt werden.

Erkrankungen des Herzens und Kreislaufs gehören zu den am häufigsten vorkommenden Leiden in der Allgemeinmedizin. So kommen in einer mittelgroßen Allgemeinpraxis sicher etwa 30—40 Patienten täglich zur Behandlung, die mittelbar oder unmittelbar mit diesen Erkrankungen zu tun haben. Von den rund 600 000 Todesfällen pro Jahr in der Bundesrepublik sterben etwa 240 000, also 40 %, an Herz-, Gefäß- und Kreislaufkrankheiten.

Bei den meisten Herz- und Kreislaufkranken ist wie bei den im vorhergehenden Kapitel beschriebenen chronischen Bronchitikern eine *Langzeitbeobachtung und -behandlung* erforderlich, die am häufigsten in der Allgemeinpraxis durchgeführt wird. Es kommen hier aber auch nicht selten akute *Notfälle* auf diesem Gebiet vor. Zu diesen gehört z. B. der Herzinfarkt, der wegen seiner besonderen Bedeutung hier speziell abgehandelt werden soll.

Aus Gründen der Konzentration sollen hier nur einige allerdings besonders häufige und praktisch wichtige Krankheitsbilder angeführt werden. Es sind dies folgende Gesundheitsstörungen:

> *Hypertonie,*
> *Hypotonie,*
> *Herzinsuffizienz,*
> *Herzinfarkt,*
> *Herzbeschwerden und Problematik ihrer Banalität.*

Hypertonie

Sie gehört zu den häufigsten Krankheitsbildern in der Praxis und hat an Zahl in den letzten Jahren ständig zugenommen. PFLANZ schätzte 1969, daß in der Bundesrepublik rund 6 Millionen Menschen eine Hypertonie aufwiesen, wovon etwa 4 Millionen Folgen am Herzen erkennen ließen. Erfahrungen aus der Praxis lassen eher noch höhere Zahlen erwarten, zumal dieses Leiden sicher inzwischen noch häufiger geworden und auch vermehrt diagnostiziert worden ist.

Diagnose. Sie ist in der Praxis von der *Blutdruckmessung* abhängig, die bei aller Einfachheit jedoch eine Reihe von Fehlermöglichkeiten in sich bergen kann.

Zur Technik und Beurteilung der Blutdruckmessung. Vorbedingung einer exakten Messung ist das einwandfreie Funktionieren des Blutdruckmeßgerätes, dessen Eichung im Abstand von zwei Jahren gesetzlich vorgeschrieben ist. Häufige Fehlerquellen sind ein Brüchigwerden der Gummimanschette, der Schläuche oder des Aufblaseballes, ein lockeres Aufsitzen der Verbindungsstücke und der Ballschraube, Verschmutzungen oder Undichtigkeiten des Glaszylinders, eine Zerteilung der Quecksilbersäule, z. B. durch Luftblasen, ein Abklemmen der Schläuche, ein schiefer Stand des Gerätes, ein zu lockeres Anliegen der Manschette, Ablesefehler durch ein nicht ausreichendes Hochtreiben oder ein zu schnelles Absinkenlassen der Quecksilbersäule usw. Bei Taschengeräten ist außerdem auf ein Nachlassen der Federspannung zu achten. Auch automatische Blutdruckmeßgeräte sollten von Zeit zu Zeit überprüft werden. Die mit der üblichen Manschette von 12 cm Breite gemessenen Werte müssen bei Über- oder Unterschreiten eines mittleren Oberarmumfanges durch einfach zu handhabende Meßbänder korrigiert werden.

Ein einmalig gemessener Blutdruckwert hat meist noch keine hinreichende Aussagekraft. Erst ein Durchschnittswert aus mehreren Messungen läßt eine genauere diagnostische Aussage zu. Emotionell bedingte Erhöhungen sind besonders bei der ersten Untersuchung häufig, eine Therapie sollte in manchen Fällen erst nach einer oder mehreren weiteren Untersuchungen einsetzen. In der Klinik vor allem nach längerer Bettruhe gemessene Werte liegen oft niedriger als solche, die unter den vielfältigen Einwirkungen des Alltagslebens in der Praxis festzustellen sind. Die Messungen müssen immer in der gleichen Körperhaltung (Sitzen, Liegen, Stehen) vorgenommen werden, um vergleichbar zu sein. Für die Beurteilung der Blutdruckwerte müssen die Faktoren Alter, Geschlecht, Größe, Gewicht und Konstitutionstyp des Untersuchten sowie das Bestehen kreislaufwirksamer Erkrankungen mitberücksichtigt werden.

Selbstmessungen des Blutdruckes durch den Patienten sind vom Standpunkt der Praxis aus in den meisten Fällen nicht empfehlenswert. Die Inkorrektheit der gemessenen Werte und die immer wieder feststellbare psychische Abhängigkeit von den gefundenen Werten lassen eine Selbstmessung generell nicht als ratsam erscheinen. In ausgesuchten Einzelfällen dürfte dagegen nichts einzuwenden sein.

Normale und erhöhte Blutdruckwerte. Die *Weltgesundheitsorganisation* hat 1959 als
Normalwerte weniger als 140 mm Hg systolisch
          und weniger als 90 mm Hg diastolisch
und als Werte für eine
Hypertonie   mehr als 160 mm Hg systolisch
          und mehr als 95 mm Hg diastolisch
festgelegt. Praxisnäher erscheinen die 1960 von Schölmerich angegebenen Richtwerte. Danach besteht eine Hypertonie bei Überschreiten folgender Werte:

bei Jugendlichen: 140/90 mm Hg,
bei Erwachsenen unter 50 Jahren: 150/100 mm Hg,
bei Erwachsenen über 50 Jahre: 160/100 mm Hg.

Auch diese Werte scheinen, was die höheren Lebensalter anbetrifft, für Praxiszwecke nicht in jedem Falle brauchbar zu sein, da bei dem überwiegenden Teil der Menschen ein altersgemäßer Blutdruckanstieg als normal anzusehen ist. So sind exakt gemessene systolische Blutdruckwerte von 170 mm Hg bei 70jährigen oder von 180 mm Hg bei über 80jährigen sicher in vielen Fällen kaum als hyperton oder gar als behandlungsbedürftig anzusehen. Bei *über 70jährigen* dürfte deshalb die alte Faustregel: Systolischer Druck über 100 plus Lebensalter = Hypertonie gewöhnlich Geltung haben, ohne daß selbstverständlich niedrigere Werte unbedingt als hypoton eingestuft werden müssen. Diastolische Werte über 100 mm Hg sind dagegen praktisch immer als pathologisch anzusehen.

Für die Diagnose „Hochdruckkrankheit" ist die Feststellung erhöhter Blutdruckwerte das entscheidende und am einfachsten zu erkennende Symptom. Es ist aber nur das hervorstechendste Kennzeichen einer allgemeinen Kreislauferkrankung, gewissermaßen „die sichtbare Spitze des Eisbergs" dieses Leidens.

Ein Hypertonus wird auch in der Praxis oft nur rein zufällig bei einer Routineuntersuchung entdeckt. Er braucht in den Anfangsstadien keinerlei Beschwerden hervorzurufen. In vielen Fällen allerdings führen bereits Überlastungserscheinungen bestimmter Kreislaufprovinzen den Patienten zum Arzt. So lassen sich Kopfdruck, Schwindel, Störungen des geistigen Leistungsvermögens und anderes als Ausdruck einer zerebralen Kreislaufstörung, Änderung des Seh- oder Hörvermögens als Zeichen einer Dysregulation der Durchblutung dieser Sinnesorgane oder Druck oder Schmerz in der Herzgegend mit Palpitationen, Herzunruhe und letztlich den Zeichen einer Herzmuskelinsuffizienz als Symptome und Folgen einer übermäßigen Belastung des Herzens und Kreislaufs zwanglos erklären. Diese Erscheinungen sind es, die den Patienten primär zum Arzt in die Praxis führen. In anderen Fällen werden solche Kranken vom Augen-, Ohren- oder Nervenarzt, den sie wegen ihrer Beschwerden zunächst aufsuchten, zur entsprechenden Behandlung an ihren Hausarzt überwiesen.

Zur Diagnostik einer *essentiellen* Hypertonie muß stets der Ausschluß einer *symptomatischen* Hypertonie gehören. Letztere kann renal (chronische Nephritis, chronische Pyelonephritis, Goldblatthochdruck usw.) endokrin (Hyperthyreose, Morbus Cushing, Conn-Syndrom), durch eine Aorteninsuffizienz oder eine Aortenisthmusstenose oder auch durch ein Phäochromozytom bedingt sein. Exakte Diagnostik vorausgesetzt kommen Fälle von symptomatischer Hypertonie in der Praxis sicher seltener vor als in der Klinik. Wenn aus klinischer Sicht 80 % aller Hypertoniefälle der essentiellen Hypertonie zugerechnet werden müssen, so ist diese Zahl erfahrungsgemäß in der Praxis sicher höher zu veranschlagen.

Eine Sonderstellung nimmt die *juvenile Hypertonie* ein. Sie ist in der Praxis nicht selten und stellt allen Anzeichen nach den Ausdruck einer übermäßigen Labilität des vegetativen Nervensystems dar. In vielen Fällen wird bei solchen Jugendlichen ein übersteigertes Leistungsstreben deutlich, dem sie selbst im Grunde nicht gewachsen erscheinen. Die hierdurch erzeugte innere Anspannung wird durch ein fast krampfhaftes Bemühen, nach außen hin gleichmütig oder sogar ruhig-überlegen zu wirken, eher noch gesteigert. Mit der Lösung entsprechender Entwicklungsprobleme in der Jugend werden dann meist auch die Blutdruckwerte allmählich zur Norm zurückkehren, wenn auch bei der offenbar primär vorhandenen Übererregbarkeit solcher Menschen labile Blutdruckwerte noch späterhin in bestimmten Situationen festgestellt werden können.

Bei der juvenilen Hypertonie sind Blutdruckerhöhungen über 160 mm Hg systolisch und über 100 mm Hg diastolisch durchaus nicht selten und zwingen immer zum diagnostischen Ausschluß symptomatischer Hypertonieformen. Wenn auch Senkungen der erhöhten Blutdruckwerte unter nicht alltäglichen Bedingungen, wie strenger Bettruhe oder stärkerer Sedierung, möglich sind, so weisen sie doch gewöhnlich eine relativ konstante Höhe auf.

Das gleiche gilt nicht für die sog. *hypertone Kreislaufregulationsstörung,* die durch ständig stark schwankende Blutdruckwerte vom normalen bis in einen deutlich überhöhten Bereich hinein, vielerlei funktionelle Kreislaufbeschwerden und ein allgemeines Spannungs- und Unruhegefühl gekennzeichnet ist. Die Phasen der Erhöhung gehen hier mit Belastungen körperlicher oder emotioneller Art deutlich parallel. Ihr Vorkommen ist nicht allein auf das Jugendalter beschränkt, sie kann sicher noch bis zum 40. Lebensjahr und darüber beobachtet werden. Oft kommen in der Praxis auch hier psychosomatische Mechanismen ähnlich denen bei der juvenilen Hypertonie klar zum Vorschein, wenn auch in diesen Fällen mehr primär persönlichkeitsgebundene Ursachen eine Rolle zu spielen scheinen.

Ob diese beiden Hypertonieformen gewissermaßen ein Reservoir für evtl. später auftretende essentielle Hypertonien darstellen, ist noch fraglich. Meist muß diese Frage wohl verneint werden, obwohl solche Einzelfälle bei einer Langzeitbeobachtung in der Praxis gesehen werden können. Bei später als im Jugendalter auftretenden Hypertonien muß immer die Frühform einer essentiellen Hypertonie in Betracht gezogen werden.

Untersuchung. Sie sollte sich sowohl bei der Anfangsuntersuchung, also nach Feststellung konstant erhöhter Blutdruckwerte, als auch bei Kontrolluntersuchungen im Verlauf der Langzeitbeobachtung und Langzeitbehandlung schematisch etwa wie in den Tabellen 29 und 30 aufgezeigt gestalten.

Mit dieser Untersuchungsmethodik in Form eines „screening" kann es in der Praxis gelingen, Organkomplikationen, Folge- und Begleitkrankheiten der Hypertonie rechtzeitig zu erfassen und eine erfolgversprechende Behandlung zum frühestmöglichen Zeitpunkt einzuleiten.

Therapie. Sie steht naturgemäß in der Praxis ganz im Vordergrund und erlaubt heute vielerlei dem Einzelfall angepaßte Möglichkeiten.

Tabelle 29: Schema der Anfangsuntersuchung nach festgestellter Hypertonie

Untersuchung der Herz- und Kreislauffunktion
Elektrokardiogramm (in Ruhe und nach Belastung, Brustwandableitungen)
evtl. mit Ergometrie
Röntgenuntersuchung derThoraxorgane
Untersuchung des Augenhintergrundes
Harnuntersuchung mit Prüfung der Nierenfunktion
Röntgenuntersuchung der Nieren und ableitenden Harnwege
Palpation und Auskultation der einer Untersuchung zugänglichen Gefäße
evtl. neurologische Untersuchung
Zusätzlich sollten Untersuchungen erfolgen über
    den Fettstoffwechsel
    den Kohlehydratstoffwechsel
    den Harnsäurestoffwechsel und
    die Leberfunktion

Tabelle 30: Schema des zeitlichen Ablaufs von Kontrolluntersuchungen bei bestehender Hypertonie

alle 3—6 Wochen	Blutdruckmessungen
	Routineuntersuchung des Herz-Kreislauf-Systems mit Überprüfung der Funktionsfähigeit
alle 12 Wochen	Harnuntersuchung
alle 6—12 Monate	Elektrokardiogramm (Ruhe, Belastung, Brustwandableitungen)
	Augenhintergrunduntersuchung
	Untersuchung des Gefäßsystems
alle 12 Monate	Röntgenuntersuchung der Thoraxorgane
	Nierenfunktionsprüfung
	Untersuchungen des Fett-, Kohlehydrat- und Harnsäurestoffwechsels sowie der Leberfunktion
	evtl. neurologische Untersuchung

Medikamentöse Behandlung. Hier stehen folgende Grundsubstanzen zur Verfügung:

Sedativa bzw. Ataraktika,
Rauwolfia-Alkaloide,
Dihydralazine (Hydrazinophthalazine),
Saluretika (in Kombinationspräparaten),
Methyldopa,
Clonidin,
Sympathikusblocker.

Für die Anwendung in der Praxis soll im folgenden das Schema einer *Wirkungsreihe* (Tab. 31) vorgeschlagen werden, das sich auf die Therapie bei verschiedenen Schweregraden der essentiellen Hypertonie bezieht.

Tabelle 31: Schematische Darstellung der Anwendungsbereiche antihypertensiv wirksamer Substanzen bei verschiedenen Formen der Hypertonie

Formen	Substanzen	Beispiele
Beginnende und leichtere Formen evtl. Juvenile Hypertonie und Hypertone Kreislaufregulationsstörung	Sedativa	Bellergal, Luminaletten
	Ataraktika	Adumbran, Valium
	Rauwolfia-Alkaloide (Reserpin oder Gesamtalkaloide)	Sedaraupin, Serpasil Raupina
	Beta-Rezeptorenblocker	Dalzic
Leichte bis mittelschwere Formen	Rauwolfia-Alkaloide (Reserpin oder Gesamtalkaloide)	Sedaraupin, Serpasil Raupina
	Rauwolfia + Saluretikum	Bendigon, Briserin, Darebon, Modenol, Nortensin, Repicin, Terbolan
	Rauwolfia + Dihydralazin	Adelphan, Ipharon
	Rauwolfia + Dihydralazin + Saluretikum	Adelphan-Esidrix, Elfanex
	Rauwolfia + Methyldopa + Saluretikum	Caprinol
Mittelschwere Formen	Methyldopa	Presinol, Sembrina
	Methyldopa + Saluretikum	Sali-Presinol, Sembrina-Saltucin
	Clonidin	Catapresan
Schwere bis schwerste Formen	Guanethidin	Ismelin

Die wichtigsten *Nebenwirkungen* der in Tab. 31 angeführten Substanzen sind folgende:

Sedativa: Müdigkeit, Gewöhnung, Allergie.

Ataraktika: Beeinträchtigung des Reaktionsvermögens (Straßenverkehr!), Müdigkeit, Benommenheit, Potenzierung der Wirkungen von Alkohol und Barbituraten, Gewöhnung bis Abhängigkeit.

Rauwolfia-Alkaloide (speziell Reserpin): Sedierung (Straßenverkehr!), Neigung zu depressiven Verstimmungen. Magen-Darm-Störungen, Bradykardie, Ödemneigung, Kollapsbereitschaft, Allergie, „verstopfte Nase".

Saluretika: Kaliummangelzustände (Substitution!), diabetogene Wirkung, Auslösung von Gichtanfällen (Verminderung der Harnsäureausscheidung), gastrointestinale Störungen, orthostatische Zustände.

Dihydralazin: Magen-Darm-Störungen, Tachykardie, Schwindel, Kopfdruck.

Methyldopa: Sedierung, Magen-Darm-Störungen, Mundtrockenheit, Fieber.

Clonidin: Sedierung, Potenzierung von Alkohol- und Schlafmittelwirkungen, Magen-Darm-Störungen, Schwindel.

Guanethidin (Sympathikusblocker): Orthostatische Kollapsneigung, Diarrhö.

Die Dosierung muß den jeweiligen Erfordernissen des Einzelfalles angepaßt werden. Ein Wechsel des Präparates ist besonders zu Beginn der Behandlung oft erforderlich, um eine geeignetere Wirkung erzielen zu können. Es empfiehlt sich, wie bei der Behandlung anderer Krankheiten auch, in der Praxis nur mit wenigen Präparaten zu arbeiten, mit deren Wirkungsweise und Nebenwirkungen der Behandler gut vertraut ist.

Die medikamentöse *Einstellung* von Hypertonikern muß heute in gleicher Weise erfolgen wie die bei Diabetikern oder bei Patienten mit einer Herzinsuffizienz. Nur so lassen sich langfristig die Komplikationen dieses Leidens im gesamten Gefäßbereich, insbesondere in den vor allem gefährdeten zerebralen, kardialen und renalen Abschnitten mit ihren deletären Folgen hinausschieben oder überhaupt verhindern und damit die Lebenserwartung verbessern.

Weitere Behandlungsmaßnahmen. In erster Linie ist hier die *Regelung der allgemeinen Lebensführung* zu nennen. Es sollte trotz der hervorragenden medikamentösen Behandlungsmöglichkeiten nicht vergessen werden, daß in vielen Fällen von Hypertonie eine Änderung der Lebensweise unter ärztlicher Anleitung, möglichst unter der des Hausarztes, von gleicher, wenn nicht gar von größerer Bedeutung ist.

Hierzu gehört einmal die möglichst weitgehende *Vermeidung oder Umgehung von ständigen Erregungs- und Anspannungszuständen.* Diese liegen häufig im familiären oder weiteren Umweltbereich des Patienten, oft sind sie vor allem beruflich bedingt. Wenn auch gerade der Allgemeinarzt weiß, wie schwer solche chronischen Konfliktsituationen oder mißliche Lebenslagen zu ändern oder überhaupt gar zu beheben sind, so kann er doch durch den nahen Kontakt mit dem Patienten und dessen Umwelt vieles und das oft als einziger bewirken. Zu denken ist hier an seinen nicht selten entscheidenden Beitrag zur Änderung von Wohnverhältnissen und Arbeitsbedingungen (Berufs- oder Arbeitsplatzwechsel, Befreiung von Schichtarbeit usw.). Durch seinen nahen Einblick in die gesamten familiären Verhältnisse ist es ihm häufig möglich, zur Lösung ständiger Konfliktstauungen in diesem Bereich beizutragen oder Spannungen zu mildern. Auch bei dieser Erkrankung kann man damit einen Eindruck von diesem Teil der Alltagsarbeit des Allgemeinmediziners gewinnen, der praktisch für den einzelnen Patienten oft viel wichtiger und auch effektvoller ist, als eine rein schematisch durchgeführte und technisch perfektionierte unpersönliche Therapeutik.

Zur Regelung der Lebensweise gehört aber auch das Einhalten oder Erreichen eines normalen *Körpergewichtes.* Hierzu ist eine ständige Unterweisung des Patienten im Hinblick auf eine quantitativ und qualitative richtige *Ernährung* nötig. Diese sollte kochsalzarm sein. Die Schwierigkeit für den Patienten und seine Bereitschaft, für dauernd eine solche Ernährung im Alltagsleben durchführen zu können, wird allgemein weit unterschätzt. Hier können allzu theoretische Vorstellungen nur den Sinn für die Realität verstellen. Oft kann therapeutisch eine Ausschwemmung von NaCl einfacher durch Gaben von Saluretika, die meist ohnehin gegeben werden müssen, erreicht werden. Der Genuß von Kaffee und Tee ist zum mindesten stark einzuschränken, in vielen Fällen aber zu verbieten, da eine Übermäßigkeit kaum zu verhindern oder nachzuprüfen ist. Koffeinfreier Kaffee bietet sich hier als Ausweg an. Vom Rauchen, vor allem vom Zigarettenrauchen, ist dringend abzuraten; in fortgeschrittenen Fällen ist es zu untersagen. Alkohol sollte in kleinen Mengen (z. B. 1 Glas Weißwein abends) erlaubt sein, hochprozentige und sehr anregende alkoholische Getränke sind allein schon wegen ihres hohen Nährwertes nur ausnahmsweise in geringer Menge zu gestatten.

Im allgemeinen wird der Wert einer *körperlichen Betätigung* für den Hypertoniker zu wenig betont. Unter der Voraussetzung, daß keine ausgeprägte Herzinsuffizienz vorliegt, sollte der Hypertoniker mehr als andere Menschen zur Bewegung und darüber hinaus zu einem ständigen leichten körperlichen Training angehalten werden. Auch eine Betätigung in einem Sportverein, wobei natürlich Höchstleistungen, Preßatmung, plötzliche Anspannungen und Streßsituationen vermieden werden sollen, sind anzuraten. Schon als Maßnahmen gegen eine Übergewichtigkeit sind solche Aktivitäten sehr nützlich.

Bei Patienten mit stark erhöhten Blutdruckwerten, die eine Apoplexiegefahr annehmen lassen, kann in der Praxis ein *Aderlaß* wertvoll sein. Hierbei wird dem liegenden Patienten zwischen 250–500 ml Venenblut in einem Zeitraum von 10–15 Minuten mit einer Flügelkanüle, evtl. unter zusätzlichem Absaugen mit größeren Spritzen entnommen. Eine Aufsicht des Patienten während und einige Zeit nach der Blutentnahme (möglichst mit Blutdruck- und Pulskontrolle) ist erforderlich; der Patient sollte in jedem Falle nach dem Aderlaß 20–30 Minuten liegenbleiben. Mit einem solchen Aderlaß gelingt es, einen zumeist deutlichen Blutdruckabfall zu erreichen, der auch einige Tage anhalten kann. Längerdauernde Blutdrucksenkungen sind nicht zu erwarten, ein kurzdauernder Effekt kann aber bei kritischen Blutdruckhöhen (z. B. weit über 250 mm Hg systolisch) therapeutisch sehr wertvoll sein. Wiederholte Aderläße etwa in zwei- bis dreiwöchigen Abständen in begrenzter Zahl sind unter Blutbildkontrolle möglich.

Eine beginnende *Überbelastung des Herzens* ist rechtzeitig zu erkennen und zu behandeln (s. S. 130 ff).

Dauerbehandlung. Die Therapie muß beim Hypertoniker in den allermeisten Fällen langzeitig, meist lebenslang, erfolgen. Gelegentlich ist auch hier zur Erzielung eines besseren Langzeittherapieeffektes eine Änderung der medikamentösen Behandlung erforderlich. Ziel der Therapie muß sein, für dauernd eine möglichst gleichbleibende Blutdrucklage, die etwa der altersentsprechenden Norm entsprechen sollte, zu erreichen. Die Belastungen des alltäglichen Lebens, interkurrente Krankheiten, ein Nachlassen der Herzleistung, Komplikationen des Hochdruckleidens und anderes bewirken immer wieder Änderungen der Kreislaufsituation, wodurch häufige *Kontrollen* der Blutdruckwerte erforderlich werden. Diese sollten in der Praxis in längstens drei- bis sechswöchigen Abständen vorgenommen werden. Nützlich sind zu diesem Zweck *Ausweise* oder Kontrollkarten, die die Hypertoniker ständig mit sich führen und in denen der letzte Blutdruckwert und die jeweilige Therapie verzeichnet sind.

Gerade weil der Hypertoniker ein Dauerpatient ist, ist seine Ausrichtung auf einen Arzt, der seine gesamten Lebensumstände und Lebensgewohnheiten kennt, ihn auch sonst wegen anderweitiger Gesundheitsstörungen behandelt und ihn überhaupt gesundheitlich umfassend betreut, im Sinne einer psychologisch fundierten Therapie von besonderer Wichtigkeit. „Das wesentliche Problem der Hypertoniebehandlung ist heute nicht mehr die Möglichkeit der pharmakologischen Beeinflussung des Hochdruckes, sondern die exakte Überwachung und individuelle Behandlung des einzelnen Hypertonikers" (STURM 1971). „Gerade für den Hypertoniker, der mit einer chronischen, ursächlich nicht zu therapierenden Krankheit konfrontiert ist, in vielen Fällen dazu neigt, eigene aggressive Tendenzen zu verdrängen und in die Umgebung zu projizieren, ist eine stabile und vertrauensvolle dauerhafte Beziehung zu einem Arzt, der ihn über Jahre stützt, von großer Bedeutung" (BRÄUTIGAM u. CHRISTIAN 1973).

Hypotonie

Die Hypotonie, besser gesagt der *hypotone Symptomenkomplex* oder die *hypotone Kreislaufregulationsstörung*, spielt in der Praxis eine besondere Rolle. Sie ist häufig, wenn auch z. Z. nicht so weitverbreitet, wie zu Perioden schlechterer allgemeiner Lebensbedingungen (mit Unterernährung, vermehrtem Auftreten akuter und chronischer Infektionskrankheiten, Überbeanspruchungen körperlicher und seelischer Art usw.). Gerade in der Allgemeinpraxis kommen Patienten mit einem hypotonen Symptomenkomplex deshalb relativ oft vor, weil ihre Beschwerden mehr diffuser und vieldeutiger Art sind und meist weniger Veranlassung geben, unmittelbar fachärztliche Behandlung anzustreben. Nichtsdestoweniger werden solche Patienten oft genug vom Facharzt zum Allgemeinarzt überwiesen oder zurücküberwiesen, weil ihre Symptomatik Ausdruck einer hypotonen Kreislauflage verschiedenster Ursache ist.

Erniedrigte Blutdruckwerte. Im Gegensatz zur Hypertonie ist bei der hypotonen Kreislaufregulationsstörung eine feste Abgrenzung zwischen noch normalen und bereits als pathologisch anzusehenden Blutdruckwerten kaum allgemeinverbindlich vorzunehmen.

Weit mehr als bei der Hypertonie spielen bei der Festlegung einer kritischen Blutdruckgrenze nach unten hin bestimmte Faktoren, wie Konstitution, Körpergröße und -gewicht, Geschlecht, Alter usw. eine gewichtige Rolle. Im allgemeinen wird in unseren Breiten eine Hypotonie dann anzunehmen sein, wenn konstant

— der systolische Druck beim Mann unter 110 mm Hg
— bzw. bei der Frau unter 100 mm Hg und
— der diastolische Druck unter 60 mm Hg

gelegen sind.

Einer *Selbstmessung* des Blutdrucks durch den Patienten ist bei diesem Leiden eher mit noch größerem Vorbehalt zuzustimmen als bei der Hypertonie (s. dort).

Im Gegensatz zu den Verhältnissen bei der Hypertonie begründen jedoch hier abnorme Blutdruckwerte nicht in jedem Falle eine Behandlungsnotwendigkeit. Diese ist erst bei Auftreten objektiver und subjektiver Symptome gegeben. Es muß jedoch betont werden, daß das Vorgehen des Arztes in der Praxis stets die stark variierenden Belastungen des Patienten durch das Alltagsleben zu berücksichtigen hat.

Die Einteilung der Hypotonie in eine *symptomatische* und eine *essentielle* Form ist auch für praktisch-ärztliche Belange von Wichtigkeit. Die Zuordnung ist in manchen Fällen erst nach längerer Beobachtung und Kenntnis des Patienten, wozu die Allgemeinpraxis bevorzugte Möglichkeiten bietet, zu treffen.

Symptomatische Hypotonie. Sie ist in der Praxis vor allem bei und nach vielerlei akuten Infekten oft zu beobachten. So tritt sie fast stets bereits nach den so häufigen fieberhaften Infekten der Luftwege oder des Magen-Darm-Traktes mehr oder weniger deutlich in Erscheinung.

Aber auch bei langdauernden chronischen Infekten, bei allgemein konsumierenden Erkrankungen (z. B. Krebsleiden, Unter- und Fehlernährung usw.), bei Intoxikationen, nach Blutverlusten, bei Anämien, kardiovaskulären Erkrankungen (z. B. Aortenstenose) und Endokrinopathien sind oft Erniedrigungen der Blutdruckwerte festzustellen. Es kommt hierbei zu kürzer- oder längerdauernden Zuständen von Schwäche, Schlappheit, Lustlosigkeit, Schwindel, körperlicher und geistiger Leistungsinsuffizienz, depressiver Grundeinstellung, Schweißneigung, Herzklopfen, Druck in der Herzgegend, Gesichtsblässe, Kopfschmerzen, Schwarzwerden vor den Augen, Flatterigkeit und ähnlichem. Objektiv ist meist noch eine Tachykardie, zuweilen auch eine Extrasystolie, schon bei geringer Belastung festzustellen.

Essentielle Hypotonie. Sie ist in der Praxis nicht minder häufig und wird vor allem bei primär asthenischen und labilen Patienten angetroffen. Es sind dies zumeist Menschen, deren Kreislaufregulation unter gewöhnlichen Umständen ausreichend funktioniert, um eine bestimmte niedrige Blutdrucklage zu erhalten. Bei vielerlei Überbelastungen physischer und psychischer Art werden jedoch die Regelmechanismen des Kreislaufs ihre Aufgabe nicht mehr oder nicht mehr voll erfüllen können, und der Blutdruck wird bis an oder unter eine kritische Grenze absinken. Hierzu sind auch solche Fälle zu rechnen, die ohne Belastung normotone Ausgangswerte aufweisen, unter Belastung aber das gleiche Verhalten wie primär hypotone Fälle erkennen lassen. Es kommt dabei dann zu einer Minderdurchblutung wichtiger Gefäßprovinzen, insbesondere im zerebralen Bereich. Eine Herzinsuffizienz muß ausgeschlossen werden.

Die essentielle Hypotonie ist somit als im wesentlichen konstitutions- und anlagebedingt anzusehen. Viele Menschen, die eine derartige Kreislaufsituation haben, werden naturgemäß auf die wechselnden Belastungen des Alltags, die das Kreislaufsystem nicht unbeteiligt sein lassen, mit einer Fülle von Beschwerden reagieren, die z. T. unschwer auf eine Durchblutungsänderung bestimmter Gefäßgebiete zurückgeführt werden können. Bei entsprechend Prädestinierten ist manchmal eine psychische Fixierung nicht auszuschließen.

Jeder in der Allgemeinpraxis tätige Arzt hat stets eine ganze Reihe solcher Patienten in Behandlung, die ihn wegen ihrer Beschwerdeanfälligkeit öfter konsultieren. Unter ihnen sind auch vielfach Menschen im Entwicklungsalter, deren Kreislaufregulation besonderen Beanspruchungen ausgesetzt ist, oder Ältere, bei denen ein altersbedingter Elastizitätsverlust der Gefäße eine Regulationsinsuffizienz hervorruft. Immer wieder aber sind es Menschen, die sich Zeit ihres Lebens „eigentlich nie recht wohl und leistungsfähig" fühlen, häufig neben vielerlei Einzelbeschwerden über eine allgemeine Schwäche zu klagen haben und sich deshalb im Lebenskampf anderen Leistungsfähigeren gegenüber benachteiligt empfinden oder es auch sind. Über den Rahmen des intellektuellen Vermögens hinausgehende oftmals verkrampfte Bemühungen, einen solchen Nachteil zu überwinden, sind manchmal der Grund neurotischen Fehlverhaltens.

Gerade dem Allgemeinarzt mit seiner langjährigen Kenntnis solcher Patienten, ihrer Lebensumstände und Umwelt fällt hier eine wesentliche Aufgabe der Behandlung zu.

Therapie. Diese ist in eine medikamentöse und eine allgemeine Behandlung zu unterteilen.

Medikamentöse Behandlung. Als Richtschnur kann das Schema von Tab. 32 dienen.

Bei der *akuten* Blutdruckerniedrigung mit Präkollapserscheinungen kann die Verabfolgung eines blutdrucksteigernden Mittels in Tropfenform, manchmal auch als Injektion (i. v. oder i. m.) erfolgreich sein.

Tabelle 32: Blutdrucksteigernde Medikamente in der Praxis

Wirkungsort	Wirkungsart	Beispiele
Vorwiegend peripher wirksam	Vorwiegende Vasokonstriktion (Sympathikomimetika)	Novadral Novadral retard Sympatol
	Unterstützung der Vasokonstriktion (Kortikoide, Anabolika) wirksam bei chron. Blutdruckniedrigungen, Steigerung der Herzleistung	Astonin H Docabolin Carnigen Effortil Norphen retard Novadral Veritol
Peripher und zentral wirksam	Stimulation des Vasomorenzentrums Steigerung der Herzleistung verbesserte periphere Durch- Durchblutung	Akrinor Ephedrin Ephetonin Peripherin Veriazol
Vorwiegend zentral wirksam	analeptisch	Cardiazol Coffein Coramin

(nach einer Zusammenstellung der Arzneimittelkommission der Deutschen Ärzteschaft)

Die *längerdauernde* Form der symptomatischen Hypotonie ist die eigentliche Domäne der angegebenen blutdrucksteigernden Substanzen. Sie können in Tropfen oder Tabletten verordnet werden. Da ihre Wirkung meist nur kurzdauernd ist, ist eine Applikation in Depot- oder Retardform angezeigt.

Bei der essentiellen Hypotonie ist der Effekt zumindest auf die meßbaren Blutdruckwerte oft enttäuschend. Am wirksamsten erscheint hier noch die zeitweilige orale Gabe von Kortikoiden bzw. einer intramuskulären Verabfolgung der Kombination der Kortikoiden und Anabolika. Auch eine Hormonbehandlung bei klimakterischen Erscheinungen kann von Nutzen sein.

Allgemeine Behandlung. Diese ist in vielen Fällen wichtiger als eine medikamentöse Therapie. Das trifft naturgemäß besonders für die essentielle Hypotonie zu, die ja in der Regel einer Langzeitbehandlung und -führung durch den Arzt bedarf.

In erster Linie ist hier zu einer *Bewegungstherapie* zu raten. Der Patient sollte sich zunächst einmal angewöhnen, täglich bestimmte gymnastische Übungen zu machen, die möglichst viele Muskelgruppen zur Kräftigung anregen und allgemein einen erhöhten kreislaufwirksamen Muskeltonus herbeiführen. Zum weiteren Training der Muskulatur und der vegetativen Kreislaufregulationsmechanismen sind sportliche Übungen sehr nützlich. Hier kommen besonders Schwimmen und Laufen, möglichst in dosierter, aufbauender Form, infrage. Von Leistungssport muß abgeraten werden. Auch hydrotherapeutische Maßnahmen sind, evtl. in Form einer mehrwöchigen Kur, von Nutzen. Hierbei spielen die zeitweilige Entlastung von Überforderungen des Alltags und eine zusätzliche umstimmende klimatische Reizwirkung oft die entscheidende Rolle.

Bei Vorhandensein ausgedehnter Varizen an den Beinen, in die ein „Versacken" einer nicht unbeträchtlichen Blutmenge hinein erfolgen kann (venöse Form der Hypotonie), ist die Verordnung von Stützstrümpfen für Ober- und Unterschenkel oder eine Varizenentfernung erforderlich.

Ein wichtiger Punkt ist die *Ernährung*. Sie sollte kalorienreich (durch reichliche Eiweiß- und Kohlenhydratzufuhr) und, was oft nicht genug beachtet wird, kochsalzreich sein. Eine überdurchschnittlich hohe Kochsalzzufuhr allein ist imstande, eine, wenn auch begrenzte, Niveauerhöhung des Blutdrucks herbeizuführen. In den meisten Fällen ist eine Gewichtszunahme anzustreben, die als Grundlage für eine Umstimmung der Kreislaufregulation wichtig sein kann.

Von praktischer Bedeutung ist, unter der Voraussetzung einer maßvollen Anwendung, der Genuß von *Kaffee* und *Tee*, die als „Hausmittel" zur Kreislaufanregung ja alltäglich im Gebrauch sind, durchaus aber auch sinnvoll in eine ärztliche Behandlung eingebaut werden können. Das in beiden enthaltene zentral analeptisch wirksame Koffein hat den Vorteil einer psychischen Stimulierung, einer gerade hier wichtigen Behandlungskomponente. Auch die Einnahme kleiner Mengen *alkoholischer Getränke* in dosierter Form und evtl. für eine begrenzte Zeit (z. B. morgens und nachmittags je 20 ml Kognak) ist in manchen Fällen durchaus zu empfehlen. Der Vorteil dieser Genußmittel ist ihre Praktikabilität und Eingängigkeit für den Patienten, als Nachteil sind Gewöhnung oder übermäßiger Gebrauch zu bedenken.

Wohl das Wichtigste aber ist die Beratung und Führung des Patienten im Rahmen der *hausärztlichen Langzeitbehandlung*. Besonders bei den essentiellen Hypotonikern dürfte es in vielen Fällen erforderlich sein, ihnen das Grundlegende ihrer Kreislaufsituation zu erklären, um ihnen die Notwendigkeit einer aktiven Mitarbeit verständlich zu machen. Gerade sie, die wegen ihrer Beschwerdeanfälligkeit oftmals zu einer depressiven Grundstimmung neigen, benötigen in vielen Lebenssituationen die Hilfestellung des Hausarztes.

Ein wichtiges Argument in der ärztlichen Unterhaltung mit dem Patienten ist sicher, daß der Hypotoniker im Durchschnitt eine höhere

Lebenserwartung hat und das ganz besonders im Vergleich mit dem Hypertoniker. Zur besseren Veranschaulichung und grob simplifiziert kann man diese Verhältnisse etwa folgendermaßen charakterisieren: Der Hypertoniker ist aktiver am Leben beteiligt; er wird auch darin durch Beschwerden irgendwelcher Art kaum behindert und hat demzufolge meist mehr vom Leben. Dafür ist sein Leben aber kürzer. Der Hypotoniker wird häufig von gesundheitlichen Störungen in seinem Lebensablauf belästigt und dadurch manchmal in die Passivität gedrängt, ohne „richtig" krank zu sein. Er kommt deshalb zuweilen nicht so recht zum Lebensgenuß, lebt dafür aber meist länger.

Herzmuskelinsuffizienz

Sie gehört zu den häufigsten in der Allgemeinpraxis zu behandelnden Krankheitszuständen. Ihre Diagnose und Therapie sind Alltagsprobleme jedes Allgemeinmediziners. Die wachsende Zahl älterer Menschen in der Bevölkerung und damit auch in der allgemeinärztlichen Praxis hat es mehr und mehr notwendig gemacht, sehr viele Menschen wegen eines Nachlassens der Herzmuskelkraft möglichst frühzeitig und ausreichend zu behandeln.

Es soll hier deshalb auch vorwiegend von diagnostischen und therapeutischen Grundproblemen bei einer Herzmuskelinsuffizienz auf degenerativer Basis, wie sie in der Allgemeinpraxis zum weit überwiegenden Teil beobachtet wird, die Rede sein. Da hier nur allgemeine Richtlinien angegeben werden sollen, ist bewußt auf die Darstellung der Besonderheiten einer Herzinsuffizienz, z. B. bei Herzklappenfehlern, bei Herzrhythmusstörungen und auch auf die der spezifischen Problematik einer Links- oder Rechtsherzinsuffizienz verzichtet worden. Sie muß internistischen Lehrbüchern vorbehalten bleiben. Es soll aber betont werden, daß in jedem Falle einer Herzmuskelinsuffizienz nach deren Ursache gefahndet werden muß, da sich hieraus bedeutende Konsequenzen für eine Therapie ergeben.

Symptomatik. Die Kardinalsymptome einer ausgeprägten Herzmuskelinsuffizienz sind bekannt. Hierzu gehören: Zunehmende Dyspnoe, besonders nach Belastungen, Orthopnoe, Zyanose, Venenstauung, Nykturie, Stauungsorgane (Lunge, Leber, Niere, Magen-Darm-Trakt mit Aszites), Ödeme der abhängigen Körperpartien und Anasarka.

Die meisten dieser Symptome sind Zeichen einer bereits weit fortgeschrittenen Herzmuskelinsuffizienz und sind in der Regel kaum zu übersehen. Von größerer Bedeutung kann es sein, die *Frühzeichen* einer beginnenden Myokardschwäche zu erfassen, um rechtzeitig einer schweren Form der Herzmuskelinsuffizienz mit ihren oben geschilderten gravierenden Folgen vorzubeugen oder diese mindestens zeitlich hinauszuschieben. Eine in der Praxis anwendbare, verläßliche Methodik zur Feststellung entsprechender Frühzeichen gibt es zweifellos nicht.

Doch läßt sich aus der Praxis zu diesem Problem folgendes sagen: Bei aufmerksamer und sorgfältiger langjähriger Beobachtung vieler vorwiegend älterer Patienten werden immer wieder Symptome auffällig, die den Verdacht erwecken, Frühzeichen einer beginnenden Herzmuskelinsuffizienz zu sein. Die Symptome sind meist subjektiver Art, sie sind vielgestaltig und vieldeutig. Folgende Erscheinungen sind hierzu zu rechnen: Nachlassen der körperlichen und geistigen Leistungsfähigkeit, Verdauungsstörungen, Inappetenz, Änderung der Miktionsgewohnheiten (Cave: Prostata!), sexuelle Insuffizienz, Husten, Kopfschmerzen, Schwindel, Schlafstörungen, Beeinträchtigung des Seh- und Hörvermögens, Gefühl der „schweren Beine", Unfähigkeit flach zu liegen und anderes. Die Annahme, daß solche Erscheinungen Frühzeichen einer Herzmuskelinsuffizienz sind, ist selbstverständlich zunächst hypothetisch. Sie kann jedoch durch die Beobachtung, daß sich in nicht weitem zeitlichen Abstand hiervon manifeste Zeichen einer Herzmuskelinsuffizienz entwickeln können, gestützt werden. Selbstverständlich muß bei Auftreten dieser Erscheinungen sorgfältig nach anderen Ursachen hierfür gefahndet werden. Nach Ausschluß dieser kann ein Versuch mit einer Digitalisierung bei der heutigen guten Steuerbarkeit dieser Therapie gerechtfertigt sein. In manchen Fällen ist damit zweifellos ein überraschend guter Erfolg zu verzeichnen.

Therapie. In der *medikamentösen* Behandlung hat nach wie vor die Anwendung *herzwirksamer Glykoside* den Vorrang.
Die moderne Technik der Glykosidbehandlung setzt die Kenntnis einiger Grundbegriffe voraus.

Die enterale *Resorptionsquote* stellt prozentual den Anteil dar, der bei oraler Gabe enteral resorbiert wird.

Die *Wirkungsdauer* spiegelt die Haftfähigkeit im Herzmuskel und damit die Kumulationsneigung wider.

Der tägliche *Wirkungsverlust* oder die *Abklingquote* ist ein Ausdruck der Höhe der Ausscheidung oder des Abbaus des Glykosids.

Die mittlere *Vollwirkdosis* entspricht der Glykosidmenge, die zur vollen Wirksamkeit des Glykosids erreicht werden muß.

Die mittlere *Erhaltungsdosis* ist die Glykosidmenge, die nach Erreichen des Vollwirkspiegels zu seiner Erhaltung täglich gegeben werden muß.

In Tab. 33 sind die entsprechenden Wirkungsdaten einiger heute gebräuchlicher Glykoside aufgeführt.

Kurz zusammengefaßt sind die Eigenschaften und die Hauptindikationen der verzeichneten Glykoside folgende:

Digitoxin (z. B. Digimerck) wird fast vollständig resorbiert, haftet lange (hat also eine hohe Kumulationsneigung), wird demzufolge nur langsam abgebaut oder ausgeschieden und benötigt deshalb zur Erhaltung der Vollwirkung nur eine relativ geringe Nachdosierung.

Tabelle 33 : Wirkungsdaten einiger herzwirksamer Glykoside

Glykosid	Enterale Resorptionsquote in %	Wirkungsdauer in Tagen	Täglicher Wirkungsverlust (Abklingquote) in %	Mittlere Vollwirkdosis in mg	Mittlere Erhaltungsdosis in mg
Digitoxin	80—100	bis 15	ca. 7	2,0	0,1—0,2
Beta-Acetyl-Digoxin	90	6—8	20	2,0	0,4
Beta-Methyl-Digoxin	ca. 100	4—8	20	0,9—1,4	0,2—0,3
k-Strophanthin	gering u. ungleichmäßig	bis 3 (i.v.)	ca. 40	0,6—0,8 (i.v.)	0,25 (i.v.)

(nach einer Zusammenstellung der Arzneimittelkommission der Deutschen Ärzteschaft und *Heinecker*)

Digitoxin ist wegen seiner frequenzsenkenden Wirkung vor allem bei Herzmuskelinsuffizienzen, die mit einer Tachykardie einhergehen, angezeigt.

Beta-Acetyldigoxin (z. B. Novodigal) wird fast vollständig resorbiert, hat eine mittlere Wirkungsdauer, wird zu $1/5$ täglich abgebaut oder ausgeschieden und erfordert deshalb eine etwas höhere Nachdosierung.

Beta-Methyldigoxin (z. B. Lanitop) ist in seinen Eigenschaften ähnlich dem Beta-Acetyldigoxin.

Beta-Acetyldigoxin und Beta-Methyldigoxin sind als „mittelstark" wirksame Glykoside wegen ihrer guten Steuerbarkeit bei allen gängigen Formen der Herzmuskelinsuffizienz besonders in der ambulanten Praxis indiziert.

k-Strophanthin wird enteral praktisch nicht resorbiert und muß deshalb immer intravenös verabreicht werden. Es hat eine sehr kurze Wirkungsdauer, weil es schnell wieder ausgeschieden wird.

Es eignet sich deshalb praktisch vor allem zur Behandlung einer akuten Herzmuskelinsuffizienz. Zur Erhaltung einer Vollwirkdosis muß eine zweimalige intravenöse Injektion von $1/8$ mg täglich erfolgen. Zur Dauerbehandlung einer Herzmuskelinsuffizienz in der Praxis ist es daher ungeeignet.

Die in der Tabelle angegebenen *Dosierungen* für die Vollwirk- und Erhaltungsdosen stellen Mittelwerte dar. Jeder Einzelfall einer Herzmuskelinsuffizienz benötigt eine individuelle Dosierung. Das trifft auch für die Zeit zu, in der der Vollwirkspiegel erreicht werden soll.

Eine *Schnellsättigung* ist in der Praxis nur in Ausnahmefällen erforderlich. Hierbei muß der Vollwirkspiegel in 1—2 Tagen erreicht werden.

Eine *mittelschnelle Sättigung* wird das Erreichen des Vollwirkspiegels in etwa 3—6 Tagen anstreben. Sie ist in der Praxis fast immer die Methode der Wahl. So kann zum Beispiel beim Beta-Acetyldigoxin mit einer täglichen Gabe von 0,6 bis 0,8 mg fast immer in 3—5 Tagen der Vollwirkspiegel eingestellt und auf die Erhaltungsdosis umgestellt werden.

In manchen Fällen, in denen z. B. bei gehäufter ventrikulärer Extrasystolie, bei Überleitungsstörungen oder bei einer Hypokaliämie mit einer verringerten Glykosidtoleranz gerechnet werden muß, kann eine *langsame Sättigung* im Zeitraum von 2—3 Wochen erfolgen. Das kann in der Praxis auch dann notwendig sein, wenn die Möglichkeit zu Kontrolluntersuchungen des Patienten nur in beschränktem Umfange gegeben ist. Hierbei, wie bei der Methode, gleich mit der Erhaltungsdosis zu beginnen, um damit eine langsame Aufsättigung zu erreichen, besteht aber die Gefahr, unkontrolliert in den toxischen Bereich zu gelangen.

Intoxikationserscheinungen als Folge einer Überdosierung sind nicht selten. Da der Patient in der Praxis nicht in jedem Falle täglich unter Kontrolle stehen kann, ist es möglich, daß sie hier erst einige Tage nach ihrem Auftreten vom Arzt festgestellt werden können. Im Vordergrund stehen dabei oft die Zeichen einer allgemeinen Intoxikation, wie Schlappheit, Unwohlsein, Depressivität, Appetitlosigkeit, Übelkeit und zumeist auch Blässe. Objektiv finden sich *Herzrhythmusstörungen* wie Bradykardie und Extrasystolie, die manchmal auch am Beginn allein vorhanden sein können. Als fortgeschrittenes Zeichen der *gastrointestinalen* Intoxikation können auch Erbrechen und seltener Durchfälle vorkommen. Weniger häufig sind *Sehstörungen*, wie Augenflimmern, Gelb- und Grünsehen, die manchmal erst nach längerdauernderer Überdosierung auftreten. Bei Kaliummangel treten Rhythmusstörungen unter einer Glykosidtherapie häufiger auf. Rein probatorisch sind zusätzliche Kaliumgaben oft empfehlenswert.

Immer wieder taucht gerade in der Praxis die Frage auf, ob die Magen-Darm-Störungen auch die Folge nicht behobener Stauungserscheinungen (z. B. Stauungsgastritis) sein können, die eher noch eine Erhöhung der Glykosiddosis verlangen würden. Die Unterscheidung gegenüber einer Glykosidüberdosierung bereitet in der Tat oft Schwierigkeiten. Die allgemeine Kenntnis des Patienten, das Bestehen anderer Intoxikationszeichen (wie z. B. Bradykardie und Extrasystolie) und eine zeitweilige Reduktion der Glykosidmenge führen hier meist weiter.

Ein völliges Absetzen der Glykosidtherapie ist nur in wenigen Fällen erforderlich und auch nicht zu empfehlen. Besonders in der Praxis kommt es wegen einer angeblichen *Unverträglichkeit* eines Glykosid-präparates zu einem Selbstabsetzen des Mittels durch den Patienten. Eine Glykosidunverträglichkeit gibt es praktisch nicht. Bei Auftreten entsprechender Erscheinungen müssen immer Indikation und Dosierung einer Glykosidtherapie vom behandelnden Arzt überprüft werden. Es muß aber aus der Erfahrung in der Praxis heraus gesagt werden, daß selbst bei unsicherer Indikation, die durchaus gegeben sein kann (s. Frühzeichen einer Herzmuskelinsuffizienz!), auch eine längerdauernde Gabe kleiner Glykosidmengen, etwa 0,1 oder 0,2 mg Beta-Acetyldigoxin, im allgemeinen keine Intoxikationserscheinungen hervorzurufen pflegt.

Besonders wichtig bei angeblicher Unverträglichkeit ist die eindringliche Aufklärung des Patienten über die Eigenart der Glykosidtherapie und ihre Bedeutung für seine sachgemäße Behandlung. Eine unregelmäßige oder intermittierende Medikation ist eher mit Nachteilen verbunden. Die permanente Führung der Glykosidtherapie durch den Hausarzt mit der Kenntnis der Individualität des Patienten kann gerade in diesem Bereich besonders erfolgreich sein.

Dauertherapie. Die Behandlung einer Herzmuskelinsuffizienz mit Glykosiden muß in den meisten Fällen langfristig, vielfach lebenslang, erfolgen. Das trifft naturgemäß vor allem für ältere Patienten zu. Therapiekontrollen sollten, wenn man von der Einstellungszeit absieht, anfangs in 2- bis 3wöchigen, später in 4- bis 6wöchigen Abständen erfolgen. Bei Auftreten anderweitiger Erkrankungen, z. B. mit hochfieberhaften Zuständen (wozu auch bereits heftig auftretende grippale Infekte gehören können) oder solchen, die mit einer Störung der enteralen Glykosidresorption verbunden sein können, ist eine Überprüfung der Therapie erforderlich. Das gleiche kann bei Vorkommen außergewöhnlicher körperlicher, aber auch psychischer Belastungen infrage kommen. Bei allen diesen Zuständen kann in manchen Fällen eine Um- oder Neueinstellung der Dosierung nötig werden. Bei einer Dauertherapie sind gelegentliche Untersuchungen des Kaliumwertes oder Kaliumgaben zu empfehlen.

Es kann heute wohl kein Zweifel daran sein, daß mit einer sachgemäß durchgeführten Glykosid-Dauertherapie in der breiten allgemeinärztlichen Praxis die Gefährdung vieler besonders älterer Patienten durch Krankheiten und eine Reihe schwerwiegend belastender Lebensumstände abgemildert werden kann. In nicht wenigen Fällen dürfte damit sogar eine Verbesserung der Lebenserwartung solcher Patienten wahrscheinlich sein.

Digitaloide. Bei einer deutlich nachweisbaren Herzmuskelinsuffizienz kann der Effekt von Digitaloiden wegen ihrer unsicheren und schwankenden Resorption nur gering sein. Aus den gleichen Gründen ist auch eine Wirksamkeit bei leichteren Fällen fraglich. Durch die Steuerbarkeit moderner Glykoside kann der Anwendungsbereich von Digitaloiden auch weitgehend eingeschränkt werden. In vielen Fällen mit vorwiegend vegetativen Herzbeschwerden wird der weitgehend vorhandene Plazeboeffekt solcher Mittel genutzt werden können (z. B. in Form von „Goldtropfen").

Ödemausschwemmung. Die Verbesserung der Förderleistung des Herzens durch eine *Glykosidtherapie* ist die wesentliche Grundlage der Ausschwemmung kardialer Ödeme. Hierdurch und durch Einhaltung *körperlicher Ruhe,* in schweren Fällen von mehrtägiger *Bettruhe* mit erhöhtem Oberkörper, ist bereits eine weitgehende Ödemausschwemmung zu erreichen.

Diuretika. Sie stellen eine oft entscheidende Unterstützung der Entwässerungsbehandlung dar. In Tabelle 34 sind einige moderne Diuretika aufgeführt, die auch in der Praxis häufig verwandt werden.

Tabelle 34: Neuere Diuretika in der Praxis

Bezeichnung	Wirkungsweise	Nebenwirkungen und Besonderheiten	Beispiele
Saluretika	Hemmung der tubulären Rücksorption von Na, Cl und K und damit vermehrte Ausscheidung dieser Elektrolyte	Hypokaliämie, diabetogener Effekt, Verminderung der Harnsäureausscheidung (Gichtanfälle)	Hydrochlorothiazide (Baycaron, Drenusil, Esidrix, Saltucin,) Brinaldix, Mefrusid, Chlortalidon, (Hygroton) Furosemid (Lasix)
Etacrynsäure	wie Saluretika	Hypokaliämie, selten Anstieg des Serumharnstoffes	Hydromedin
Aldosteronblocker	Blockierung der tubulären Na-Rückresorption durch Aldosteron. Besonders wirksam bei sek. Hyperaldosteronismus, z.B. bei hepatogenen Ödemen und Aszites	K-Retention, verzögerte Wirksamkeit	Spironolacton (Aldactone)
Triamteren	ähnliche Wirkung wie Aldosteronblocker	K-Retention	Jatropur Dytide-H

Je nach Lage des Falles wird beispielsweise an 2 oder 3 Tagen in der Woche jeweils 40 mg Furosemid oral verordnet. Die Einnahme soll möglichst in den Morgenstunden erfolgen, damit die einsetzende Diurese nicht zu einer Störung der Nachtruhe führt. Dabei sollte zweckmäßigerweise einige Stunden nach der Applikation körperliche Ruhe (wenn möglich mit Hochlagern der Beine) eingehalten werden, um die Diurese noch effektiver zu gestalten. Im Bedarfsfalle kann die Dosierung auch höher liegen. Von Ausnahmen bei Patienten mit schwerer Herzmuskelinsuffizienz abgesehen, bei denen eine tägliche Dauermedikation zwingend notwendig ist, sollte immer eine intermittierende Therapie mit diuretisch wirksamen Substanzen erfolgen, um Nebenwirkungen zu vermeiden. Gelegentlich kann auch bei noch nicht klar erkennbaren Stauungserscheinungen eine Einzelgabe eines Diuretikums verordnet werden, die in manchen Fällen einer latent bereits vorhandenen Stauung überraschend hohe Harnschwemmen ergeben kann. Eine parenterale Gabe von Diuretika ist in der Praxis nur selten angezeigt.

Bei Auftreten von *Nebenwirkungen* durch eine Hypokaliämie (Schlappheit, Adynamie, Muskelschmerzen, Herzrhythmusstörungen) ist eine Substitution von Kalium in Form von Dragees, Granulat oder Brausetabletten erforderlich. Auch prophylaktische Kaliumgaben, in der Praxis sehr zweckmäßig in Form von Bananen, getrockneten Aprikosen oder Apfelsinen, sind häufig anzuraten. Bei einer längerdauernden Behandlung mit Saluretika oder Etacrynsäure sind regelmäßige Kontrollen des Kaliumspiegels im Serum, evtl. auch des Kohlenhydrat- und Harnsäurestoffwechsels zu empfehlen.

Unter Praxisbedingungen muß eigentlich immer zu einer Einschränkung übermäßiger *Trinkmengen* und zu einer verminderten *Kochsalzzufuhr* geraten werden. Die Lebensgewohnheiten vieler Patienten stehen hier der Wirksamkeit einer antidiuretischen Therapie oft entgegen.

Der *Erfolg* einer Entwässerungsbehandlung ist häufig nicht nur durch eine Besserung der subjektiven und objektiven kardialen Insuffizienzerscheinungen festzustellen, sondern (oft einfacher) durch eine Verminderung des Körpergewichtes zu objektivieren. Eine regelmäßige Gewichtskontrolle des Patienten ist deshalb zweckmäßig.

Koronartherapeutika zur Verbesserung der Durchblutung der Herzkranzgefäße werden auch bei der Behandlung der Herzmuskelinsuffizienz vielfach angewandt. Eine entscheidende Wirksamkeit bei dieser Indikation ist in der Praxis kaum zu objektivieren. Eine ausreichend hohe Dosierung, die besonders bei Kombinationspräparaten beachtet werden muß, scheint von Bedeutung für ihren Effekt zu sein.

Allgemeinbehandlung. Vor allem ist ein ausgewogenes Verhältnis zwischen *Ruhe* und *Bewegung* in jedem Falle individuell zu regeln. Patienten mit schweren Zeichen einer Herzmuskelinsuffizienz bedürfen naturgemäß der Bettruhe, die evtl. auch mehrere Wochen dauern muß. Nach einer Besserung ist eine ansteigend dosierte Belastung in Übereinkunft mit dem Patienten festzulegen. Bei leichteren Fällen müssen Anweisungen z. B. über die notwendige Dauer der Nachtruhe, über die Einhaltung einer bestimmten Liegezeit nach dem Mittagessen und über die Art und Zeitdauer der körperlichen Belastung im Tagesablauf erfolgen. Ein gewisser Trainingseffekt auf den Herzmuskel ist bei der Belastung im Auge zu behalten.

Die *Ernährung* sollte nicht allzu kalorienreich sein und am besten in häufigeren kleinen Mahlzeiten am Tage bestehen, um plötzliche kalorische Belastungen des Stoffwechsels zu vermeiden. Fettreiche, schwerverdauliche und blähende Speisen sind zu untersagen. Die mangelhafte Orientiertheit vor allem älterer Menschen über eine gesundheitlich vernünftige Kost tritt hier besonders häufig zutage. Eine dahingehende Beratung gehört zu den täglichen Aufgaben des Allgemeinmediziners.

Zur *Regelung der Lebensweise* des Patienten gehören auch das Fernhalten psychischer Belastungen, die Entschärfung sozialer Konfliktsituationen, die Besserung äußerer Lebensverhältnisse (günstigere Wohnbedingungen, Einleitung fürsorgerischer Maßnahmen oder ähnliches) und nicht selten auch eine Änderung der beruflichen Anforderungen. Auch hier liegt die Führung des Patienten unter den gegebenen Verhältnissen größtenteils in Händen des Allgemeinarztes, der dazu in vielfältiger Weise tätig ist.

Herzinfarkt

Die *Häufigkeit* des Herzinfarktes in der Bevölkerung ist nicht genau bekannt, sie kann bis zu 3 $^0/_{00}$ betragen. Nach Angaben des Rehabilitationsausschusses der Internationalen Gesellschaft für Kardiologie sollen ischämische Herzerkrankungen in vielen Wohlstandsländern sogar ein Drittel bis zur Hälfte aller Todesfälle überhaupt verursachen sowie bis zu 25 % der ersten Herzanfälle innerhalb weniger Stunden tödlich ausgehen. Man kann als sicher annehmen, daß mindestens 120 000 Bundesbürger pro Jahr an einem Herzinfarkt sterben. Dabei ist zu beachten, daß in den letzten Jahren immer mehr Menschen jüngerer Jahrgänge an einem Herzinfarkt erkrankten. Die Letalität des Herzinfarktes ist außerordentlich hoch. In Intensivstationen sehr großer Kliniken sterben etwa 30 % aller eingewiesenen Herzinfarktpatienten.

Die Angaben der *Morbidität* an Herzinfarkt beruhen praktisch immer auf Schätzungen. Nach den Erfahrungen in der Praxis tätiger Ärzte ist es möglich, daß die Zahl der Herzinfarktkranken noch wesentlich höher liegt als angegeben. Jeder Allgemeinarzt kann viele Fälle beobachten, deren Herzinfarkt stumm verlaufen ist und nur zufällig erst längere Zeit hinterher elektrokardiographisch entdeckt wird. Außerdem kommt es besonders bei älteren Menschen zu einem plötzlichen Herztod, dessen Ursache sicher nicht selten ein Herzinfarkt ist.

Der Allgemeinmediziner muß einerseits die *präklinische* Behandlung, d. h. vor allem die Frühdiagnostik und die Frühbehandlung bis zur Einweisung in ein Krankenhaus übernehmen. Andererseits obliegt ihm die *postklinische* Behandlung, also hauptsächlich die langfristige Nachbehandlung, hausärztliche Betreuung und wesentliche Mithilfe bei der Rehabilitation des Herzinfarktpatienten.

Frühdiagnose. Die Frühdiagnose eines Herzinfarktes kann unter den Bedingungen der allgemeinärztlichen Tätigkeit schwierig sein. Die Diagnose muß häufig bei einem Besuch des Patienten im Hause gestellt werden. Die diagnostischen Möglichkeiten sind dann durch die äußeren Verhältnisse und dadurch, daß große technische Untersuchungen nicht durchführbar sind, sehr beschränkt. Außerdem muß fast in jedem Falle sehr schnell eine diagnostische Entscheidung getroffen werden; längeres Zuwarten oder häufiges Nachbeobachten sind oft nicht möglich oder können den Patienten unnötig gefährden.

Tabelle 35: Besondere Möglichkeiten der Symptomatik bei Bestehen eines Herzinfarktes

1.	Status anginosus von 1—2 Stunden oder längerer Dauer
2.	Nichtansprechbarkeit auf Nitroglyzerinpräparate
3.	Zur Nachtzeit aus dem Schlaf heraus auftretender Angina-Pectoris-Anfall auch ohne frühere ähnliche Beschwerden
4.	Längerdauernde Stenokardie mit Kollapserscheinungen (Blässe, Schweißausbrüche, Blutdruckabfall)
5.	Längerdauernde Stenokardie mit vorher nicht bekannter Arrhythmie
6.	Längerdauernde Stenokardie mit vorher nicht bekannter deutlicher Bradykardie (unter 50/Min.)
7.	Längerdauernde Stenokardie mit subfebrilen Temperaturen, die auch erst später auftreten können
8.	Plötzlich auftretender längerdauernder vom Herzbereich ausgehender Schmerz mit Ausstrahlung in die rechte Thoraxhälfte, in den rechten Arm, in die Halsgegend (mit Engegefühl am Halse) oder in den Rücken hinein
9.	Kolikähnlicher Schmerz im Oberbauch mit Völlegefühl und eventueller Ausstrahlung in die Herzgegend
10.	Kollapszustand bei älteren Patienten bei bestehender Hypertonie auch bei nur geringen oder fehlenden stenokardischen Beschwerden

Das klassische Bild des Herzinfarktes mit heftiger Stenokardie, Ausstrahlung des Schmerzes in den linken Arm, Vernichtungsgefühl und Kollapsneigung macht diagnostisch keine Schwierigkeiten. Es gibt aber eine nicht geringe Anzahl von Fällen, bei denen die Beschwerden nicht oder nur zum Teil typisch sind. Aus allgemeinärztlicher Erfahrung heraus ist bei Auftreten bestimmter in Tab. 35 aufgeführter Symptome ein Herzinfarkt mit großer Sicherheit anzunehmen.

Wichtig für die *Frühdiagnose* sind die zeitliche Reihenfolge und der Ablauf der klinischen und serologischen Symptome in der ersten Phase der Infarktkrankheit (Abb. 25).

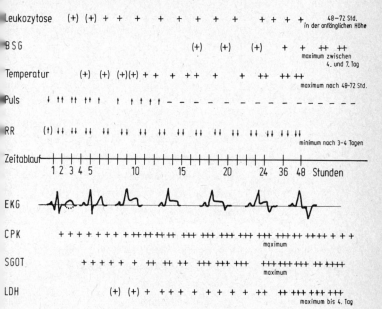

Abb. 25 Schema zur klinischen und serologischen Frühdiagnostik des Herzinfarktes

Hieraus ist zu erkennen, daß die frühesten objektiven Zeichen eines Myokardinfarktes folgende sind:

- Veränderungen des Blutdrucks (nach anfangs möglichem leichten Anstieg ein deutliches Absinken),

- Änderungen der Pulsfrequenz (nach anfänglicher leichter Bradykardie eine deutliche Tachykardie) und

- Ansteigen des Kreatinphosphokinasewertes (CPK).

Es folgen dann die Erhöhung der SGOT (Serum-Glutamat-Oxalaze-tat-Transaminase) und der LDH (Laktat-Dehydrogenase). Gelegentlich sind zu dieser Zeit auch schon ein Anstieg der Temperatur und der Leukozytenzahl feststellbar.

Alle diese Befunde sind bereits vor Eintritt typischer EKG-Veränderungen möglich. Sowohl nach alten Erfahrungen als auch nach neueren Erkenntnissen brauchen somit die typischen EKG-Veränderungen nicht unbedingt zu den Frühzeichen des Myokardinfarkts zu gehören.

Die Erhöhung der Blutsenkung beginnt erst, wenn die Pulsfrequenz wieder normal ist und Temperatur, Leukozytenzahl und Fermentwerte ihre maximale Höhe erreicht haben. Der Blutdruck ist jedoch zu dieser Zeit in der Regel auch weiterhin erniedrigt.

Neben der Kenntnis der Frühzeichen des Herzinfarktes ist es für den Allgemeinarzt auch wichtig zu wissen, in welcher Häufigkeitsverteilung Befunde und Symptome *in der ersten Krankheitswoche* nach dem Infarkt auftreten (Abb. 26).

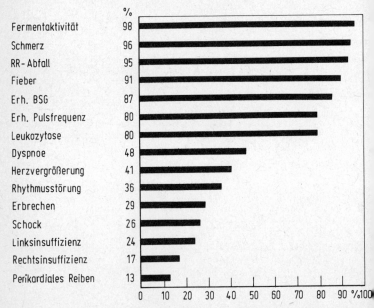

Abb. 26 Häufigkeit der einzelnen Befunde und Symptome in der ersten Krankheitswoche beim Myokardinfarkt (nach WRIGHT u. Mitarb.)

Bei über 90 % aller Fälle bestehen danach die Zeichen einer erhöhten Fermentaktivität, der typische Schmerz, Blutdruckabfall und Fieber. In vier von fünf Fällen sind Pulsfrequenz, Leukozytenzahl und Blutsenkung erhöht. Von besonderer praktischer Bedeutung ist, daß über ein Drittel aller Fälle eine Rhythmusstörung des Herzens aufweist.

Ist die Diagnose eines Herzinfarktes hinreichend gesichert oder besteht auch bei Symptomarmut der dringende Verdacht auf ein Infarktereignis, wird üblicherweise in den meisten Fällen eine sofortige *Klinikeinweisung* erfolgen.

Hausbehandlung. Die rein häusliche Behandlung eines Herzinfarktpatienten erfordert bei der hohen Letalität des Leidens die Übernahme großer ärztlicher Verantwortung. Es soll dabei aber nicht übersehen werden, daß eine Hausbehandlung des Patienten mit Vermeidung der Streßsituation durch Klinikeinweisung und -behandlung und mit Erhaltung des gewohnten häuslichen Milieus Vorzüge haben kann. Im allgemeinen sind jedoch nur bestimmte Fälle für eine Hausbehandlung geeignet. Dazu gehören einmal solche, bei denen der Herzinfarkt allen diagnostischen Anzeichen nach bereits einige Tage oder noch länger vor Beginn der Behandlung eingetreten sein muß, der Patient also die erste, gefährlichste Phase überwunden hat. Darüber hinaus kann man eine häusliche Behandlung solcher Patienten in Betracht ziehen, bei denen der Infarkt nachweislich nur eine geringe Ausdehnung hat und von keinen oder nur geringen Allgemeinerscheinungen begleitet ist. Die Beurteilung muß sich hierbei nach den Befunden des EKGs und der Fermentdiagnostik richten. Störungen der Kreislaufregulation in der Frühphase, Rhythmusstörungen, Kammerflimmern, Fieberzustände, Zeichen einer Herzinsuffizienz, Auftreten von Komplikationen oder das Bestehen schwerwiegender anderweitiger Grundkrankheiten (dekompensierter Diabetes mellitus, generalisierter Gefäßprozeß und anderes) verbieten meist eine häusliche Behandlung des Patienten. Die Möglichkeit einer guten Überwachung und sorgfältigen häuslichen Pflege hat als weitere Vorbedingung zu gelten.

Die *Behandlung* eines Herzinfarktkranken muß sich im Hause wie in der Klinik nach folgenden Grundsätzen richten:

Einhaltung von Ruhe, anfangs von Bettruhe,
Sedierung bzw. Abschirmung gegen emotional wirksame, schädigende Einflüsse von der Umwelt her,
Kreislaufstützung,
Digitalisierung,
Koronartherapie,
Behandlung stenokardischer Beschwerden,
Thromboseprophylaxe.

Präklinische Behandlung. Ist die Behandlung in einem Krankenhaus angezeigt und eingeleitet, so sollten die in Tab. 36 aufgezeigten Richtlinien einer präklinischen Behandlung eingehalten werden.

Tabelle 36: Präklinische Behandlung des Herzinfarkts

1.	Schmerzbekämpfung mit 100 mg Dolantin spezial i.m.
2.	Bei normalem oder niedrigem Blutdruck Flachlagerung. Bei stark erniedrigtem Blutdruck (unter 110 mm Hg bei älteren Pat.) oder Präkollaps Effortil 0,02 i.m.
3.	Bei erhöhtem Blutdruck oder Zeichen einer Lungenstauung fast sitzender Transport, Gabe von Sauerstoff
4.	Bei Extrasystolie oder Tachykardie (über 90/Min.) Xylocain 200 mg in 3 Min. i.v.
5.	Bei Bradykardie (um 50/Min. und weniger) 1/2 mg Atropin langsam i.v.

Bei erniedrigtem Blutdruck wird eine Flachlagerung meist ausreichen und eine medikamentöse Kreislaufstützung nicht erforderlich sein. Effortil erhöht die Herzarbeit nicht wesentlich (nur geringe Steigerung des Herzminutenvolumens), bewirkt aber eine Vergrößerung der „aktiven" Blutmenge. Xylocain hemmt die Reizbildung, Atropin als Parasympathikolytikum regt sie an.

Postklinische Behandlung. Die Nachbehandlung und Betreuung des Patienten nach dem Krankenhausaufenthalt ist eine besonders wichtige Aufgabe des Allgemeinarztes.

Zunächst einmal wird gewöhnlich die in der Klinik begonnene *medikamentöse Therapie* fortgeführt werden müssen. Im übrigen muß dann der Allgemeinmediziner dafür sorgen, daß die gesamte Therapie den gegenüber dem Krankenhaus in jeder Weise veränderten Umweltbedingungen angepaßt wird.

Die *Digitalisierung* ist häufig im Zeitpunkt des Übergangs von der klinischen zur ambulanten Behandlung des Infarktpatienten besonders problematisch. Praktisch besteht in dieser Phase in jedem Falle eine Herzmuskelinsuffizienz mit einer Digitalisbedürftigkeit. Die vermehrte häusliche Belastung jeder Art führt oft schon wenige Tage nach der Klinikentlassung zu beginnenden kardialen Dekompensationserscheinungen. Es ist wichtig, daß der Hausarzt frühzeitig die Insuffizienzzeichen bemerkt und die Digitalisierung den veränderten Bedingungen anpaßt. Zweifellos ist eine Dekompensation bei Infarktpatienten in diesem Stadium nicht mehr so häufig wie früher zu beobachten. Ein Grund dafür mag der sein, daß der Kranke bereits früher in der Klinik mobilisiert wird und damit die Digitalisierung bei der Krankenhausentlassung mehr außerklinischen Bedingungen angepaßt ist. Das heute meist verwendete Acetyldigoxin ist darüber hinaus therapeutisch besser steuerbar als das früher viel gebrauchte Digitoxin. Es erlaubt damit eine optimalere Anpassung der Digitalisierung an die Belastungsbreite des Alltagslebens. Trotz dieses therapeutischen Fortschritts für die Praxis ist der Herzinfarktpatient nach der Klinikentlassung vom Hausarzt sehr sorgfältig auf beginnende Herzinsuffizienzerscheinungen hin zu beobachten, was auch zur Verhinderung von Reinfarkten sicher von Bedeutung ist.

Als *Koronartherapeutika* sind Carbochromen (Intensain), Dipyridamol (Persantin) und Prenylamin (Segontin) vielfach im Gebrauch. Ihnen wird eine koronarerweiternde Wirkung zugeschrieben. Um gerade unter außerklinischen Bedingungen einen therapeutischen Effekt erwarten zu können, muß zumindest eine ausreichend hohe Dosierung erfolgen. Die Standarddosierungen dieser Medikamente sind deshalb in den letzten Jahren auch deutlich erhöht worden.

Nitroglyzerinpräparate sind zur Behandlung stenokardischer Beschwerden auch nach überstandenem Herzinfarkt weitaus am besten geeignet. Sie werden deshalb auch in großem Umfange in der Allgemeinmedizin verordnet. Die prinzipielle Unschädlichkeit der Nitrokörper wurde in der letzten Zeit von maßgebender klinischer Seite (DONAT) erneut bestätigt. Nitrokörper können auch unbedenklich prophylaktisch, z. B. vor einer zu erwartenden Belastungsstenokardie oder im Anfall mehrfach in kurzem Abstand eingenommen werden. Neben den akut wirksamen Medikamenten in Kapsel-, Tabletten- oder Sprayform (Beispiele: Nitrolingual, Nitroglycerinum-Compretten) ist es auch möglich, mit bestimmten Präparaten eine Verzögerungswirkung zu erzielen (Beispiele: Dilcoran prot., Isoket retard, Nitro Mack Retard).

In vielen Fällen wird in der Klinik eine *thrombolytische Therapie* eingeleitet, die nach der Krankenhausentlassung unter Kontrolle des Allgemeinmediziners fortgesetzt werden muß. Nach heutiger Auffassung soll sie mindestens zwei Jahre nach dem Infarkt erfolgen. In einer ganzen Reihe von Fällen ist sie jedoch länger und manchmal sogar lebenslang erforderlich (z. B. bei Bestehen generalisierter Gefäßleiden). Die Durchführung einer Antikoagulantienbehandlung setzt die Einhaltung einer weitgehend gleichmäßigen Lebens- und Ernährungsweise voraus. Das ist aber unter den Bedingungen des Alltagslebens häufig nicht möglich oder auch von vielen Patienten nicht zu erwarten. Deshalb kann es durchaus sein, daß die Schwankungsbereiche der Quick-Werte in der Praxis höher sind als in der Klinik. Es gibt sicher eine ganze Reihe von Störfaktoren dieser Therapie, die auch heute noch unbekannt sind. Diese dürften jedenfalls z. T. durch Umwelteinflüsse zustande kommen, wie ständig in der Praxis beobachtet werden kann. So können offenbar schon Klimaänderungen bei häufigen Reisen den Quick-Wert beeinflussen. Gesichert ist, daß folgende Faktoren den Bedarf an Dicumarol bzw. den Quick-Wert erhöhen:

höheres Lebensalter, kardiale Dekompensation, Alkoholismus, Nikotinabusus, Digitalis, Strophanthin und Diuretika.

Die kardiale Dekompensation führt zu einer Erhöhung der Toleranz gegenüber Dicumarol und damit zu einem verringerten Bedarf.

Auf *Störungen des Elektrolythaushalts* ist in der postklinischen Phase der Behandlung ebenfalls zu achten.

Besondere Bedeutung hat jedoch die allgemeine *hausärztliche Betreuung* des Patienten nach Überstehen des Herzinfarktes. Sie soll ihm dazu verhelfen, sich wieder in den normalen Lebensprozeß einzugliedern.

Ohne Zweifel stellt ein Krankenhausaufenthalt mit längerer Bettruhe in jedem Falle für den Kranken eine ganz ungewöhnliche Ausnahmesituation in physischer und psychischer Hinsicht dar. Das trifft sicher besonders für den Herzinfarktpatienten zu, der sich oft genug mitten aus einem sehr aktiven Leben heraus von einer Stunde zur anderen in Krankenhausbehandlung begeben muß. Es kommt dann nicht selten zu einer Art „Hospitalismus" mit einer zunehmenden Entfernung des Kranken von den Realitäten seines bisherigen Lebens. Auch ausgeprägte depressive Verstimmungszustände sind in diesem Stadium möglich. Nach der Krankenhausbehandlung kommt der Infarktpatient in dieser besonderen Verfassung in seine gewohnte häusliche Umgebung zurück. Hier ist er sofort allen Belastungen des Alltags wieder ausgesetzt, möglicherweise ebenfalls denen, die bei der Auslösung des Herzinfarktes eine entscheidende Rolle gespielt haben. Auch ein Alkohol- und Nikotinmißbrauch ist wieder naheliegend.

Die Aufgabe des Hausarztes in dieser Situation ist die allgemeine Führung des Patienten mit Beratung über eine quantitativ und qualitativ richtige Ernährung, angemessene Flüssigkeitszufuhr, regelmäßiges Einhalten von Ruhe- und Schlafzeiten, stufenweise ansteigende Belastung, sexuelle Fragen und anderes.

Hierzu gehört auch die Aufklärung des Patienten über die *Risikofaktoren*, die das erneute Auftreten eines Infarktes begünstigen (Übergewicht, Fettstoffwechselstörungen, Hypertonie, Nikotinabusus, Diabetes mellitus, Gicht, sitzende und bewegungsarme Lebensweise, psychische Streßsituationen).

Rehabilitation. Eine Rehabilitation in diesem allgemeinen Sinne war schon immer eine der wesentlichsten Aufgaben des Allgemeinmediziners. Durch die wachsende Bedeutung einer mehr wissenschaftlich ausgerichteten Rehabilitation ergeben sich für den Allgemeinarzt eine Reihe neuer Gesichtspunkte in der Nachbehandlungsphase des Herzinfarktes.

Hierbei hat sich in den letzten Jahren zunehmend die Auffassung durchgesetzt, eine *Frühmobilisierung* des Infarktkranken zu erreichen. Zu diesem Zweck ist ein Schema entwickelt worden, das eine sinnvolle kontinuierliche Nachbehandlung ermöglicht und als *„Hamburger Modell"* bekannt geworden ist. Im einzelnen sieht dieses Muster einer Herzinfarktrehabilitation folgendes vor (Abb. 27):

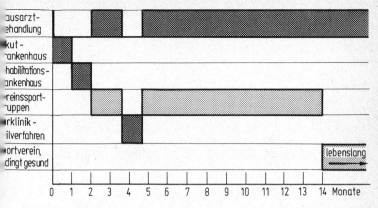

Abb. 27 Organisationsplan für die Behandlung des Herzinfarktes

Der Patient wird, sofern er dazu geeignet ist, bereits in der Klinik frühzeitig aktiviert. Nach etwa vierwöchiger Behandlung in einem *Akutkrankenhaus* kommt er unmittelbar anschließend in ein besonderes *Rehabilitationskrankenhaus*, in dem er ebenfalls etwa vier Wochen speziell behandelt wird. Darauf folgt ein rund sechswöchiger Zwischenaufenthalt daheim, wo er von seinem Hausarzt behandelt und betreut wird. In dieser Zeit bereits tritt der Patient in eine sog. *Infarktsportgruppe* am Wohnort ein, in der unter ärztlicher Aufsicht einmal wöchentlich eine Stunde Sport betrieben wird.

Die Teilnahme am Infarktsport ist ärztlicherseits an bestimmte Voraussetzungen geknüpft. Die Sportstunde gliedert sich in 20 Minuten Gymnastik aus der Bewegung, 20 Minuten Gymnastik mit Gerät und 20 Minuten Ballspiele ohne Wettkampfcharakter.

In Hamburg gibt es z. Z. 11 solcher Infarktsportgruppen, die örtlichen Sportvereinen angeschlossen sind, mit je etwa 30 Patienten. Zwischenfälle in direktem Zusammenhang mit dem Sport sind bisher nicht bekannt geworden. Zusätzlich zu dieser gemeinsamen Sportstunde in der Woche soll der Patient zweimal wöchentlich im Hause selbst ein Dauertraining von etwa 10 Minuten durchführen, dessen Art ihm weitgehend überlassen bleibt.

Nach etwa 12 Monaten Zugehörigkeit zu dieser Gruppe wechselt der nunmehr als bedingt gesund anzusehende Proband in eine normale *Sportgruppe* desselben *Vereins* über, in der er möglichst lebenslang weiter Sport treiben soll.

Nach dem häuslichen Zwischenaufenthalt wird der Patient zu einer vierwöchigen *Stabilisierungskur* in ein entsprechend eingerichtetes Sanatorium einberufen. Nach Beendigung dieser Kur verbleibt der Patient weiter in Behandlung seines Hausarztes.

Mit dieser systematischen Rehabilitationsbehandlung werden Herz-infarktkranke durchschnittlich drei Monate eher wieder arbeitsfähig als früher. Das Wesentliche aber ist die Vermeidung einer monate-langen Immobilität und Passivität, die immer eine ungünstige psychi-sche Wirkung hat. Die therapeutische Mitarbeit des Patienten, die hier in besonderem Maße verlangt wird, entspricht durchaus all-gemeinärztlicher Auffassung (s. auch Therapie S. 80 ff). Der Allge-meinarzt, der seinen festen Platz innerhalb dieses therapeutischen Programms hat, wird sicher in vielen Fällen bereit sein, bei der Früh-mobilisation seiner Herzinfarktkranken mitzuwirken.

Herzbeschwerden und die Problematik ihrer Banalität

Viele Patienten kommen mit Beschwerden in der Herzgegend in die Sprechstunde des Allgemeinmediziners. Sie führen den Patienten oft genug zum ersten Mal überhaupt in die allgemeinärztliche Praxis.

Die *Beschwerden* werden meist als Schmerz, Druck, Enge- und Schwe-regefühl oder Ziehen in der Herzgegend geschildert; auch wird die Empfindung geäußert, als ob das Herz wie ein Stein in der Brust liege. Zuweilen kann man auch hören, daß ein starkes Herzklopfen, ein Stolpern oder eine Unregelmäßigkeit des Herzschlages bemerkt wor-den sei. Manchmal sind diese Mißempfindungen dauernd vorhanden; in anderen Fällen treten sie nur zeitweilig auf. Aufregungen, starkes Rauchen oder auch körperliche Anstrengungen können sie hervorru-fen oder verstärken. Daneben kommen Ausstrahlungen in den linken Arm, in den Rücken oder in die Halsgegend ebenso vor wie ein allge-meines Schwächegefühl. Immer wird der Patient darüber beunruhigt sein. Hat er doch so viel aus Zeitungen und Fernsehen, aber auch von seinen Mitmenschen von Herzerkrankungen und Herzinfarkten ge-hört oder sogar in seiner Umwelt miterlebt. Und diese Unruhe hat gewöhnlich noch zu einer Verstärkung seiner Herzbeschwerden ge-führt, ihn aber sicher zu einer vermehrten Aufmerksamkeit auf diese veranlaßt.

Zunächst muß dann ärztlich versucht werden, festzustellen, ob diese subjektiv auf das Herz bezogenen Beschwerden wirklich kardial oder ob sie extrakardial verursacht sind.

Die echt kardial verursachten Beschwerden kann man wiederum in organisch oder funktionell bedingte aufteilen. Das gilt auch für die typische Stenokardie, die sowohl durch organische Veränderungen am Herzen als auch rein funktionell hervorgerufen sein kann und die wir von meist mehr unbestimmt geäußerten Beschwerden in der Herz-gegend abzutrennen haben.

Durch *organische* Veränderungen am Herzen auftretende Beschwer-den sind dann mit großer Sicherheit anzunehmen, wenn eine orga-

nische Herzkrankheit, wie eine Herzmuskelinsuffizienz, ein Hyperto-
nikerherz, ein Herzklappenfehler oder anderes bekannt sind oder eine
Koronarsklerose, eine Einengung der koronaren Strombahn also, mit
ausreichender Wahrscheinlichkeit vorliegt. Daß letztere nicht nur bei
Menschen höheren Alters, sondern auch bereits bei jüngeren Patienten, bei denen wir eher funktionelle Ursachen annehmen würden,
bestehen kann, beweisen die bekannten Untersuchungen an Gefalle-
nen des Koreakrieges, bei denen bereits in jungen Jahren z. T. hoch-
gradige Koronarveränderungen gefunden wurden.

Als wesentliches Kriterium organisch bedingter Herzbeschwerden gilt
das Auftreten oder die *Zunahme* der Beschwerden oder auch objekti-
vierbarer Anzeichen *nach körperlicher Belastung*. Das ergibt sich einmal aus den anamnestischen Angaben des Patienten, andererseits auch
aus den Ergebnissen der Untersuchung des Patienten bei Belastung,
womöglich noch unter Zuhilfenahme des EKGs und der Ergometrie.
Sprechen stenokardische Beschwerden auf Nitroglyzerinpräparate an,
ist eine organische Ursache wahrscheinlich.

Die Röntgenuntersuchung des Herzens und der Thoraxorgane, die im
Rahmen der Herzdiagnostik viel zu wenig erfolgt, führt häufig nicht
nur zur Klärung einer Erkrankung des Herzens, sondern läßt auch
vielerlei extrakardial bedingte Ursachen von Beschwerden in der
Herzregion erkennen.

Rein *funktionell* bedingte Herzbeschwerden sind bei Patienten in der
täglichen Praxis häufig. Sie kommen bei allen möglichen Überla-
stungs- und Überforderungssituationen mit psychovegetativer Begleit-
symptomatik, aber auch bei echten neurotischen und psychotischen
Krankheitsbildern vor. Im Gegensatz zu organisch verursachten Herzbeschwerden sind sie meist nicht objektivierbar. Es ist auch möglich,
daß sie nach einer Klärung oder Besserung der Lebenssituation des
Patienten oder auch einer entsprechenden Therapie, meist einer Sedierung, geringer werden oder ganz verschwinden.

In einer großen Anzahl von Fällen sind auf das Herz bezogene Beschwerden nicht kardial, sondern *extrakardial* bedingt. Das Handbuch
der inneren Medizin (hrsg. von H. Schwiegk; Springer, Berlin 1952 ff.)
nennt hierfür allein 29 Erkrankungen der Lungen, des Rippenfells,
des Zwerchfells, des Bauchraums, der Wirbelsäule, des Thorax- und
Schulterskelettes und des Zentralnervensystems. Nach weitgehendem
Ausschluß einer echten kardialen Ursache von Herzbeschwerden wird
man in der Praxis sehr häufig Veränderungen am Bewegungsapparat
des Oberkörpers feststellen, die Beschwerden im Thoraxraum hervorrufen können. Degenerative Veränderungen der Brust- oder Halswirbelsäule mit Myogelosen der Brust- und Rückenmuskulatur oder
Wurzelreizerscheinungen der Nerven und Deformierungen des Tho-
raxskelettes selber werden oft genug der Grund sog. Herzbeschwerden
sein. Auch Pleuraverwachsungen und fokaltoxische Fernwirkungen

sind in diesem Zusammenhang zu beachten. Die sorgfältige Diagnostik extrakardial bedingter Ursachen vorgegebener Herzbeschwerden
ist wichtig, um eine psychische Fixierung auf das Herz mit allen ihren
Folgen zu vermeiden.

Es gibt also eine Fülle von Arten und Ursachen von Beschwerden, die
vom Herzen ausgehen oder die vom Patienten auf das Herz bezogen
oder in das Herz hinein projiziert werden. Jedem erfahrenen Arzt ist
das zur Genüge bekannt.

Wie steht es aber nun mit der *Banalität* solcher Beschwerden? Hier
muß man wohl einmal den Standpunkt des Patienten und dann der
des Arztes näher beleuchten.

Für den *Patienten* werden diese Beschwerden größtenteils keineswegs
banal sein. Trotz aller Aufgeklärtheit ist das Herz auch heute noch
das Zentrum allerlei mystischer Vorstellungen. Das ist auch bis zu
einem gewissen Grade verständlich, zumal psychische Erregungen und
Bedrückungen vieler Art durchaus imstande sind, Herzsensationen
hervorzurufen. Wenn man einmal von zweckbetonten Übertreibungen oder einer psychotisch bedingten Fixierung auf eine Herzerkrankung absieht, wird eine zeitweilig oder dauernd empfundene Beschwerde im Herzbereich für den Patienten immer recht gravierend
sein. In vielen Fällen wird es auch trotz eingehender Untersuchung
schwer sein, den Patienten davon zu überzeugen, daß keine eigentliche Herzerkrankung oder doch zum mindesten keine schwerwiegender Art vorliegt. Von seiten des Patienten aus beurteilt, sollte also
mit dem Begriff „banal" sehr vorsichtig umzugehen sein.

Auch aus der Sicht des *Allgemeinmediziners* und Hausarztes muß der
Ausdruck „banal", vor allem im Hinblick auf Herzbeschwerden, doch
in einem besonderen, vielleicht in einem anderen Licht als üblich gesehen werden. Man interpretiert den Begriff „banal" gewöhnlich als
„harmlos", „alltäglich", „nicht bedrohlich oder gefährlich" oder auch
als „nicht unbedingt ernstzunehmen". „Banal" in medizinischer Hinsicht ist wohl ursprünglich ein vorwiegend aus klinischer Sicht geprägter Ausdruck. Er entstammt auch einer Zeit, in der es hauptsächlich darauf ankam, zunächst einmal gefährliche Krankheiten, also
solche, die klinisch zu behandeln waren, von anderen abzusondern,
die eine einfachere, nicht bedrohliche, also „banale" Grundlage hatten
und damit außerhalb der Klinik behandelt werden konnten. Das ist
auch heute noch in der Klinik oft der Fall. So ist sicher eine Art Stufenleiter der Wertung des Begriffs der Banalität von der großen Klinik
über das kleine Krankenhaus und den Facharzt bis hin zum Allgemeinarzt festzustellen. Je mehr der Bereich der Umwelt des Kranken,
der sozialen und entwicklungsbedingten Hintergründe einer Krankheit in den Vordergrund der Betrachtung rückt, desto unschärfer wird
der Begriff des Banalen und desto schwieriger seine exakte Definition
im medizinischen Sinne.

Das gilt nun sicher auch und vielleicht in besonderem Maße für die ärztliche Beurteilung von Herzbeschwerden. Abgesehen von echt organisch bedingten Herzbeschwerden, z. B. Stenokardien aufgrund einer Koronarsklerose, die immer als nicht banal zu gelten haben, werden auch emotionell oder anderweitig hervorgerufene funktionelle Herzbeschwerden, besonders, wenn Ursachen und Folgen in Betracht gezogen werden, ernstzunehmen sein. Ebenso wird man extrakardiale Ursachen von auf das Herz bezogenen Beschwerden in vielen Fällen nicht als banal bezeichnen können. Schließlich sind auch Beschwerden im Thoraxbereich des Herzens, die durch Wirbelsäulenveränderungen hervorgerufen werden, durch ihre häufigen Rezidive und oft genug durch hartnäckige Therapieresistenz nicht unbedingt als „banal" zu charakterisieren. Das gleiche gilt für eine Reihe von Herzbeschwerden aus pulmonaler, pleuraler und abdomineller Ursache.

Selbstverständlich sollten wirklich banale, also harmlose Ursachen von Herzbeschwerden nicht zu Zuständen von gefährlichem Krankheitswert hochstilisiert werden. Solche echt banalen Ursachen für Herzbeschwerden wären etwa lokale Periostosen oder umschriebene Neuromyalgien oder zeitweilig auftretende einzelne Extrasystolen ohne tieferen Zusammenhang. Der Beweis der Banalität sollte aber in jedem Fall erst nach genaueren Untersuchungen und möglichst nach zeitweiliger Beobachtung des Patienten erbracht werden.

An dem Beispiel der Herzbeschwerden wird klar, wie differenziert die Beurteilung des Banalen durch Patienten und Ärzte sein kann. Der patientennächste Arzt, nämlich der Allgemeinarzt und Hausarzt, hat hier sicher einige nicht unwesentliche Gesichtspunkte beizutragen, die das Verständnis für den Patienten gelegentlich erleichtern helfen. Eine vom medizinischen Standpunkt aus als „banal" anzusehende Erkrankung braucht für den Kranken durchaus nicht banal zu sein. Sie kann ihm erhebliche Beschwerden verursachen und eine deutliche Beeinträchtigung seiner gewohnten Lebensweise mit sich bringen.

Zur Diagnostik und Therapie schwerer Schmerzzustände und Behandlung von Endstadien maligner Erkrankungen

Allgemeines

Schmerzen in ihrer vielfältigen Form sind, ganz allgemein gesehen, immer noch einer der Hauptgründe für den Patienten, einen Arzt zu Rate zu ziehen. Die Linderung oder Beseitigung von Schmerzen ist auch heute wie eh und je ein berechtigter Uranspruch des Patienten an den Arzt. Im Zeitalter ungemein verfeinerter diagnostischer und oft glanzvoller therapeutischer Möglichkeiten scheint zuweilen das Bedürfnis des Kranken nach einer ausreichenden Schmerzbekämpfung etwas auf die Schattenseite ärztlichen Handelns geraten zu sein und das, obwohl auch auf diesem Gebiet große Fortschritte erzielt wurden. Die Möglichkeiten einer zufriedenstellenden Schmerzbekämpfung sind so weit entwickelt worden, daß diese im Grunde heute kein unlösbares Problem mehr darstellen. Das war noch vor gar nicht so langer Zeit nicht so selbstverständlich wie jetzt.

Zur Beurteilung des Arztes durch den Kranken gehört es auch und vor allem, inwieweit er in der Lage ist, etwas gegen seine Schmerzen zu unternehmen. Zwar wird ein einsichtiger Patient immer bereit sein, viele auch eingreifende diagnostische Maßnahmen über sich ergehen zu lassen, zumal sie ja auch ein besonderes Interesse an seinem Leiden bekunden. Er wird aber letzten Endes doch erwarten, daß der Arzt ihn bald von seinen Schmerzen befreit.

Mit diesem elementaren Bedürfnis des Kranken sieht sich gerade der Allgemeinarzt ständig konfrontiert, und das besonders bei den Fällen, in denen eine kausale Therapie noch nicht (*Frühstadium* einer Krankheit vor Sicherung der Diagnose) oder überhaupt nicht beziehungsweise nicht mehr (*Endstadium* von Krankheiten und unheilbare oder infauste Fälle) möglich ist. Darüber hinaus besteht die Klientel des Allgemeinarztes zu einem nicht geringen Teil aus Fällen, die diagnostisch zwar abgeklärt sind, bei denen eine auf die Grundlage des Leidens hin gerichtete Behandlung allein aber nur teilweise oder zeitweilig von Erfolg sein kann (z. B. bei vielen degenerativen Erkrankungen des Bewegungsapparates). Hier ist eine zusätzliche analgetische Therapie oft unumgänglich. Auch ärztliche Eingriffe in der Praxis (z. B. Inzisionen) können Schmerzen zur Folge haben, die eine Verordnung von entsprechend wirksamen Medikamenten erfordern.

Man kann somit eine *kausal* angreifende Art der Schmerzbekämpfung (wie z. B. durch Appendektomie oder durch Antibiotikabehandlung einer schmerzhaften Entzündung) von einer rein *symptomatischen* Form unterscheiden, die nur gegen das Symptom „Schmerz" gerichtet ist und nicht oder nur bedingt (z. B. spasmolytisch oder antiphlogistisch) mit in den Heilungsprozeß eingreift. Gerade in der Allgemeinpraxis kommen viele Fälle vor, bei denen nur eine rein symptomatische Schmerzbekämpfung erfolgen kann, aber auch erfolgen muß. Hierzu sind nicht nur viel therapeutische Erfahrung, sondern auch die individuelle Kenntnis des Patienten und seiner Lebensumstände von besonderer Bedeutung.

Es ist hier selbstverständlich nicht möglich und sinnvoll, alle nur möglichen Schmerzzustände und ihre Bekämpfung in der Praxis abzuhandeln. An dieser Stelle können nur einzelne Beispiele allerdings schwerer und schwerster Schmerzzustände und ihre Behandlung angeführt werden, die in der Praxis oder etwa im Notfalldienst oft auftreten.

Die Häufigkeit ihres Vorkommens und ihre praktische Bedeutung für Patient und Arzt werden vielfach unterschätzt. Einiges hinsichtlich der Schmerzbekämpfung bei den folgenden Krankheitsbildern kann sinngemäß auch auf das praktisch-ärztliche Vorgehen bei Schmerzen mehr allgemeiner Art oder auch bei denen seltener vorkommender Leiden übertragen werden.

Nierenkolik und Nierensteinleiden (Tab. 37)

Hierunter werden abdominelle Schmerzzustände meist schweren Grades und relativ typischer Art verstanden, die zum weit überwiegenden Teil durch Steinwanderungen im Nierenbecken oder im Ureter hervorgerufen werden (Einzelheiten s. Tab. 29).

Die Zahl der Nierensteinkranken hat in den letzten Jahren deutlich zugenommen. Die Nierenkolik ist deshalb auch in der Praxis ein recht häufig zu beobachtendes Krankheitsbild geworden. Sie erfordert unter den Bedingungen einer häuslichen Behandlung besondere therapeutische Maßnahmen, vor allem im Hinblick auf die Intensität der Schmerzbekämpfung, wobei mögliche Nebenwirkungen einer solchen Therapie jedoch stets beachtet werden müssen.

Prophylaxe. Die mögliche Prophylaxe des Harnsteinleidens muß häufig unter Anleitung des Hausarztes erfolgen. Sie hat sich vor allem nach der Art der Steinbildung zu richten. Der Häufigkeit ihres Vorkommens nach geordnet sind folgende anorganische Substanzen Hauptbestandteile von Harnsteinen:

> Kalziumoxalat,
> Harnsäure (Urat),
> Kalziumsphosphat,
> Zystin.

Zur Verhinderung der Bildung von *kalziumhaltigen* Steinen sind Milch und Milcherzeugnisse mit ihrem hohen Kalziumgehalt in der Nahrung einzuschränken.

Bei einer Neigung zu *Uratsteinen* sind eiweißreiche Nahrungsmittel, insbesondere Innereien, zu meiden (wie bei der Gicht). Durch eine langdauernde Einstellung des Urins auf einen pH-Wert von 6,4—6,8 kann man sogar eine *Auflösung* bestehender Uratsteine erreichen (Uralyt-U).

Die Bildung von *Oxalatsteinen* läßt sich nach den heutigen Erkenntnissen trotz Vermeidung oxalsäurehaltiger Nahrungs- und Genußmittel (Tomaten, Spinat, Schokolade, Kaffee, Wein, verschiedene Gemüse- und Obstsorten) nicht verhindern.

Gehäufte Koliken durch Kalziumphosphat- oder Kalziumoxalatsteine sollten an das Bestehen eines *Hyperparathyreoidismus* denken lassen. Uratsteine kommen bei der *Gicht* vor.

Tabelle 37:   Nierenkolik

Ursachen
Steinwanderung durch Nierenbecken und Harnleiter

Seltener:
Abgang von Blutkoagula (Hypernephrom!), akute Pyelitis, Uretereinengungen, Nierenverlegungen bei Senkniere

Symptome
Bei Steinkolik: Starker krampfartiger Schmerz und Palpationsempfindlichkeit in der Nierengegend, anfangs im Rücken, später im Oberbauch und im Verlauf des Ureters (je nach Sitz des Steines), nach kaudal und in den Hoden ausstrahlend; steiler Schmerzgipfel, schmerzfreie Intervalle, Harndrang, Übelkeit, Erbrechen, Meteorismus, manchmal Präkollapserscheinungen, allgemeine Unruhe mit Umherwälzen; Erythrozyturie bzw. Hämaturie. Häufiger bei Männern
Bei Hypernephrom: Hämaturie, evtl. tastbarer Nierentumor, Rö. Große Niere
Bei Pyelitis: Fieber, entzündlicher Sedimentbefund
Bei Senkniere: Verschwinden des Schmerzes bei Änderung der Körperhaltung (Liegen!)

Differentialdiagnose
Gallenkolik: Schmerz im rechten Oberbauch, in den Rücken und die rechte Schulter ausstrahlend, nach Diätfehlern, evtl. tastbare Gallenblase, Subikterus, galliges Erbrechen und Urobilinogenurie, fehlender Sedimentbefund, öfter Fieber, häufiger bei Frauen

Atypische Appendizitis:
Keine typischen Koliken, meist fehlender Sedimentbefund, Rö.-Befund!

Tubenruptur:
Kollapszustand, Dauerschmerz, gynäkologischer und rektaler Befund, Gravidität

Stielgedrehter Ovarialtumor:
Auftreten nach Körperbewegungen, Dauerschmerz, gynäkologischer Befund

Komplikationen
Steineinklemmung, die ohne Eingriff nicht zu beheben ist
Aufstauung mit Hydronephrose und Nierenparenchymschädigung
Infektion der Harnwege

Therapie
im Steinkolikanfall: In schweren Fällen Pentazocin (Fortral) 20 mg oder Tilidin — Hydrochlorid (Valoron) 50 mg i.v. bzw. Pethidin (Dolantin) 50 mg i.v. oder i.m.
In schwersten Fällen mit starker psychomotorischer Unruhe: Hydromorphon Hydrochlorid (Dilaudid bzw. mit zusätzlicher spasmolytischer Wirkung Dilaudid-Atropin) 0,002 bzw. 0,002 + 0,0003 (Dilaudid-Atropin schwach) oder 0,004 + 0,0005 (Dilaudid-Atropin stark) i.m. Cave: Atmungsstörungen, vorherige Medikation von Psychopharmaka, Alkoholintoxikation
In leichteren Fällen Spasmolytika, wie Scopolamin-Butylbromid (Buscopan) 0,02 i.v. oder i.m. oder Kombinationspräparate (Spasmolytika und Spasmosedativa), wie Baralgin 1 Amp. i.v.

Fortsetzung Tabelle 37

In manchen Fällen ist eine konsequente lokale Wärmeanwendung von gewissem Nutzen, sie kann aber keineswegs eine sofortige medikamentöse Therapie ersetzen

Nach Abklingen der Steinkolik evtl. weitere Gaben von Spasmolytika, Analgetika oder Kombinationspräparaten rektal oder oral. Zur Steinabtreibung körperliche Bewegung, ausgiebige Flüssigkeitszufuhr (auch Bier), Stuhlregelung. Zur Infektbekämpfung Breitspektrumantibiotika, nach Resistenzbestimmung (Mittelstrahlurin) gezielte Therapie. Bei nicht abgangsfähigem Stein urologische Fachbehandlung

Beim Vorliegen eines Hydronephroms oder einer Senkniere kommen in der Regel chirurgische Maßnahmen in Betracht

Weitere diagnostische Maßnahmen bei Harnwegssteinen
Rö.-Abdomen — Übersichtsaufnahme, Pyelographie, Steinanalyse

Es muß grundsätzlich gesagt werden, daß die hausärztliche Führung Nierensteinkranker auf lange Sicht zumindest unter den Voraussetzungen des alltäglichen Lebens schwierig ist. Die erforderliche langfristige und konsequente Einhaltung einer bestimmten Diät zum Beispiel scheitert oft an dem Fehlen einfacher Grundbedingungen. Die Behinderungen können hier durch ungünstige soziale und berufliche Verhältnisse sowie durch die besondere Mentalität und mangelnde Einsicht des Patienten sehr groß sein. Trotzdem muß immer wieder versucht werden, bei möglichst vielen von ihnen die Einhaltung einer bestimmten Ernährungs- und Lebensweise durchzusetzen. Manchmal sind auch *Kuren* in entsprechenden Heilbädern von Vorteil, wenn sie von Patienten mit häufigen Steinrezidiven in sinnvoller Weise genutzt werden.

Gallenkolik und Gallensteinleiden

Nach der Nierenkolik gehört die Gallenkolik zu den in der Praxis häufig vorkommenden schweren Schmerzzuständen. Auch sie hat zahlenmäßig bei uns, wahrscheinlich durch die Besserung der äußeren Lebensverhältnisse bedingt, in den letzten Jahren sicher zugenommen (Einzelheiten s. Tab. 38).

Eine langfristige hausärztliche Führung des Gallenkranken setzt immer die Anleitung zur Einhaltung einer *Gallenschonkost* voraus. Die Mitgabe allgemeinverständlicher, ausführlicher Diätvorschriften ist dabei von Vorteil, kann aber meist ins Detail gehende Beratungen nicht voll ersetzen.

Da Gallenkranke vielfach erneut zu einer Überkonsumption von Nahrungs- und Genußmitteln neigen, sind Konsultationen in gewissen geregelten Zeitabständen meist nicht zu umgehen.

Tabelle 38: Gallenkolik

Ursachen
Steinwanderung durch Gallenblasenhals oder Gallengänge. Seltener durch Schleimhautschwellung bei steinfreien Gallenwegen

Symptome
Plötzlich meist nach Diätfehlern auftretender starker krampfartiger Schmerz im rechten Oberbauch mit Ausstrahlung in das Epigastrium, in den Rücken nach kranial und in die re. Schulter, weniger schmerzhafte Intervalle möglich, ebenso stundenlanger Dauerkolikschmerz; meist starker Druckschmerz im rechten Oberbauch, nicht selten Gallenblase und Leber auch vergrößert und schmerzempfindlich tastbar; Übelkeit, Erbrechen (meist gallig), Meteorismus, Obstipation; evtl. Subikterus, Urobilinogenurie; häufig Fieber; anamnestisch oft Fettunverträglichkeit, mangelhafte Diäteinhaltung, überreichliche Ernährung; Adipositas; Vorkommen bei Frauen und ab 40. Lebensjahr häufiger (,,fff" = female, fat, fourty)

Differentialdiagnose
Nierenkolik:
Schmerz meist mehr kaudal und nach dorthin ausstrahlend; Erythrozyturie; öfter bei Männern; weniger häufig Fieber

Atypische Appendizitis:
Im allgemeinen Schmerz nicht kolikartig; keine Fettunverträglichkeit, vorhergehende Diätfehler oder ikterische Zeichen

Magenperforation:
Mittelbauchschmerz, Schocksymptome, Facies abdominalis, ängstliche Ruhelage des Patienten, Anamnese

Akute Pankreatitis:
Schlagartig auftretender sehr starker Schmerz im mittleren Oberbauch mit Ausstrahlung nach links, schwere Schocksymptome

Pleuraschmerz:
Atemabhängigkeit, physikalischer Befund

Herzinfarkt:
Vorrang kardialer und kreislaufbezogener Symptome. Fehlen eines ausgeprägten Druckschmerzes im rechten Oberbauch und einer gröberen gastrointestinalen Symptomatik

Komplikationen
Steineinklemmung mit Gallerückstauung und Ikterus. Gallenblasenhydrops. Cholangitis, Gallenblasenempyem, Perforation mit galliger Peritonitis bzw. pericholezystischer Abszedierung, Pankreatitis, Leberschädigung

Therapie
im Steinkolikanfall: in schweren Fällen Pentazocin (Fortral) 20 mg oder Tilidin-Hydrochlorid (Valoron) 50 mg i.v. bzw. Pethidin (Dolantin) 50 mg i.v. oder i.m. In schwersten Fällen mit starker psychomotorischer Unruhe: Hydromorphon Hydrochlorid (Dilaudid bzw. mit zusätzlicher spasmolytischer Komponente Dilaudid-Atropin) 0,002 bzw. 0,002 + 0,0003 (Dilaudid-Atropin schwach) oder 0,004 + 0,0005 (Dilaudid-Atropin stark) i.m. Cave: Atmungsstörungen, vorhe-

Fortsetzung Tabelle 38

ige Medikation von Psychopharmaka, Alkoholintoxikation. Beachtung der obstipierenden Wirkung von Opiaten hier besonders angezeigt
In leichteren Fällen Spasmolytika, wie Scopolamin-Butylbromid (Buscopan) 0,02 i.v. oder i.m. oder Kombinationspräparate (Spasmolytika und Spasmosedativa), wie Baralgin 1 Amp. i.v.
Nach abgeklungener Gallensteinkolik ist häufig eine mehrtägige spasmolytische oder analgetische Therapie (anfangs rektal, später oral) erforderlich. Ferner zeitweilige Bettruhe, lokale Wärmeapplikation, Stuhlregulierung mit leichten Abführmitteln (keine Drastika). Diätische Therapie, am besten beginnend mit eintägiger Teepause, dann mehrtägige strenge Gallenschonkost bis Aufbau zu üblicher Gallendiät, evtl. als Dauertherapie. Bei fieberhaften Zuständen Breitspektrumantibiotika für nicht zu kurze Zeit (etwa 6—10 Tage). Wichtig: Baldmöglichst orale Gabe von Choleretika (in Kombination mit milde spasmolytisch desinfizierend oder laxierend wirksamen Substanzen oder Enzymzusatz). Beispiele: Rowachol, Aristochol, Choldestal, Cholipin, Chol-Kugeletten, Decholin, Felicur, Gallo-sanol, u.a. Die Therapie kolikartiger Beschwerden bei Steinfreiheit der Gallenwege unterscheidet sich nicht von der bei Vorhandensein von Steinbildungen

Weitere diagnostische Maßnahmen
Rö.-Untersuchung der Gallenblase und Gallengänge, Überprüfung der Leber- und Pankreasfunktion und des Fettstoffwechsels

Das gilt auch für Anweisungen, die die *allgemeine Lebensweise* des Patienten betreffen (z. B. Gewichtsreduktion, Stuhlregelung, Vermeidung psychischer Belastungssituationen und anderes). Die *Dauermedikation* choleretisch wirksamer Mittel (s. Tab. 38) ist oft erforderlich. Gelegentlich wird ein Wechsel des Präparates erfolgen müssen (z. B. bei zu starker oder zu schwacher Wirksamkeit des laxierenden Bestandteils in Kombinationspräparaten).

Eine *Klinikeinweisung* muß bei einem etwa 6—8 Tage bestehendem, therapieresistentem oder sich noch verstärkendem Ikterus immer ins Auge gefaßt werden (Karzinom!). Das gleiche gilt für Fieberzustände, die trotz intensiver häuslicher Therapie nicht beeinflußbar sind.

Operationsindikationen sind vor allem: häufig rezidivierende Steinkoliken, Verdacht auf Gallenblasen- oder Gallengangskarzinom, Hydrops oder Empyem der Gallenblase, Perforation, therapieresistenter Gallengangsverschluß mit Ikterus, eine erfolglos konservativ behandelte Cholangitis sowie eine zunehmende Leberschädigung bei Steinleiden. Voraussetzung für die Operationsfähigkeit sind eine nicht zu starke Beeinträchtigung des Allgemeinzustandes und ein nicht zu hohes Alter des Patienten.

Eine erfolgversprechende Therapie zur *Auflösung* oder *Verkleinerung* von Gallensteinen gibt es nicht.

Bäderkuren können unter der Voraussetzung einer intensiven ärztlichen Behandlung und der Mitarbeit des Patienten von gewissem

Nutzen sein, vor allem dann, wenn sie dazu führen, daß der Patient auch hinterher für längere Zeit oder dauernd eine seiner Krankheit gemäße Lebensführung einhält.

Behandlung von Patienten in Endstadien maligner Erkrankungen

In jeder Allgemeinpraxis kommen fast ständig eine Reihe von Fällen zur Behandlung, die sich im Endstadium einer malignen Erkrankung mit infauster Prognose befinden. Bei solchen Patienten sind alle therapeutischen Möglichkeiten klinischer Art ausgeschöpft. Die meisten sind bettlägerig und hochgradig kachektisch. Die Behandlung und Leitung der pflegerischen Betreuung derartiger Patienten stellt hohe Anforderungen an den Allgemeinarzt. Besonders präfinal leiden fast alle unter unerträglichen Dauerschmerzen, die z. B. durch das Hineinwachsen eines Tumors oder von Metastasen in stark schmerzempfindliche Bereiche hervorgerufen werden. Das Nachlassen der allgemeinen körperlichen und seelischen Widerstandskraft erhöht noch die Schmerzempfindlichkeit.

Schmerzbekämpfung. Ihr Ziel muß eine weitmögliche Schmerzbefreiung sein. Diese ist bei dem zugrundeliegenden desolaten Zustand des Patienten als selbstverständlich anzusehen und muß auch ohne Rücksicht auf subjektiv und objektiv unerhebliche Nebenwirkungen und eine mögliche Suchtgefahr erfolgen.

Das kann jedoch nicht bedeuten, bereits bei noch nicht so starken Schmerzzuständen starke oder stärkste Schmerzmittel anzuwenden. Es ist vielmehr erforderlich, diese erst später einzusetzen, wenn sie bei Zunahme der Schmerzen und bereits bestehender Gewöhnung oder Sucht ohnehin erforderlich werden. Anderenfalls kann sonst der Zustand eintreten, daß präfinal im Stadium hochgradiger Schmerzzustände selbst eine täglich mehrfach wiederholte Gabe stärkster Schmerzmittel zu gering wirksam ist, eine in der Praxis durchaus nicht seltene Erfahrung.

Es muß also bereits bei Beginn der Behandlung solcher Patienten eine gewisse Planung der (am besten stufenweisen) Schmerzbekämpfung durch den Allgemeinarzt erfolgen. Im folgenden wird das Modell einer solchermaßen abgestuften Schmerzbehandlung angegeben, wobei am Beginn leichtere und eine kontinuierliche Zunahme bis zu stärksten Schmerzzuständen angenommen worden sind. Selbstverständlich ist bei bereits zu Anfang der Behandlung vorhandenen stärkeren Schmerzen ein Beginn mit wirksameren Schmerzmitteln erforderlich. Auch erfordern die sehr häufig vorkommenden spastischen Zustände frühzeitig die Anwendung von Spasmolytika (entweder allein oder in Kombinationspräparaten).

Diese Art einer *abgestuften Schmerzbehandlung* ist in Tab. 39 angegeben.

Tabelle 39: Beispiel einer abgestuften Schmerzbehandlung in den Endstadien maligner Erkrankungen

Schmerzstadien in Stufen	Art der Medikamente und Verabreichungsform
I	Analgetika in Tbl. oder Supp. (z. B. Dolviran, Gelonida, Treupel) täglich bis 6—8 Tbl. oder 3—4 Supp.
II	Analgetika + Spasmolytika, meist als Kombinationspräparate (z. B. Avafortan, Baralgin, Baralgin comp., Buscopan comp., Dolo-Buscopan, Dolo-Adamon, Spasmo-Cibalgin, Spasmo-Cibalgin comp., Spasmo-Dolviran) vorwiegend als Supp., z. T. auch als Injektion.
III	I oder II + Ataraktika (z. B. Adumbran, Valium, Sedapon,) in Tbl., Supp., z. T. auch als Injektion (Valium)
IV	Synthetische Opiate oder Opioide (z. B. Cliradon, Dolantin, Dromoran, Fortral, Polamidon, Valoron) in Tbl., Supp., Tropfen, auch als Injektion
V	Opiate (z. B. Dilaudid, Eukodal, Pantopon, mit spasmolytischer Komponente: Dilaudid-Atropin schwach und stark) vorwiegend als Injektion

Allgemeinbehandlung. Die psychische Führung des moribund Kranken steht mit im Vordergrund der allgemeinärztlichen Behandlung solcher Patienten. Nur in Ausnahmefällen sind sie seelisch imstande, die rückhaltlose Wahrheit über ihren Krankheitszustand zu ertragen. Pflichtgemäß müssen der oder die nächsten Angehörigen jedoch über den wahren Sachverhalt aufgeklärt werden. Hierzu sind in jedem Einzelfall viel Einfühlungsvermögen und Takt erforderlich. Eine große Hilfe für den Allgemeinarzt sind hierbei meist die gute Kenntnis des Kranken und seiner Familie und seine Vertrautheit mit ihnen. Oft genug muß gleichzeitig eine psychische Führung und medikamentössedierende Behandlung durch den Hausarzt erfolgen. Außerdem muß die *häusliche Pflege* solcher Kranker unter Anleitung des Allgemeinarztes organisiert werden. Hierzu kommen meistens Familienangehörige, in manchen Fällen auch hilfsbereite Nachbarn, in Betracht. Eine pflegerische Entlastung kann zum mindesten stundenweise zum Waschen, zur sonstigen Körperpflege und zur Umbettung des Patienten durch ausgebildete Pflegekräfte (z. B. durch Gemeindeschwestern) erfolgen. Hilfsmittel zur Hauspflege (Luftringe, Fersenringe, Wasserkissen, Katheter, Verbandmaterial und Salben bei Dekubitalulzera, Hautpflegemittel und anderes) müssen durch den Hausarzt verordnet und ihre Anwendung erklärt werden. Ferner sind soziale Hilfen fürsorgerischer und finanzieller Art durch ihn einzuleiten. Darüber hinaus ergeben sich in solchen Fällen ständig vielerlei Einzelprobleme des Alltagslebens, zu deren Lösung die Hilfe des Hausarztes erforderlich ist, die sich aber wegen ihrer Individualität einer systematischen Darstellung entziehen.

Der *Tod* des Patienten beendet nicht die Tätigkeit des Allgemeinarztes. Nach Feststellung des Todes und Ausstellung der Todesbescheinigung sind häufig noch Unterredungen und Beratungen mit den Angehörigen des Verstorbenen nötig. Auch eine Behandlung von psychisch erregten oder depressiven Familienmitgliedern ist oft erforderlich. Darüber hinaus sind vielfach Bescheinigungen, gutachtliche Äußerungen und anderes über den Verstorbenen für Versicherungen und Behörden auszustellen.

Kleine Chirurgie

Die sog. kleine Chirurgie ist nach wie vor ein wesentlicher und spezifischer Bestandteil der allgemeinmedizinischen Tätigkeit. Sie nimmt einen bedeutenden Teil der Arbeitszeit des Allgemeinarztes und seines Hilfspersonals in Anspruch. Es ist sicher nicht zu hoch geschätzt, wenn man annimmt, daß etwa ein Viertel des allgemeinärztlichen Tätigkeitsbereiches die kleine Chirurgie im weitesten Sinne betrifft. Ihre Ausübung gehört dazu noch zu den erfreulichsten und dankbarsten Aufgaben des Arztes in der Allgemeinpraxis. Die Möglichkeit, bei vielen alltäglichen Unfallsituationen mit einer sachgemäßen Wundversorgung unmittelbar helfend eingreifen zu können oder z. B. Patienten von schmerzhaften Abszessen durch Inzisionen befreien zu können und vieles andere mehr, ist ärztlich recht befriedigend. Der ständige und intensive Kontakt mit dem praktischen Leben kann der ärztlichen Arbeit nur förderlich sein.

Es ist hier selbstverständlich nicht möglich, alles das im Detail zu beschreiben, was im Rahmen der kleinen Chirurgie in der Allgemeinpraxis zu tun ist. Deshalb kann dies hier nur in Form einer Übersicht geschehen.

Offene Wundbehandlung

Sie ist bei vielerlei sog. banalen Alltagsverletzungen erforderlich. Diese können z. B. aus oft ausgedehnten *Hautabschürfungen*, die eine breite Eintrittspforte für Infektionserreger bilden, oder aus glattrandigen kleineren *Stich-* und *Schnittverletzungen*, aus *Riß-*, *Quetsch-* und *Platzwunden* sowie aus *Verbrennungs-*, *Kratz-*, *Biß-* und *Ätzwunden* bestehen.

Ihre *Behandlung* muß nach Reinigung der Wundumgebung in erster Linie mit manchmal großflächigen *Salbenverbänden* geschehen. Da praktisch jede Wunde als infiziert gelten kann, ist eine Therapie mit lokalantibiotisch wirksamen Salben zweckmäßig (Beispiele: Furacin-Sol, Nebacetin-Salbe; bei stärker infizierten Wunden Aureomycin-Salbe). Nach weitgehender Wundreinigung sind Salben, die Substanzen mit granulations- und epithelisierungsfördernder Wirkung enthalten, angebracht (Beispiele: Bepanthen-Salbe, Desitin-Salbe).

Brandwunden sind auch mit *Pudern, Gelen* oder einem *Salbenspray* oft ohne zusätzlichen Verband zu behandeln (Beispiele: Nebacetin-Puder oder Puderspray, Aristamid-Gel, Desitin-Salbenspray). Bei einer stärkeren Sekretion der Brandwunde ist ein (zusätzlicher) Borsalbenverband günstig. Bei sehr frischen *Ätzwunden* sind Spülungen unter reichlicher Wasseranwendung nützlich. Verklebte Verbände werden mit einer angewärmten $2^0/o$igen Wasserstoffsuperoxydlösung gelöst.

Bei nicht zu kleinen Wunden ist eine *Wundrandexzision* erforderlich. Jede Wunde sollte möglichst ruhiggestellt werden. Bei ausgedehnteren und tieferen stark infizierten Wunden (Umgebungsreaktion!) ist eine allgemeine *Antibiotikatherapie* zu erwägen. Eine *Tetanusprophylaxe* ist heute lege artis bei jeder auch noch so gering erscheinenden Verletzung (z. B. auch bei Hautabschürfungen und Verbrennungen) erforderlich. Ausnahmen hiervon sind nur zulässig, wenn nachweislich (Impfausweis!) ein ausreichender Impfschutz besteht.

Tetanusprophylaxe

Simultanimpfung (passive und aktive Schutzimpfung) bei noch nicht immunisierten Patienten mit humanem Tetanus-Immunglobulin (z. B. Tetagam), 250 IE Antitoxin i.m. und 0,5 ml Tetanusimpfstoff (Tetanustoxoid, z. B. Tetanol) i.m. oder s.c. an anderer Körperstelle. Nach 2 Wochen muß erneut 0,5 ml Tetanusimpfstoff i.m. oder s.c. verabfolgt werden.

Auffrischimpfung. Liegt eine Grundimmunisierung länger als ein Jahr (Tetanol) oder erst wenige Jahre (Tetatoxoid Asid) vor der Verletzung zurück, so muß eine Auffrischimpfung mit 0,5 ml Tetanusimpfstoff i.m. oder s.c. erfolgen. Liegt die letzte Auffrischimpfung länger als 2—3 Jahre zurück, muß ebenfalls mit 0,5 ml Tetanusimpfstoff i.m. oder s.c. nachimmunisiert werden. Bei langjährigem Zurückliegen der Grundimmunisierung oder einer Auffrischimpfung (hierbei oft unsichere Angaben des Patienten möglich!) sollte sicherheitshalber eine erneute Simultanprophylaxe durchgeführt werden. Diese ist bei Verwendung menschlichen Immunserums wegen der fehlenden Allergiemöglichkeit ohnehin nicht nachteilig.

Grundimmunisierung. Sie ist eine aktive Tetanusschutzimpfung und kann prophylaktisch erfolgen, wenn keine akute Verletzung vorliegt. Hierzu werden zweimal im Abstand von 4—12 Wochen 0,5 ml Tetanusimpfstoff i.m. oder s.c. injiziert. Im Abstand von etwa einem Jahr sollte möglichst eine dritte gleiche Impfstoffgabe verabfolgt werden.

Wichtig ist, Tetanusimpfungen aller Art auf einem *Ausweis* zu vermerken, den der Patient immer bei sich tragen soll.

Geschlossene Wundbehandlung

Bei nicht zu kleinen oder stark verschmutzten und infizierten Wunden ist nach einer *Wundrevision* eine *Wundrandexzision* erforderlich. Anschließend wird die Wunde mit *Naht* oder *Klammerung* verschlossen. Gelegentlich muß die Einlage einer sterilen Lasche oder eines Tamponadestreifens in die Wunde erfolgen. Die geschlossene Wundbehandlung kommt vor allem bei mehr oder weniger klaffenden Wunden infrage, die funktionell oder kosmetisch ohne diese ein schlechtes Heilungsergebnis erwarten lassen. Bei Verletzungen, die länger als 6, höchstens aber 12 Stunden zurückliegen, ist eine offene Wundbehandlung angebracht. Der Verschluß einer Wunde muß häufig unter *Lokalanästhesie* erfolgen.

Lokalanästhesie

In der Praxis wird sie häufig in Form einer *Infiltrationsanästhesie* (z. B. Novocain-Suprarenin 1 %/o oder Xylocain mit Epinephrin 0,5 bzw. 1 %/o) oder einer *Leitungsanästhesie,* so der Oberstschen Anästhesie an Fingern und Zehen (z. B. mit Novocain 2 %/o oder Xylocain 1 %/o, kein Adrenalinzusatz im Bereich von Endstrombahnen wegen Gangrängefahr!) angewandt. Die früher übliche „Vereisung" mit einem Chloräthylspray muß heute wegen möglicher Gewebeschäden als überholt angesehen werden; sie bewirkt auch meist keine ausreichende Anästhesie oder führt zu einem zusätzlichen Kälteschmerz.

Eine *Vollnarkose* wird heute in der allgemeinärztlichen Praxis wesentlich seltener als früher angewandt. Ihrer Durchführung ist auch bei der derzeitigen Situation der Rechtssprechung zu widerraten, da bei eventuellen prozessualen Auseinandersetzungen nach Zwischenfällen juristischerseits als Voraussetzung hierzu eine volle fachanästhesistische Weiterbildung verlangt wird. Mancherorts sind aber bereits Fachanästhesisten in der freien Praxis niedergelassen, die dann in der Lage sind, eine Vollnarkose in der Praxis des Allgemeinarztes durchführen zu können.

Splitterverletzungen

Die Entfernung nicht sichtbarer Splitter oder sonstiger Fremdkörper aus dem Wundbereich ist häufig recht problematisch. Durch Röntgenaufnahmen lassen sich Gegenstände aus *Metall* (z. B. auch eingedrungene Nadeln) lokalisieren oder bei den nicht selten vagen Angaben des Patienten die Frage klären, ob es überhaupt zum Eindringen eines Fremdkörpers gekommen ist. Bei *Holz-* oder *Glassplittern*, die im Röntgenbild nicht sichtbar sind, muß häufig versucht werden, mit einer Sonde den Sitz des Splitters zu ertasten. Durch Vorführen einer Splitterpinzette entlang der Sonde kann der Splitter dann meist erfaßt und extrahiert werden. Gelingt die Entfernung des Splitters auf diese Weise nicht, muß die Wunde breiter eröffnet werden, um ihm den freien Austritt mit der Wundsekretion bei einer offenen Wundbehandlung zu ermöglichen.

Lymphangitis

Lymphangitis (der „rote Streifen") und **Lymphadenitis** können in der Praxis recht häufig beobachtet werden. Sie gehen meist von peripher gelegenen Entzündungen aus, die auch manchmal schwierig zu erkennen sein können (z. B. Schwielenabszesse, kleine Verletzungen, infizierte Fußmykose). Nach dem primären Entzündungsherd, den der Patient meist gar nicht als ursächlich ansieht und deshalb auch nicht vorweist, muß immer gefahndet werden. Dieser ist in erster Linie zu behandeln. Lymphangitis und Lymphadenitis selbst erfordern Ruhigstellung, kühlende Umschläge und evtl. eine antibiotische Allgemeintherapie.

Erysipel

Es geht oft von winzigen Hautverletzungen, aber auch von chronischen größeren Hautläsionen (z. B. Ulcus cruris) aus und kann fieberhafte Allgemeinreaktionen bewirken. Nicht selten kommt es zu Rezidiven mit großen Zeitintervallen bei dem gleichen Patienten (Anamnese!). Die Behandlung besteht in Ruhigstellung, kühlenden Umschlägen (nur Wasser) und Gaben von Sulfonamiden oder Penizillin.

Erysipeloid (Schweinerotlauf)

Es wird in der Praxis fast nur an 1 oder 2 Fingern vorkommend beobachtet; Komplikationen sind selten. Hierbei ist die Berufsanamnese wichtig, da diese Erkrankung praktisch nur bei Personen auftritt, die Fisch- oder Fleischwaren verarbeiten (Hausfrauen, Köche, Schlachter, Fischer und andere). Die Behandlung muß mit Ruhigstellung, Kühlung und Antibiotika erfolgen.

Inzisionen

Sie gehören zu den häufigsten Maßnahmen der kleinen Chirurgie in der Allgemeinpraxis. Im einzelnen kommen sie bei folgenden Erkrankungen in Betracht:

Abszesse

Hierbei handelt es sich meist um Subkutanabszesse, z. B. nach Hämatomen oder Eindringen von Fremdkörpern. Tieferliegende ausgebreitete Abszeßbildungen erfordern in der Regel eine stationäre Behandlung. Ist eine Einschmelzung noch nicht ausreichend erfolgt, kann diese durch Hitzeeinwirkung (z. B. mit Rotlichtbestrahlungen oder feuchtheißen Kamillenumschlägen) gefördert werden. Auch eine Behandlung mit antiphlogistischen Salben (z. B. Ichthyol- oder Ilon-Abszeß-Salbe) ist angebracht. Nach Einschmelzung („Reifwerden") des Abszesses kann die Inzision, evtl. mit einer zusätzlichen Gegeninzision und Drainage oder Tamponade vorgenommen werden. Eine Ruhigstellung des inzidierten Bereiches ist erforderlich und manchmal auch eine antibiotische Allgemeinbehandlung (z. B. mit Binotal 2 g bei Kindern, bis 4 g bei Erwachsenen täglich mehrere Tage lang). Drainage oder Tamponade sind meist zu erneuern und nicht zu früh wegzulassen (Möglichkeit der Reabszedierung). Günstig sind gelegentliche *Wundbäder* (z. B. mit erwärmten Kamillen-, Rivanol- oder Kaliumpermanganatlösungen).

Eine Sonderform stellt der *Schwielenabszeß* dar, der sich tief unterhalb stark verhornter Hautbereiche der Handfläche, der Finger, der Zehen und der Fußsohle bilden kann und außer einem Druckschmerz und gelegentlicher ödematöser Verschwellung der Umgebung kaum entzündliche Zeichen aufweist. Hier ist eine ausreichend tiefe Inzision am Schwielenrand meist mit Gegeninzision erforderlich.

Schweißdrüsenabszesse (vorwiegend in den Achselhöhlen) müssen nach Einschmelzung (nicht zu früh) und vorherigem Ausrasieren des Entzündungsbereiches breit und in Längsrichtung inzidiert werden. Eine Vorbehandlung mit Wärmeeinwirkung und antiphlogistischen Salben ist zweckmäßig. Nach der Inzision oder auch in Kombination mit dieser kann eine Röntgenbestrahlung ebenso wie eine Allgemeinbehandlung mit Antibiotika von Nutzen sein.

Panaritium

In der Allgemeinpraxis werden gewöhnlich das kutane und das subkutane sowie die Panaritien im Nagelbereich (Paronychie, Panaritium subunguale bzw. parunguale) behandelt. Am häufigsten werden hier kutane und im Nagelbereich sich abspielende Panaritien beobachtet.

Tieferliegende Panaritien (P. tendinosum, P. articulare, P. ossale) oder weitere Folgen wie V-Phlegmone, Mittelhand- und Unterarmphlegmone sind meistens Gegenstand fachchirurgischer Behandlung.

Beim oberflächlich liegenden *kutanen* Panaritium wird die mit Eiter gefüllte Hautblase entfernt. Dabei ist auf möglicherweise tieferliegende Eiteransammlungen zu achten (Kragenkopfpanaritium).

Das *subkutan* liegende Panaritium erfordert meist eine Eröffnung im Sinne eines sog. Froschmaulschnittes in der Nähe des Nagelrandes mit anschließender Einlage einer Lasche oder eines Gazestreifens in das Wundbett.

Die *Paronychie* ist meist mit der Inzision des entzündlich veränderten Nagelwalles zu behandeln.

Beim Panaritium *subunguale* genügt oft die Resektion der Nagelwurzel, wobei der distale Nagelanteil belassen wird.

Beim stark entzündlich veränderten Panaritium *parunguale* kann die Entfernung des ganzen Nagels erforderlich werden.

Der *Unguis incarnatus* (eingewachsener Zehennagel) ist sehr oft von starken Entzündungserscheinungen des Nagelwalles und -bettes begleitet. Hier ist die entsprechende Nagelhälfte oder bei beiderseitigem Befall der ganze Nagel zu entfernen und eine Keilexision des Nagelbettes durchzuführen.

Die Inzision bei Panaritien wird fast immer in Lokalanästhesie (Oberstsche Leitungsanästhesie) erfolgen müssen. Bei der Inzision des subkutanen Panaritiums ist eine Blutleere notwendig, eine anschließende antibiotische Allgemeinbehandlung ist zu erwägen. Weiteres Vorgehen mit Ruhigstellung und offener Wundbehandlung.

Furunkel und Karbunkel

Der *Furunkel* entsteht aus einer Follikulitis und kann zunächst konservativ mit Ruhigstellung, Wärmeanwendung und antiphlogistischen Salbenverbänden behandelt werden. Tritt eine Nekrose ein, kann der sich bildende Eiterpfropf mit einer Pinzette entfernt werden, wodurch ein Abfluß des Abszeßinhaltes ermöglicht wird. Die evtl. notwendig werdende Inzision kann durch eine Kauterisation des gesamten Entzündungsherdes ersetzt oder ergänzt werden. Nach der operativen Furunkelbehandlung ist eine allgemeine antibiotische Therapie manchmal angebracht, um Allgemeinreaktionen vorzubeugen.

Ein *Gesichtsfurunkel* soll nicht inzidiert, sondern konservativ behandelt werden. Hier sind Ruhigstellung, Anwendung lokaler Wärme und antiphlogistischer Salbenverbände sowie eine intensive antibiotische Allgemeintherapie am Platze.

Ein *Karbunkel* macht fast immer eine operative Behandlung mit Kreuzschnitt und zusätzlicher Kauterisation seines entzündlich veränderten Bettes notwendig. Anschließend sind orale Gaben von Antibiotika angezeigt.

Bei Vorliegen eines Furunkels oder Karbunkels ist, besonders wenn diese gehäuft auftreten, immer an die Möglichkeit des Bestehens eines Diabetes mellitus zu denken.

Eine *Furunkulose* kann einer zeitweiligen antibakteriellen Behandlung unterzogen werden. Auch die seit langem geübte Therapie mit einer mindestens mehrwöchigen Gabe von Hefepräparaten sei hier erwähnt.

Exzisionen

Sie werden in der Praxis bei allen möglichen oberflächlichen gutartigen Hauttumoren, Hyperkeratosen und Zysten durchgeführt. Sie sind besonders dann erforderlich, wenn diese Tumoren einen schmerzhaften Sitz an Druck- oder Scheuerstellen aufweisen oder zu häufigen Entzündungen führen. Infrage kommen hier vor allem *Atherome, Fibrome* und *Lipome,* aber auch *Warzen, Clavi* und *Epithelzysten.*

Nach einem ausreichend breit geführten Hautschnitt werden ein Tumor oder eine Zyste möglichst in toto exzidiert, wobei auf die Mitentfernung des kapselartigen Randgewebes beim Atherom zu achten ist. Darauf Verschluß der Wunde mit Naht oder Klammer. Sind Tumor oder Zyste entzündlich verändert, ist eine Inzision vorzunehmen; die Abstoßung des infizierten Gewebes wird dann meist bei der anschließenden offenen Wundbehandlung erfolgen. Ein Fibroma pendulans kann häufig mit der Durchtrennung des Stiels durch einen Scherenschlag oder durch einen Skalpellschnitt entfernt werden.

Warzen können mit dem scharfen Löffel, größere Warzen mit einem Skalpell und anschließender Naht entfernt werden. Eine anschließende Verätzung der Wunde mit Trichloressigsäure ist anzuraten. Eine Warzenentfernung kann auch unter Anwendung von Kohlensäureschnee erfolgen.

Clavi können zunächst mit täglichen Bädern und anschließendem Auftragen einer 10- bis 30%igen Salizylsalbe erweicht werden. Dabei ist darauf zu achten, daß nur der Hornhautbezirk selber unter Einwirkung der Salizylsalbe steht, weil sonst zuviel nicht hyperkeratotisch verändertes Nachbargewebe mit beeinträchtigt wird. Abschließend kann das erweichte Gewebe meist mühelos entfernt werden.

Behandlung von Prellungen und Zerrungen der Weichteile oder Gelenke

Weichteilprellungen und *-zerrungen* sind häufig in der Allgemeinpraxis zu behandeln. Sie entstehen durch traumatische Alltagseinwirkungen vieler Art (z. B. beim Sport, bei Arbeits- und Verkehrsunfällen). In dem betroffenen Gebiet finden sich meist ein lokaler

Druckschmerz und eine Schwellung. Aktive und passive Bewegungsfähigkeit können in diesen Bereichen schmerzhaft behindert sein. Zusätzliche äußere Verletzungen weisen möglicherweise auf den Ort der Prellung oder Zerrung hin.

Ihre Behandlung besteht vor allem in Ruhigstellung und kühlenden Umschlägen (Wasser oder verdünnter Alkohol). Zusätzlich können Einreibungen mit Salben oder Flüssigkeiten, die lokal schmerzhindernd, entzündungswidrig oder resorptionsfördernd wirksam sind, angewandt werden. Meist wird auf diese Weise nach einigen Tagen eine Schmerz- und Bewegungsfreiheit erreicht werden. Bei stärkeren Schmerzen sind Antiphlogistika (z. B. Tanderil) oral verabreicht angebracht.

Hämatome, die manchmal auch recht ausgedehnt sein können, behindern den Heilungsprozeß oft außerordentlich. Sie können bei Patienten, bei denen eine Antikoagulantientherapie durchgeführt wird, schon auf ganz geringe Traumen hin in exzessiver Weise auftreten. Frische nicht infizierte und noch nicht organisierte Hämatome können abpunktiert und durch Injektion von Hydrokortison (Beispiel: 20 mg Decortin) zur Abheilung gebracht werden. Ältere Hämatome werden konservativ mit Ruhigstellung, kühlenden Umschlägen und thrombolytisch wirksamen Salben oder Gelen (Beispiele: Hirudoid, Lasonil, Thrombophob) behandelt. Infizierte Hämatome müssen breit inzidiert werden.

Prellungen und Zerrungen der Gelenke bewirken häufig eine Schwellung der Gelenkumgebung oder eine Ergußbildung im Gelenk selbst. Es besteht meist eine deutliche, schmerzhafte Bewegungseinschränkung des betroffenen Gelenkes, die besonders bei Distorsionen ausgeprägt vorhanden ist. Durch den jeweiligen Unfallmechanismus bedingt kommt es zu verschiedenartigen Zerrungen oder auch Einrissen der Gelenkkapsel, Bänder und Sehnen, die zu ihrer Ausheilung besonders bei älteren Menschen eine gewisse Zeit erfordern. Durch Röntgenuntersuchungen sollten immer Frakturen (auch Infraktionen und kleinere Absprengungen) der das Gelenk bildenden Skelettanteile ausgeschlossen werden.

Therapie. Sie muß ein ausgewogenes Mittelmaß zwischen einer Zeit der Ruhigstellung und der anschließenden Phase der Bewegungstherapie zum Grundsatz haben. Das kann durchaus nach der Schwere des Traumas und der Art des betroffenen Gelenkes variieren.

So muß bei einer Prellung oder Zerrung des *Schultergelenkes* eine frühzeitige Mobilisierungsbehandlung erfolgen, längere Ruhigstellung kann dabei zu einer zeitweiligen oder auch dauernden Einschränkung der Beweglichkeit des Schultergelenkes, der Schultersteife, führen, die jeder Therapie hartnäckig trotzt. Hier sind also frühzeitige aktive Bewegungsmaßnahmen unter Schmerzbekämpfung angebracht.

Bei Prellungen und Zerrungen *anderer Gelenke* ist dagegen anfangs stets eine ruhigstellende Behandlung angebracht. Diese besteht zu Beginn in Ruhiglagerung, auch auf Polstern, oder im Anlegen von Schienen. Es soll dabei immer eine Kühlung mit Umschlägen (Wasser oder verdünnter Alkohol) ermöglicht werden können, um Schwellungen durch Gewebsödeme, Gelenkergüsse oder Hämatome zur Rückbildung zu bringen. Anschließend sind elastische Pflasterverbände für eine mehr oder weniger lange Zeit angebracht. Bei ausgedehnteren Bänder- oder Kapselzerreißungen sind auch einmal fixierende Gipsverbände erforderlich. In den meisten Fällen ist eine orale Gabe von Antiphlogistika (z. B. Tanderil) angezeigt, die auch gut analgetisch wirksam sind.

Als *Nachbehandlung* ist bereits in der Frühphase der Mobilisierung (also bei noch liegendem elastischen Pflasterverband) die Anwendung der Diathermie (z. B. mit Kurzwellen-, Ultrakurzwellen- oder Mikrowellenbestrahlungen) von Nutzen. Anschließend erfolgt eine intensive Therapie mit Heißluft, Massagen, passiven und aktiven Bewegungsübungen.

Bei den Prellungen und Zerrungen der einzelnen Gelenke ist noch folgendes zu beachten:

Am *Ellenbogengelenk* kann eine zu frühzeitige Mobilisierung zu einer *Myositis ossificans* führen.

Beim *Handgelenk* muß immer an die Möglichkeit einer *Navikularefraktur* mit ihren besonderen Konsequenzen gedacht und diese röntgenologisch ausgeschlossen werden (besondere Anweisung an den Röntgenologen!).

Fingergelenke benötigen häufig eine längere Ruhigstellung mit Schienenverbänden.

Beim *Kniegelenk* sind *Risse der Seitenbänder, der Kreuzbänder oder der Menisken* auszuschließen. Seröse oder blutige *Ergüsse* des Kniegelenkes müssen zur Beschleunigung der Heilung und aus diagnostischen Gründen (spätere gutachtliche Anfragen von Berufsgenossenschaften!) oft punktiert werden. Die Art und Menge des Punktates und das Ergebnis seiner eventuellen mikroskopischen Untersuchung sollten dokumentarisch festgelegt werden. Nach der Punktion ist für eine zeitweilige Ruhigstellung des Gelenkes zu sorgen.

Bei den *Sprunggelenken* ist wegen der gewöhnlich besonders starken Hämatombildung (meist im Außenknöchelbereich) oft eine längere Ruhigstellung notwendig. Auch hier sind gröbere Bänderrisse auszuschließen.

Luxationen

Sie kommen in der Praxis nicht selten als habituelle Luxationen des Schultergelenkes oder der Patella vor.

Am *Schultergelenk* wird meist die Reposition nach Kocher durchgeführt: Adduktion des Oberarmes bei gebeugtem Unterarm; Außenrotation des gesamten Armes bei angelegtem Oberarm; Anhebung des gesamten Armes und anschließend Innendrehung des Oberarmes. Als Nachbehandlung Anlegung eines Desault-Verbandes für 3—4 Tage.

Die luxierte *Patella* kann häufig leicht manuell reponiert werden. Gelegentlich sind jedoch Repositionen in Kurznarkose erforderlich. Anschließend längere Ruhigstellung.

Häufig wiederkehrende *habituelle Luxationen* benötigen zur kausalen Therapie eine operative Behandlung.

Luxationen des 2.—5. Fingers oder *der Zehen* sind oft durch Zug und seitlichen Druck einzurenken. Die Reposition einer Luxation im Grundgelenk des *Daumens* kann oft wegen Weichteilinterposition nicht gelingen und muß dann operativ geschehen.

Luxationen größerer Gelenke bedürfen fachchirurgischer Behandlung.

Bei allen Formen einer Luxation sind durch Röntgenuntersuchungen Frakturen auszuschließen.

Frakturen

Vorbemerkung: Einen vollständigen Überblick über alle auch in der Allgemeinpraxis zu beobachtenden Frakturen und ihre Behandlung zu geben, ist hier nicht möglich. Es können an dieser Stelle verständlicherweise nur einige Probleme der am häufigsten in der Allgemeinpraxis zu behandelnden Frakturen angedeutet werden.

Frakturen der Finger. Sie sind nach Reposition in Beugestellung und Gipsverband für etwa 4—6 Wochen ruhigzustellen. Ein *Strecksehnenabriß* an den Endphalangen des 2.—5. Fingers muß für 5—6 Wochen in starker Beugung des Mittelgelenkes und starker Überstreckung des Endgelenkes fixiert werden. Die häufigen kleinen Absprengungen oder Infraktionen benötigen meist nur eine 2- bis 3wöchige Ruhigstellung auf einer Fingerschiene oder mit einem elastischen Pflasterverband.

Frakturen der Zehen. Die Grundgliedfraktur der Großzehe muß mit einem Gipsverband (evtl. Gehgips) in Extension für etwa 4 Wochen ruhiggestellt werden. Die übrigen Zehenbrüche werden mit einem 2 bis 3 Wochen liegenden elastischen Pflasterverband, der die benachbarte Zehe einschließen kann, behandelt.

Mittelhandfrakturen. Ihre Behandlung erfolgt nach Reposition mit einem dorsalen Gipsverband vom Ellenbogen bis zu den Fingeransätzen für die Dauer von etwa 4 Wochen. Bei mehr distalem Sitz der Fraktur sollte der zugehörige Finger in Beugestellung mit in den Gipsverband einbezogen werden.

Infraktionen benötigen lediglich die Anlage eines elastischen Pflasterverbandes für etwa 2 Wochen. Die *Bennet-Fraktur* (Bruch der Basis des 1. Mittelhandknochens) bedarf meist fachchirurgischer Behandlung.

Mittelfußfrakturen. Nach Reposition Gehgips für 4—6 Wochen (Röntgenkontrolle!). Weitere Schonung ist anschließend für 2—3 Wochen mit einem elastischen Pflaster- oder Zinkleimverband des Unterschenkels und Fußes erforderlich. Das letztere reicht bei Infraktionen der Mittelfußknochen oder bei den nicht seltenen Abrißfrakturen der Basis des Metatarsale V oft allein aus.

Radiusfraktur (an typischer Stelle). Nach Reposition durch Zug am Daumen in Richtung der Radiusachse und des 2. und 3. Fingers ulnarwärts nach distal und Gegenzug am Oberarm bei gebeugtem Ellenbogen nach proximal Anlegung einer dorsalen Gipsschiene für 3—4 Wochen. Muß eine Reposition wegen besonders starker Dislokation und damit verbundener Schmerzhaftigkeit in Allgemeinnarkose erfolgen, kann hierzu auch die Unterstützung eines Fachanästhesisten erforderlich werden. Nach Abnahme der Gipsschiene kurzdauernde Anlage eines elastischen Pflasterverbandes, anschließend Heißluft- und Massagebehandlung. Radiusfrakturen erfordern häufige Röntgenkontrollen, evtl. sind Nachrepositionen notwendig.

Grünholzfrakturen des Radius, die meist mehr proximalwärts gelegen sind, sind bei Kindern in der Praxis recht häufig zu beobachten. Oft reichen hierbei elastische Pflasterverbände des Unterarmes und der Mittelhand für die Dauer von 2—3 Wochen aus. Bei besonders lebhaften Kindern ist jedoch die Anlage einer dorsalen Gipsschiene zu empfehlen.

Klavikulafraktur. Die Reposition erfolgt durch Zug an beiden Schultern nach dorsal mit gleichzeitiger manueller Einrichtung der Fragmente von ventral her. In dieser Stellung wird ein *Rucksackverband* angelegt. Dabei wird eine gleichmäßig mit Watte gefüllte Trikotschlauchbinde zunächst um den Nacken gelegt, dann von vorn durch beide Achselhöhlen gezogen und unter Zug hinten verknotet. Ein weiteres Stück Binde wird dann durch Nacken- und Rückenteil gezogen, kräftig angezogen und verknotet. Zur Verhinderung von Druckstellen oder Stauungen sollen die Knoten immer nach außen gelegen und die Achselpartien des Verbandes gut unterpolstert sein. Ein häufiges Nachziehen und Neuverknüpfen des Verbandes ist besonders in den ersten Tagen erforderlich. Ein Rucksackverband muß etwa 3—5 Wochen belassen werden. Danach ist meist keine weitere Therapie erforderlich. Auf ein Beweglichbleiben der Schultergelenke ist immer wieder zu achten.

Rippenfrakturen sind durch die ständigen Atembewegungen des Thorax oft recht schmerzhaft. Eine Ruhigstellung des betroffenen Brustkorbbereiches und damit eine deutliche Schmerzminderung wird durch das Anlegen eines *Dachziegelverbandes* mit breiten Heftpflasterstreifen in tiefster Exspirationsstellung erreicht.

Auch *Rippenprellungen*, die meist nicht weniger schmerzhaft sind, können mit diesem Verband behandelt werden. Ein Dachziegelverband muß von der Wirbelsäule bis zum Brustbein reichen und durch ventrale und dorsale Längspflasterstreifen fixiert werden. Ein längeres Liegenbleiben dieses Verbandes ist häufig durch mehr oder minder starke entzündliche Hautreaktionen, besonders bei einer bestehenden Pflasterempfindlichkeit, nicht möglich. Dann kann ein *Cingulum*, das heißt ein rund um den Thorax geführter straffer Verband mit einer breiten elastischen Binde, Erleichterung bringen. Unter dieser Behandlung und zusätzlichen Gaben von Analgetika oder Antiphlogistika werden Patienten mit Rippenfrakturen gewöhnlich nach 2—3 Wochen weitgehend schmerzfrei, nach 4—6 Wochen können diese Brüche als ausgeheilt gelten.

Röntgenuntersuchungen (Aufnahme und Durchleuchtung) sind hierbei auch zum Ausschluß von intrathorakalen Blutergüssen, eines Pneumothorax oder von pathologischen Frakturen (Metastasen) notwendig.

Hämorrhoiden

Ihre Behandlung gehört zu den täglichen Aufgaben des Allgemeinarztes. Sie sind ungemein verbreitet.

Die sog. *äußeren Hämorrhoiden* stellen hypertrophierte Hautfalten oder Hämatome im äußeren Anusbereich dar.

Die *inneren Hämorrhoiden* sind hyperplastische Erweiterungen der Venenplexus des unteren Rektums.

Die *Beschwerden* bestehen meist in Jucken, Brennen und Nässen im Afterbereich. Bei Stuhlabgang kommt es öfter zu stechenden und reißenden Schmerzen und zu Blutungen, die auch spontan erfolgen können. Bei ausgedehnteren und länger bestehenden Hämorrhoiden sind auch geringe Insuffizienzerscheinungen des Analsphinkters möglich.

Das Hämorrhoidalleiden wird durch sitzende Lebensweise, Obstipation, Schwangerschaft, Adipositas, Darminfektionen u. a., sehr wahrscheinlich auch durch chronischen Alkohol- und Nikotinmißbrauch gefördert.

Therapie. Sie muß bei Bestehen eines *chronischen Reizzustandes* eine entzündungswidrige, schmerzlindernde und juckreizstillende Wirkung zum Ziele haben. Dieses kann durch eine Vielzahl von Präparaten in *Salben-* oder *Zäpfchenform* mit Fettgrundlage erreicht werden.

Ihre Hauptwirkungen sind adstringierend, lokalanästhetisch (auch rein kühlend), antiseptisch, antiphlogistisch, gefäßabdichtend oder antikoagulativ. Größtenteils sind in den Hämorrhoidenmitteln Kombinationen von Substanzen enthalten, die diese Wirkungen haben (Beispiele: Alcos — Anal, Anacal, Anusol, Bismolan, Hädensa, Hämocura, Hametum u. a.). Bei manchen Fällen mit ekzematischen Veränderungen im Analbereich sind Kortikoidzusätze in diesen Präparaten angebracht (Beispiele: Anusol — H, Cohortan, Fissanproct, Procto — Jellin, Procto Kaban, Scheriproct, Steros — anal, Ultraproct u. a.).

Die weitere Behandlung, die daneben keinesfalls vernachlässigt werden sollte, muß vor allem in der Anwendung von Sitzbädern, weitmöglichster Hygiene im Analbereich und Stuhlregulierung bestehen.

Auch bei *akuten Reizzuständen* sind tägliche Sitzbäder, z. B. mit Kamille oder mit Eichenrindenextrakt (stärker adstringierende Wirkung) durchzuführen. Zeitweilig muß dann nach jedem Stuhlabgang eine Waschung zur Reinigung des Analbereiches erfolgen, weil die Anwendung von Toilettenpapier zu stark reizt oder wegen Schmerzhaftigkeit nicht möglich ist. In solchen Fällen ist manchmal der Gebrauch von stark fetthaltigen Kortikoidsalben (Beispiele: Ichtho — Cortin fett, Ultracur Fettsalbe) ausgesprochen günstig.

Bei Zuständen, die mit häufigerem Nässen oder gelegentlicher Stuhlinkontinenz einhergehen, haben sich viele Patienten angewöhnt, zeitweilig oder auch ständig einen Wattestreifen in der Rima ani zu tragen, der auch mit Hämorrhoidalsalbe versehen sein kann. *Sehr starke Reizzustände*, die zu einer ausgedehnten nässenden Dermatitis des ganzen perianalen Bereiches und weit darüber hinaus führen können, bedürfen zeitweiliger Bettruhe und kühlender Umschläge (Wasser mit Kamillenzusatz), anschließend der Anwendung stark fetthaltiger Salben.

Der *Prolaps* eines inneren Hämorrhoidalknotens mit praller Blutfüllung und Inkarzerationserscheinungen ist außerordentlich schmerzhaft und macht den Patienten meist weitgehend unfähig, mehr als einige Schritte zu tun. Hier sind Bettruhe, starke Kühlung (mit Eis gefüllte Gummibeutel oder Tücher, die häufig gewechselt werden müssen) und Gaben von Analgetika oder Antiphlogistika in ausreichender Dosierung erforderlich. Mit dieser Behandlung wird in praktisch allen Fällen eine spontane Reposition erreicht werden können.

Blutungen, die meist beim Stuhlgang auftreten und gelegentlich sehr stark sein können, stehen spontan oder nach Anwendung von antikoagulativ wirksamen Zäpfchen oder Salben (Einführung mit Ansatzrohr) und Ruheeinhaltung. Chronische Blutungen können zu anämischen Zuständen führen.

Eine *operative Behandlung* ist bei einem jahrelang bestehenden zu starken Dauerbeschwerden führenden Hämorrhoidalleiden ange-

bracht, besonders dann, wenn häufig Prolapse mit Einklemmungserscheinungen, öfter profuse Blutungen oder Thrombosierungen bestehen. Es muß jedoch bedacht werden, daß ungeachtet einer guten
Technik der Erfolg einer Operation nicht immer befriedigend oder
von Dauer ist.

Varikosis

Dieses Leiden und seine Folgezustände an den Beinen kommen außerordentlich häufig vor. Viele Patienten sind deshalb in ständiger allgemeinärztlicher Behandlung. Sie klagen über Schwere- und Spannungsgefühl, Jucken, Ermüdungsschmerz bei längerem Stehen oder auch
Krämpfe in dem betroffenen Bein.

Ein- oder beidseitig vorhandene Ödembildungen der Unterschenkel
und Füße sind auch ohne deutlich sichtbare Varizen (zum Beispiel bei
Insuffizienz des tiefen Venensystems) recht häufig. Sie müssen nicht
selten von kardial bedingten Ödemen differentialdiagnostisch abgegrenzt werden.

Der *primären* Varikosis dürfte eine angeborene Bindegewebsschwäche
zugrundeliegen. *Sekundäre Varizen* der oberflächlichen Venen entstehen als erweiterte Kollateralen bei Verschluß der tiefen Venen.

Oberflächliches und *tiefes Venensystem* sind durch die *Vv. communicantes* miteinander verbunden. Eine Insuffizienz der Venenklappen
in allen diesen Bereichen führt zusätzlich zu einem Fortschreiten des
Leidens.

Diagnostik. Wichtig ist die Feststellung, inwieweit eine Insuffizienz
der kommunizierenden oder tiefen Venen vorliegt. In der Praxis
kann man hierzu die Versuche nach Perthes oder nach Trendelenburg
durchführen.

Versuch nach Perthes: Legt man am stehenden Patienten eine Stauung am
Oberschenkel an und läßt ihn umhergehen, so müssen sich die gestauten
Krampfadern entleeren, wenn die tiefen Venen in ihrer Funktion nicht beeinträchtigt sind. Bleibt die Krampfaderstauung oder nimmt sie unter
Schmerzen sogar zu, ist ein Verschluß der tiefen Venen anzunehmen.

Versuch nach Trendelenburg: Beim liegenden Patienten werden am erhobenen Bein die gestauten Venen körperwärts durch Ausstreichen entleert.
Nach Kompression der V. saphena magna hoch am Oberschenkel und Aufstehen des Patienten, füllen sich die Krampfadern bei funktionsfähigen
tiefen Venen nicht oder erst nach Aufhören der Kompression. Eine Insuffizienz der tiefen Venen ist dann gegeben, wenn trotz Kompression beim
Aufstehen eine deutliche sofortige Krampfaderfüllung auftritt.

Eine weiterführende Diagnostik muß mit der *Phlebographie* geschehen, die vor jeder operativen Behandlung unumgänglich ist.

Therapie. Zur *konservativen* Behandlung sind orale Gaben oder eine lokale Applikation von Präparaten in Betracht zu ziehen, die eine gesicherte kreislaufstützende, entwässernde, gefäßabdichtende oder antiphlogistische Wirkung haben. Viel im Gebrauch sind auch Roßkastanienmittel, denen eine venentonisierende Wirkung zugesprochen wird. Nach Verabreichung dieser Mittel wird von den Patienten sehr oft eine Beschwerdelinderung geäußert. Objektivieren läßt sich ihre Wirkung am Patienten kaum.

Wichtig ist vor allem eine Aktivierung des Muskeltrainings durch vermehrte *Bewegung*. Günstig sind hier vor allem Laufen, Schwimmen, Gymnastik und Radfahren. Längeres Stehen oder Sitzen mit Behinderung des venösen Rückstromes sind, soweit angängig, zu vermeiden. Leichte Massagen der Beine können manchmal angebracht sein, wenn sie nicht zu Reizzuständen der Varizen führen. Sie sind selbstverständlich bei entzündlichen oder thrombotischen Veränderungen kontraindiziert. Von wesentlicher Bedeutung ist häufig eine *Stützbehandlung* mit Verbänden (Kompressionsverband, Zinkleimverband) oder Stützstrümpfen (Zweizugstrumpf). Diese Maßnahmen führen sehr oft zu einer Linderung der Beschwerden und zu einem Rückgang des Erscheinungsbildes. Sie vermögen sicher Komplikationen zu verhindern oder hinauszuschieben. Die sachgemäße orthopädische Versorgung eines bestehenden Platt-Knick-Spreiz-Fußleidens (s. dort) ist ebenfalls von besonderer Wichtigkeit.

Bei umschriebenen oberflächlichen Varizen kommt gelegentlich eine *Verödungsbehandlung* in Betracht. Hartnäckige Beschwerden verursachende und ausgedehnte Varizen bedürfen einer *chirurgischen* Therapie.

Thrombophlebitisches und postthrombotisches Syndrom

Die Thrombophlebitis der **oberflächlichen** Beinvenen ist meist leicht an einer Rötung und druckschmerzhaften, oft harten Schwellung im Verlaufe eines Venenstranges zu erkennen. Stärkere Ödeme oder Allgemeinreaktionen fehlen meist, die Gefahr einer Lungenembolie ist kaum gegeben.

Therapie. Sie muß häufig bei Bestehen stärkerer lokaler Reizerscheinungen oder auch einer Allgemeinreaktion anfangs in einer kurzdauernden Ruhigstellung bestehen. Außerdem sind eine intensive Kühlung mit großflächigen feuchten Umschlägen (Wasser oder verdünnter Alkohol) und das Auftragen thrombolytisch wirksamer Salben oder Gele (Beispiele: Hirudoid, Lasonil, Thrombophob) zweckmäßig. Möglichst frühzeitig (bei leichteren Fällen gleich zu Beginn) sind die Anlage eines Stützverbandes und Gehübungen erforderlich. Eine günstige analgetische und antiphlogistische Wirkung haben hierbei Pyrazolonpräparate oder Indometacin (Beispiele: Butazolidin;

Amuno). Zur Nachbehandlung eignet sich ein Zinkleimverband für etwa 3 Wochen.

Die Thrombophlebitis der **tiefen** Beinvenen ist ernster zu beurteilen, da sie nicht selten zu Lungenembolien führen kann. Sie ist hauptsächlich durch eine sehr derbe blasse Schwellung der betroffenen Bereiche gekennzeichnet, doch müssen äußere Zeichen nicht unbedingt vorhanden sein. Ebenso kann ein ausgeprägter Spontanschmerz in den Angaben des Patienten fehlen. Fieberhafte Allgemeinreaktionen kommen häufiger vor.

Therapie. Sie ist grundsätzlich die gleiche wie bei der oberflächlichen Thrombophlebitis. Auch hier ist eine frühzeitige Bewegungsbehandlung mit Anlegung von Stützverbänden angezeigt. Bei hochsitzender Beinvenenthrombose oder Verdacht auf eine Beckenvenenthrombose können eine Antikoagulantientherapie und klinische Behandlung erforderlich werden.

Das postthrombotische Syndrom ist eine Folge der tiefen Beinvenenthrombose und zeichnet sich vor allem durch eine ödematöse Schwellung, rötlich-livide Verfärbung und Pigmentierung des Unterschenkels aus. Lokalisierte Verschorfungen der Hautoberfläche und die Bildung eines Ulcus cruris sind weitere Merkmale.

Die Behandlung kann in zeitweiliger Hochlagerung, entstauenden Kompressions- und Zinkleimverbänden, entwässernden Maßnahmen und lokaler Anwendung thrombolytischer Salben und Gele bestehen.

Ulcus cruris

Das Ulcus cruris erfordert immer eine langwierige Behandlung, die oft im Hause des Patienten unter erschwerten Bedingungen durchgeführt werden muß.

Es findet sich vielfach bei älteren Patienten, die aufgrund eines postthrombotischen Zustandes Durchblutungsstörungen und trophische Veränderungen der Haut aufweisen. Zusätzlich kommt es durch mangelnde Pflege und schlechte hygienische Möglichkeiten meist zu hartnäckig therapieresistenten Sekundärinfektionen, die eine Ausheilung verhindern oder unmöglich machen können. Torpide beständig nässende schmierig-eitrig belegte Ulcera cruris können große Flächen des Unterschenkels einnehmen und tiefe Gewebsdefekte verursachen.

Therapie. Sie muß symptomatisch erfolgen. Das einen Heilungsvorgang verhindernde Gewebsödem kann durch eine zeitweilige Ruhigstellung mit Hochlagerung und intensive entwässernde Maßnahmen (mit Beschränkung der Flüssigkeitszufuhr!) zur Rückbildung gebracht werden. Eine ausreichende Therapie einer bestehenden Herzmuskelinsuffizienz ist dabei immer zu beachten.

Das Ulkus selbst ist durch häufige Bäder oder Spülungen von seinen nekrotischen Belägen zu befreien (z. B. mit antiseptischen Lösungen von Kaliumpermanganat, Rivanol u. a.). Erstes Ziel der Behandlung muß sein, den Geschwürsgrund zu reinigen. Das muß auch durch lokalantibiotische Maßnahmen erfolgen. Besonders eignen sich hierfür Neomyzin und Bacitracin (Beispiele: Medicrucin blau, gelb, rosé je nach bevorzugter Wirkungsweise in Pulverform; Medicreme und Nebacetin, z. B. als Puder, auch in Sprayform). Gelegentlich kann auch die Anwendung von Aureomycin-Salbe angezeigt sein. Nach Wundreinigung und weitgehender Verringerung der Sekretion können epithelisierende und granulationsfördernde Salben aufgetragen werden (Beispiele: Bepanthen, Desitin, Unguentolan).

Wichtig ist auch die Behandlung des Randes und der Umgebung des Geschwürs. Hierzu eignet sich Gentianaviolett (in 1- bis 2%iger wässeriger Lösung) und für die Umgebung Zinksalbe oder -paste. Thrombolytisch wirksame Salben und Gele können gegen die meist in der Umgebung des Geschwürs vorhandenen thrombophlebitischen Veränderungen gebraucht werden. Kortikoidhaltige Salben dürfen im Geschwürsbereich nicht angewandt werden, da sie die Heilung der Entzündung hemmen. In Ausnahmefällen können sie bei der Behandlung stark ekzematös veränderter Haut in der Umgebung des Geschwürs Verwendung finden.

Sobald als möglich sollte eine *Kompressionsbehandlung* des mit Mull oder Gaze ausgepolsterten Ulkus und des Unterschenkels erfolgen. Diese kann mit dem Pütterschen Kompressionsverband und später mit Zinkleimverbänden durchgeführt werden. Auch eine *Varizenverödung* kann an dem betroffenen Bein günstig wirken. Gute Erfolge sind mit einer *plastischen Deckung* des Geschwürs möglich, wobei eine ausreichend lange Nachbehandlung im Hause des Patienten stattfinden muß, um eine Abstoßung des Transplantates und damit eine erneute Geschwürsbildung zu vermeiden.

Erkrankungen des Bewegungsapparates

Platt-Knick-Spreiz-Fußleiden

Die Belastungsdeformierungen des Fußes in Form eines Platt- (Senk-), Knick- oder Spreizfußes kommen häufig zusammen vor, wenn auch die eine oder andere Form mehr im Vordergrund steht. Sie sollen deshalb hier zusammen besprochen werden.

Im frühen Kindesalter ist ein Plattfuß in der Regel normal, Einlagen sind nicht erforderlich oder sogar kontraindiziert. Im späteren Kindesalter oder in der Adoleszenz kann es dann durch ein Mißverhältnis zwischen Belastung (übermäßiges Körpergewicht, langes Stehen oder

Gehen auf unelastischem Untergrund, häufiges Heben und Tragen zu schwerer Lasten und anderes) und Belastbarkeit des Fußes zur schnellen Ausbildung des Leidens kommen. Zu Anfang beobachtet man einen schlaffen Knickfuß, der im weiteren Verlaufe von einem Senk- und Spreizfuß gefolgt wird. Aus den gleichen Gründen stellt sich dieses Leiden in späteren Lebensaltern ein, besonders häufig im Klimakterium der Frau.

Im allgemeinen verläuft das Leiden in vier Stadien, die für die Behandlung von Wichtigkeit sind:

— *Stadium der Fußmuskelschwäche mit leichter Ermüdbarkeit des Fußes,*
— *Stadium des „weichen" Knicksenkspreizfußes,*
— *muskulär-kontraktes Stadium,*
— *Stadium der fixierten Plattknickfußbildung.*

Therapie. Im *ersten* Stadium kommt eine intensive Übungsbehandlung zur Kräftigung der Fußmuskulatur in Betracht. Häufiges Gehen oder Stehen auf den Zehenspitzen oder auf den Fußrändern mit Kippbewegungen des Fußes und Ankrallen der Zehen an den Boden sind hier sehr nützlich. Diese und andere Übungen mit dem gleichen Zweck müssen im Hause oder auch beim Sport immer wieder durchgeführt werden und führen zu einer deutlichen Erleichterung der Beschwerden. Langes Stehen soll vermieden werden. Erst in zweiter Linie sollte eine sachgemäße Massagebehandlung der Füße und Beine erfolgen.

Erst im *zweiten* Stadium kommt die Verordnung von *Einlagen* in Betracht. Diese müssen immer nach Maß, möglichst nach Gipsabdruck, angefertigt werden. Sie können aus einer Kork-Leder-Kombination, aus Kunststoff, aus Metall oder anderem bestehen. Die Einlagenversorgung sollte immer ärztlich nachkontrolliert werden.

Im *dritten* Stadium sind Einlagen meist kaum wirksam oder werden als beschwerdeverstärkend empfunden. Hier kommen zeitweilige Ruhigstellung und durchblutungsfördernde Maßnahmen, wie Einreibungen, Bäder, Bestrahlungen, Massagen und Gaben von Analgetika und Antiphlogistika, in Betracht, wonach dann später eine Einlagenversorgung möglich werden kann.

Im *vierten* Stadium, das meist schmerzlos ist, sind die Verordnung orthopädischen Schuhwerks oder in schwersten Fällen operative Maßnahmen angezeigt.

Folgen des Platt-Knick-Spreiz-Fußleidens sind häufig: *Arthritische Reizzustände* des Fußskelettes, die günstig mit Ruhigstellung, Kühlung und weiterhin mit Ichthyol- und elastischen Pflasterverbänden zu beeinflussen sind. Zusätzlich Medikation von Antiphlogistika (Beispiele: Butazolidin, Tomanol).

Hallux valgus. Die Reizzustände und Entzündungen des Ballens und des zugehörigen Schleimbeutels kommen in der Praxis sehr oft zur Behandlung. Hier sind Ruhigstellung, Ichthyolverbände und gelegentlich Antiphlogistika angebracht. Nach Abklingen stärkerer Entzündungserscheinungen können zeitweilig elastische Pflasterverbände mit Ichthyol angelegt werden. Das Tragen sog. Ballenschützer oder das Einlegen von Schaumgummistückchen zwischen erster und zweiter Zehe mindern Druckbeschwerden. Auf die Dauer muß eine operative Behandlung jedoch immer angeraten werden. Ist diese nicht möglich, ist entsprechend ausgearbeitetes Schuhwerk zu tragen.

Hallux rigidus. Die konservative Behandlung ist die gleiche wie beim Hallux valgus. Wegen der erheblichen Beschwerden beim Abrollen des Fußes werden auch hier auf längere Sicht operative Maßnahmen unumgänglich sein.

Digitus quintus varus. Die sich über oder unter die vierte Zehe legende Kleinzehe führt zur Ausbildung eines Kleinzehenballens. Es entstehen die gleichen Reizerscheinungen des Ballens und des darüberliegenden Schleimbeutels wie beim Hallux valgus im Großzehenbereich. Häufig genügen dabei die dort beschriebenen konservativen Maßnahmen, wie Erfahrungen aus der Praxis zeigen. Eine grundlegende Besserung kann jedoch auch hier manchmal nur auf operativem Wege erfolgen.

Hammerzehen kommen nicht selten in Kombination mit dem Hallux valgus vor, hierbei kann die zweite Zehe auch allein in Hammerstellung stehen. Stärkere Beschwerden verursachen oft die sich im Bereich der Köpfchen der Grundphalangen ausbildenden Clavi, die auch zu Entzündungserscheinungen neigen. Ein operatives Vorgehen kann hierdurch erforderlich werden. Vorher sollte aber ein Versuch mit speziell ausgearbeiteten Einlagen gemacht werden.

Haltungsschwächen und Haltungsschäden bei Kindern und Jugendlichen

Sie können gerade in der Allgemeinpraxis bei vielen jungen Patienten festgestellt werden. Oft genug werden sie zufällig z. B. bei einer physikalischen Untersuchung der Thoraxorgane entdeckt. Es kann auch vorkommen, daß Eltern oder Lehrern eine schlechte Haltung des jungen Menschen aufgefallen ist und sie deshalb den Arzt um Rat fragen. Weniger häufig sind Rückenschmerzen bei diesen Patienten der Grund einer ärztlichen Konsultation.

Der Hausarzt, der oft jahrelang die Entwicklung von Kindern und Jugendlichen beobachten kann, hat hier eine besondere Möglichkeit, frühzeitig die Ausbildung einer Fehlhaltung festzustellen und solche Patienten rechtzeitig einer Behandlung zuzuführen. Zudem gibt die heute bei vielen Jugendlichen erfolgende gesetzlich geregelte *Jugend-schutzuntersuchung* (s. Vorsorgeuntersuchungen) Gelegenheit, Haltungsstörungen zu erkennen. Diese werden hierbei in der Tat auch recht oft gefunden. Ihre Bedeutung liegt besonders darin, berufsbedingte Fehl- und Überbelastungen und damit eine Verschlimmerung des Leidens vermeiden zu können.

Am häufigsten ist der *schlaffe Rundrücken.* Hals- und Lendenlordose sind abgeflacht. Kennzeichen sind eine verstärkte Brustkyphose, abgeflachte Lordose der Hals- und Lendenwirbelsäule, Absinken des Schultergürtels nach vorn, flügelförmiges Abstehen der Schulterblätter nach hinten, Vorspringen des Bauches. Weniger häufig sind der *hohlrunde Rücken* mit einer Verstärkung oder der *flache Rücken* mit einer Abflachung der physiologischen Krümmungen.

Therapie. Alle diese Haltungsstörungen sind nicht fixiert und durch eine intensive heilgymnastische Übungsbehandlung günstig zu beeinflussen. Diese wird in der Regel in Form eines *orthopädischen Turnens* erfolgen, das jedoch regelmäßig und nicht zu kurzzeitig durchgeführt werden muß. Sachgemäße Überwachung durch einen Fachorthopäden und Leitung durch eine heilgymnastische Fachkraft sind hierfür die Voraussetzung. Häufiges Schwimmen soll zusätzlich immer empfohlen werden.

Die Tätigkeit des Hausarztes muß in Beratungen der Eltern oder der Jugendlichen selber, in Empfehlungen zur Vermeidung unzweckmäßiger Belastungen, in Nachuntersuchungen und in Maßnahmen zur Hebung des Allgemeinzustandes bestehen.

Adoleszentenkyphose (Scheuermannsche Erkrankung)

Sie stellt eine Haltungsstörung der Wirbelsäule dar, die durch ein Mißverhältnis zwischen der Belastbarkeit der wachsenden Wirbelsäule und ihrer Belastung verschlimmert werden kann. Kennzeichen sind eine zunehmende Kyphose der Brustwirbelsäule im Jugendlichenalter mit Klopf- und gelegentlich auch Belastungsschmerz im mittleren bis unteren Abschnitt; die Lendenwirbelsäule ist seltener beteiligt. Röntgenologisch können sog. Schmorlsche Knorpelknötchen und eine Keilform der Wirbelkörper nachzuweisen sein. Eine tuberkulöse Spondylitis muß immer ausgeschlossen werden.

Therapie. Sie muß in Beratung zur Vermeidung unzweckmäßiger Belastungen (evtl. Berufswechsel) und zur Durchführung einer sinngemäßen körperlichen Übungsbehandlung (z. B. Gymnastik, Schwimmen) sowie in der Einleitung heilgymnastischer Maßnahmen (auch Unterwasserstrahlmassagen) bestehen. In ausgeprägten Fällen muß eine fachorthopädische Behandlung (z. B. auch mit der Anlage eines Gipsbettes) erfolgen.

Arthrosen

Patienten mit Beschwerden aufgrund arthrotischer Gelenkveränderungen sind in der Allgemeinpraxis sehr oft zu behandeln. Die zunehmende Anzahl älterer Menschen in der Bevölkerung bewirkt ein häufigeres Auftreten von Gelenkerkrankungen durch Abnutzung, Fehlstatik und andere Ursachen. Bei der *Multimorbidität* gerade älterer Patienten kommt die Behandlung dieser Leiden nicht selten neben einer Therapie anderer im Vordergrund stehender Krankheiten in Betracht. Wegen der Rezidivhäufigkeit ist vielfach eine erneute Behandlung in kurzen Abständen oder auch eine Dauerbehandlung erforderlich. Diese kann auch wegen einer Bewegungsbehinderung des Kranken nur noch in seiner häuslichen Umgebung oder in der allgemeinärztlichen Praxis möglich sein, woraus sich besondere therapeutische Konsequenzen ergeben.

Symptomatik. Typisch für das Bestehen einer *Arthrosis deformans* ist der Wechsel der Beschwerden. Sie treten vor allem dann auf, wenn der Patient nach längerer Ruhe (z. B. nach dem Nachtschlaf) die betroffenen Gelenke zuerst wieder bewegt und belastet. Der frühe Morgenschmerz ist also ein wichtiges Kennzeichen. Die Beschwerden werden dann gewöhnlich nach einer gewissen Zeit der „Einübung" wieder geringer, um bei längerdauernder Beanspruchung erneut zuzunehmen. Bei nachfolgender Einhaltung von Ruhe lassen die Schmerzen deutlich nach, treten aber bei erneuter Belastung um so stärker auf.

Gelegentlich läßt sich palpatorisch ein Knarren oder Knirschen im Gelenk feststellen. Die Bewegungseinschränkung kann verschieden groß sein. Nicht selten ist eine Fehlstellung des Gelenkes schon äußerlich zu erkennen, die als Ursache arthrotischer Veränderungen infrage kommen kann.

Therapie. Sie muß bei Reizzuständen in erster Linie in zeitweiliger *Ruhigstellung* und *Wärmeanwendung* bestehen. Die einfachste Wärmeapplikation kann in Form von Wattepackungen oder einem Umwickeln des Gelenkes mit wollenem Gewebe bestehen (auch der sog. „Knieschützer" aus Wolle ist hier brauchbar). Günstig sind warme *Packungen,* die auch im Hause des Patienten anwendbar sind (Beispiele: Enelbin, Fangotherm, Fapack) oder *Verbände* mit Ichthyol. Nach Abklingen des Reizzustandes kommen vor allem *Bestrahlungen* (Kurzwellentherapie) in Betracht. In dieser Zeit können an manchen Gelenken auch elastische Pflasterverbände (meist unter zusätzlicher Applikation von Ichthyol auf die Haut) angelegt werden. Eine medikamentöse Behandlung ist schon frühzeitig angebracht.

Die medikamentöse Therapie der Erkrankungen des rheumatischen Formenkreises hat in den letzten Jahren eine bedeutende Erweiterung ihrer Möglichkeiten erfahren.

Tabelle 40: In der Praxis häufig gebrauchte Medikamente zur Behandlung des rheumatischen Formenkreises

Stoffgruppe	Beispiele und tägliche Dosierung	Wichtigste Nebenwirkungen und Kontraindikationen
Analgetika		
Salizylate	Aspirin (3 x 0,5 g)	Magenschleimhautreizung
	Salizell (3 x 0,5 g)	Übelkeit, Schwindel
Pyrazolon-Derivate	Novalgin (3 x 0,5 g)	Übelkeit, Allergien
	Pyramidon (3 x 0,1—0,2g)	
Pyrazolidin-Derivate (Antiphlogistika)		
Phenylbutazon	Butazolidin (3 x 0,2 g)	Kumulation,
	Elmedal (3—5 x 150 mg)	Magenbeschwerden,
Oxyphenbutazon	Tanderil (3 x 100—200 mg)	Magen- u. Duodenalulzera, Leukopenie,
Phenylbutazon + Aminophenazon	Irgapyrin (3 x 1—2 Drg.)	Schwindel, Ödemneigung, Hemmung der
	Tomanol (3 x 1—2 Drg.)	Blutgerinnung, Leber-
Phenylbutazon + Propyphenazon	Oxybuton retard (1—2x 1Drg.)	schäden, Allergien
Phenylbutazon + B-Vitamine	Neuro-Elmedal (3 x 1—2 Drg.)	
Phenylbutazon + Aescin + B-Vitamine	Demoplas (3—5 x 1 Drg.)	
Phenylbutazon + Aminophenazon + B-Vitamine + Aescin	Neuro-Demoplas (3—6 x 1 Drg.)	
Indometacin	Amuno (2—3 x 25—50 mg)	Gastrointestinale Störungen (nicht bei Ulkusleiden!) Kopfdruck, Schwindel, Benommenheit, Schwankungen der Stimmungslage, Leukopenie, Allergie
Flufenaminsäure	Surika (3 x 100—200 mg)	Gastrointestinale Störungen (nicht bei Ulkusleiden!) Leukopenie, Allergie
Ibuprofen	Brufen (3—4 x 200 mg)	Allergie (nicht bei hämolytischen Anämien, Thrombopathien und Kapillarschäden!)
Metamizol + B-Vitamine	Dolo-Neurobion (3 x 1—2 Drg.) Neuro-Fortamin-retard (2 x 1 Drg.)	Leukopenie (nicht bei Porphyrie) Allergie
Azapropazon	Prolixan 300 (2—4 x 300 mg)	Gastrointestinale Störungen (nicht bei Ulkusleiden!)

Fortsetzung Tabelle 40

Alclofenac	Neoston 3 x 500–1000 mg)	Gastrointestinale Störungen (nicht bei Ulkusleiden!) Allergie
Muskelrelaxantien Chlormezanon	Muskel-Trancopal (3 x 200 mg)	sedierend, nicht bei Alkoholintoxikation,
Chlormezanon + Analgetikum	Muskel-Trancopal comp. (3 x 1–2 Tbl.)	verstärken die Wirkung von Analgetika und
Carisoprodol	Sanoma (3 x 350 mg)	Psychopharmaka
Orphenadrin	norflex (2 x 100 mg)	nicht bei Glaukom,
Orphenadrin + Analgetikum	norgesic (3 x 1–2 Drg.)	Prostatahypertrophie und Stenosen im Magen-Darm-Trakt
Antirheumatika mit Kortikoidzusatz Pyrazolidin-Kombinationspräparate	Delta-Butazolidin (2–3 x 2 Drg.) Delta-Elmedal (3 x 1–2 Drg.) Sigma-Elmedal (3 x 1–2 Drg.) Delta-Tomanol (3 x 1–2 Drg.) Delta-Oxybuton retard (1–2 x 1 Drg.) Delta-Demoplas (3 x 1–2 Drg.) Ambene (2–3 x 1–2 Tbl.) Dexamonozon (2–4 x 1 Drg.)	Nebenwirkungen der Glukokortikosteroide (verminderte Infektresistenz, gastrointestinale Störungen bei Ulkusleiden, Hypertonie, Osteoporose, Diabetes mellitus, Ödemneigung, psychotische Reaktionen), dazu Nebenwirkungen der Grundsubstanzen
Kombination mit Flufenaminsäure	Delta-Surika (3 x 1–2 Drg.)	
Kombination mit B-Vitaminen	Dexa-Neurobion (2–3 x wöchentl. 1 Injektion)	
Kombination mit Muskelrelaxans, Phenylbutazon, Analgetikum und B- Vitaminen	Dexa-Norgesic (3–4 x 1 Drg.)	
Kombination mit Chloroquin und Salizylat	Elestol (3 x 1–2 Drg.)	hämolytische Anämie, Favismus

Viele kortikoidhaltige Antirheumatika stehen zur Anfangsbehandlung in hochdosierter Injektionsform zur Verfügung
Alle Antirheumatika sind bei Gravidität kontraindiziert

In Tab. 40 sind die Pharmaka angeführt, die heute in der Praxis vielfach angewandt werden.

Lokale *Einreibungen* mit Substanzen, die hyperämisierend und analgetisch wirksam sind, werden vom Patienten meist als sehr gut wirksam empfunden und deshalb häufig verordnet. Zweifellos wird hierdurch die therapeutische Mitarbeit des Erkrankten erheblich aktiviert. Er ist damit in die Lage versetzt, einen Therapieerfolg sich selbst und seiner eigenen Behandlung zuzuschreiben, was sich sachlich gesehen als günstig erweisen kann. Zudem ist die leichte Eingängigkeit und die milde massierende Wirkung dieser Behandlung nicht zu unterschätzen. Einreibemittel dieser Art werden in großer Zahl angeboten (Beispiele: Arthrodestal, Arthrosenex, Bayolin, Dolorsan, Finalgon, Forapin, Marament, Mediment, Menthoneurin, Mobilat, Mydalgan, Rheumasan, Rubriment).

Auch nicht forcierte *Bewegungsübungen* sollten bei Arthrosen rechtzeitig begonnen werden. Eine *Röntgentherapie* kann vielfach eine längerwirksame Besserung der Beschwerden herbeiführen.

Von besonderer Bedeutung ist die *intraartikuläre Injektion von Kortikoid-Kristallsuspensionen* geworden, die oft eine schnelle Schmerzlinderung bewirkt (Beispiele: Urbason-Kristallsuspension 20 oder 40 mg; Predni-H-injekt 10, 25 oder 50 mg). Die Dosierung muß sich nach der Größe des behandelten Gelenkes richten. Eine Wiederholung der intraartikulären Injektion, die unmittelbar im Anschluß an notwendig werdende Gelenkpunktionen erfolgen kann, ist in gewissen Zeitabständen etwa 3- bis 5mal erlaubt. Es ist selbstverständlich, daß Kortikoide nicht in stark entzündete Gelenke hinein injiziert werden sollen.

Bei deutlichen *arthritischen Reizzuständen* sind unbedingte Ruhigstellung, evtl. auch auf einer Schiene, kühlende Umschläge, Gaben von Antiphlogistika und weiterhin Ichthyolverbände angebracht.

Als *Nachbehandlung* ist eine *Heißluft-* und *Massagetherapie* zur Mobilisierung von Nutzen.

Allgemein sind eine Reduzierung des Körpergewichtes, die Vermeidung von Fehlbelastungen der Gelenke (z. B. beruflicher Art) und eine orthopädische Korrekturbehandlung (Senkfußeinlagen!) in vielen Fällen in Betracht zu ziehen.

Hüftarthrosen trotzen praktisch immer einer konservativen Behandlung. Hier sind operative Maßnahmen, soweit angängig, vorzuziehen (z. B. Hüftgelenksplastik).

Kniearthrosen gehen häufig mit Ergußbildungen einher, die gelegentlich auch in der Allgemeinpraxis unter aseptischen Kautelen durch *Punktion* entfernt werden müssen. Eine ausschließende intraartikuläre Injektion von Kortikoid-Kristallsuspension (s. o.) durch die liegende Punktionsnadel ist von Vorteil. Das Kniegelenk muß nach der Punktion straff bandagiert werden. Im Verdachtsfalle besonders bei jüngeren Patienten sollte das Punktat zum Ausschluß einer Tuberkulose zur Anstellung eines Tierversuches eingeschickt werden.

Arthrosen der Fingergelenke sprechen bei Reizzuständen meist recht günstig auf eine Behandlung mit elastischen Pflasterverbänden unter Ichthyolanwendung an.

Wirbelsäulensyndrome

Besonders zahlreich sind in der Allgemeinpraxis Fälle, bei denen Beschwerden aufgrund von Wirbelsäulenveränderungen hervorgerufen werden. Diese bestehen meist aus degenerativen Veränderungen der knöchernen Wirbelsäule selbst oder der Bandscheiben und können in vielfältiger Art zu Reizerscheinungen der austretenden Nervenwurzeln führen.

Beschwerden können von allen Bereichen der Wirbelsäule ausgehen, sie können hier nur in den einfachsten und zugleich in der Praxis am häufigsten vorkommenden Formen beschrieben werden.

Halswirbelsäulensyndrom. Es ist gekennzeichnet durch Schmerzen im Hinterkopf, im Nacken, im Schulterbereich und in den Armen.

Typisch ist die *Brachialgia paraesthetica nocturna*, die den Patienten aus dem Schlaf wecken kann und ihn veranlaßt, durch einen Lagewechsel eine Linderung seiner Beschwerden zu bewirken. Oft wird auch über einen Spannungszustand in Armen und Händen beim morgendlichen Erwachen geklagt. Verspannungszustände und Myogelosen der Nacken- und Schultermuskulatur, die druckschmerzhaft sein können, sind häufig festzustellen. Veränderungen der Halswirbelsäule können auch funktionelle Organbeschwerden, z. B. Stenokardien, hervorrufen.

Therapie. Eine Entlastung der schmerzhaft irritierten Nervenwurzeln wird zweifellos am wirksamsten durch eine *Extensionsbehandlung* (z. B. mit der Glisson-Schlinge) erreicht. Außerdem sind *Massagen* in vielfältiger Form zur Lockerung der Muskelverspannungen zweckvoll. Auch eine Wärmeanwendung, so mit *Bestrahlungen* (Diathermie) oder *Procaindurchflutungen* der Muskulatur (Novocain zur Therapie 1–2 %, Impletol) werden in der Praxis häufig angewandt. Zusätzlich können lokal hyperämisierende *Einreibungen* und eine *medikamentöse Therapie* (s. unter Arthrosen, S. 179 f) günstig wirken. Nach Besserung der akuten Beschwerden ist eine zweckmäßige *Bewegungsbehandlung* (z. B. Schwimmen, Gymnastik) zur Verhinderung von Rezidiven angebracht. Einfache Maßnahmen, wie Änderung der gewohnten Schlafhaltung, besonders des Kopfes (Nackenrolle!), können zeitweilig bereits eine Besserung der nächtlichen Beschwerden bewirken.

Eine *chiropraktische Behandlung* sollte bei strenger Indikationsstellung nur durch einen sachkundigen Arzt oder zumindest unter dessen Aufsicht durchgeführt werden, um mögliche Dauerschäden zu vermeiden. Eine vorherige Röntgenuntersuchung ist, wie bei anderen aktivierenden Maßnahmen der Wirbelsäule auch, zu fordern.

Brustwirbelsäulensyndrom. Darunter kann man vielfältige Beschwerden im Rücken- und Thoraxbereich zusammenfassen, die durch Irritationen der hier austretenden Nervenwurzeln verursacht sind. Zum Ausschluß anderer Erkrankungen der Thoraxorgane (kardialer, pulmonaler, pleuraler und anderer Genese), die ähnliche Beschwerden hervorrufen können, ist jedoch eine eingehende Diagnostik immer unumgänglich. Diese sollte auch eine Röntgenuntersuchung der Brustwirbelsäule (und evtl. anderer Wirbelsäulenabschnitte) einschließen.

Die *Symptome* bestehen meist in druckschmerzhaften Spannungszuständen und Myogelosen der Rücken- und Thoraxmuskulatur. Ein deutlicher Palpationsschmerz im Bereich der Interkostalnerven und ein Klopfschmerz einzelner Anteile der Brustwirbelsäule sind häufig nachzuweisen. Äußerlich erkennbare Fehlhaltungen, die manchmal erst beim Bücken des Patienten nach vorn deutlicher werden, erleichtern die Diagnose. Von der Brustwirbelsäule ausgehende Beschwerdezustände sind nicht selten ein Grund sog. „Herzschmerzen".

Die *Behandlung* ist im Prinzip die gleiche, wie sie beim Halswirbelsäulensyndrom beschrieben worden ist.

Lendenwirbelsäulensyndrom. Dieses äußert sich vor allem in Form einer Lumbago oder einer Ischialgie. Solche Krankheitszustände sind in der Allgemeinpraxis ständig zu behandeln. Sie sind häufig der Grund für Hausbesuche des Allgemeinarztes bei Patienten, die sich aufgrund dieser Leiden nicht oder nur unter großen Schmerzen aus dem Bett erheben können. Eine längerdauernde häusliche Behandlung ist deshalb öfter erforderlich. Diese Erkrankungen haben zweifellos eine besondere sozialmedizinische Bedeutung, da sie nicht selten zu längerdauernder und wiederholter Arbeitsunfähigkeit führen und manchmal eine vorzeitige Berufsunfähigkeit und Berentung bedingen können.

Lumbago (Hexenschuß). Hierbei kommt es meist plötzlich zu einem heftigen Schmerz im Lumbosakralbereich, der zur Schonhaltung und einer funktionellen Skoliose der Lendenwirbelsäule führen kann. Dieser Schmerz kann nach einer gewöhnlichen Alltagsbewegung der Wirbelsäule, nach einem Stolpern, aber auch nach einer übermäßigen Belastung (z. B. Bücken mit Heben eines schwereren Gegenstandes) auftreten. Charakteristisch ist die leicht vornübergebeugte Körperhaltung des Patienten, der als Stützgebärde seine Hand in die Lendengegend aufgelegt hält und der lieber im Stehen als im Sitzen mit dem Arzt verhandelt. Aus dem Sitzen oder Liegen wird er sich nur unter heftigen Schmerzen erheben können, das Gehen ist meist weniger behindert.

Ischialgie. Hierbei bestehen mehr oder weniger starke Schmerzen meist im Gesäßbereich, im Oberschenkel und an den Außenseiten des Unterschenkels und des Fußes. Das ganze Bein wird geschont, im Liegen hält der Patient das Bein im Knie leicht gebeugt und außenrotiert. Das Gehen ist nicht selten nur mit Unterstützung durch einen Stock möglich. Die *Ischiasdruckpunkte* (vor allem am Austritt des Nerven aus dem kleinen Becken, in der Mitte der Glutäalfalte, in der Kniekehle und hinter dem äußeren Fußknöchel) können einzeln oder alle schmerzhaft sein. In den betroffenen Bereichen bestehen *Hyper-* oder *Parästhesien*. Das *Laseguesche Zeichen* (bei Heben des gestreckten Beines Schmerzen im Nervenausbreitungsgebiet) und das *Bragardsche Zeichen* (Schmerzen bei gestrecktem Bein und Dorsalflexion des Fußes) sind positiv. Das Fehlen des *Achillessehnenreflexes* und eine *Muskelatrophie* des betroffenen Beines sprechen eher für ein längeres Bestehen der Krankheit (auch bei häufigen Rezidiven).

Eine Ischialgie wird am häufigsten eine Folge degenerativer Veränderungen im Lendenwirbelsäulenbereich sein. Tumoröse Veränderungen im Becken müssen als Ursache jedoch immer in Betracht gezogen werden. An das Bestehen einer Herdinfektion oder eines Diabetes mellitus (hier auch doppelseitige Ischialgie) ist zu denken. Eine Coxarthrose oder muskuläre Reizzustände bei Platt-Knick-Spreiz-Fußleiden sind differentialdiagnostisch auszuschließen.

Therapie. Sie hat in der Allgemeinpraxis vor allem in zeitweiliger Ruhigstellung, Wärmeanwendung, Einreibungen, Applikation von hautreizenden Pflastern (Beispiel: ABC-Pflaster) und medikamentöser Behandlung zu geschehen und richtet sich im übrigen nach den Grundsätzen, die bei den anderen Wirbelsäulensyndromen (s. dort) beschrieben wurden.

Vor allem beim Lendenwirbelsäulensyndrom hat sich in den letzten Jahren in der Praxis eine Behandlungsmethodik eingebürgert, die in manchen Fällen eine wesentlich schnellere Besserung der oft quälenden Beschwerden bringt. Es handelt sich hierbei um eine meist dreimalige intramuskuläre Injektion (im Abstand von ein bis zwei Tagen) einer *Mischspritze* von Phenylbutazon, Kortikoiden und Vitamin B 12 (mit Zusätzen) in hochdosierter Form (Beispiele: Ambene, Dexamonozon, Sigma-Elmedal). Wenn auch diese Therapie recht erfolgreich sein kann (wobei die anderen nichtmedikamentösen Maßnahmen nicht vernachlässigt werden sollten), so müssen wichtige Kontraindikationen nicht außer acht gelassen werden. Diese sind: Diabetes mellitus, Hypertonie oder Herzinsuffizienz schweren Grades, Tuberkulose und andere Infektionskrankheiten, deutliche Osteoporose, Allergieneigung, Antikoagulantientherapie, Ulkusleiden, Leukopenie, Leberschäden, Niereninsuffizienz, Gravidität und Psychosen.

Die Indikation zu einer *operativen Therapie* von Wirbelsäulenbe-
schwerden, die durch Bandscheibenveränderungen hervorgerufen werden, wird heute sehr viel zurückhaltender als früher gestellt. Bei akut
auftretenden Lähmungserscheinungen muß sie jedoch unverzüglich
erfolgen. Bei chronischen, sonst therapieresistenten Fällen bleibt sie
nicht selten als einzige noch erfolgversprechende Behandlungsmaß-
nahme übrig.

Tendinosen oder Periostosen

Sie sind sehr häufig und gehören praktisch zu den täglichen Behandlungsnotwendigkeiten in der Allgemeinpraxis.

Sie entstehen meist durch chronische Überbelastungen von knöchernen Sehnenansätzen (Insertionstendinopathie) oder des Periostes,
eine akute Entstehung ist seltener. Am häufigsten kommt sie als Folge
einseitiger arbeitsmäßiger Beanspruchungen oder sportlicher Betätigung (Tennisellenbogen) vor.

Epicondylitis humeri. Hierbei können auch Veränderungen der Halswirbelsäule als Ursache mit in Betracht kommen. Häufiger ist der
radiale Epikondylus als Ansatz der Fingerstrecker (*Epicondylitis ra-
dialis),* weniger oft der ulnare Epikondylus als Ansatz von Finger-
beugemuskulatur (*Epicondylitis ulnaris)* befallen. Die Epikondylitis
kann nicht selten auch beiderseits am gleichen Ellenbogen bestehen.

Symptome. Meist besteht ein deutlicher Druckschmerz im Epikondy-
lusbereich. Eine genaue Palpation zum Aufsuchen der Stelle des größten Druckschmerzes ist jedoch manchmal erforderlich. Das *Thomsen-
sche Zeichen* kann positiv sein (Schmerz am Epikondylus bei kräftig
geschlossener Faust und passiver Streckung der gebeugten Hand).

Therapie. Besonders wenn die ursächliche Noxe gleichbleibend ist
(Arbeitsbedingungen), kann sie schwierig sein. Rezidive sind häufig.
Eine andersgeartete Berufstätigkeit muß gelegentlich in Betracht ge-
zogen werden.

Als Behandlungsmethode stehen wiederholte intrafokale Injektionen
von Kortikoid-Kristallsuspensionen (Beispiele: Decortin-H 25 mg,
Predni-H-injekt 25 mg) an erster Stelle. Anschließend ist das Anlegen
eines elastischen Pflasterverbandes zu empfehlen. Auch zusätzliche
Kurzwellenbestrahlungen und lokal hyperämisierende Einreibungen
kommen in Betracht. In manchen Fällen sind Röntgenbestrahlungen
von Erfolg. Bei stärkeren Beschwerden müssen ruhigstellende Gipsverbände mit Einschluß des Ellenbogen- und Handgelenks für zwei
bis drei Wochen Dauer oder operative Maßnahmen durchgeführt
werden.

Styloiditis radii. Sie ist durch einen lokalen Druckschmerz leicht zu
erkennen. Auch eine *Styloiditis ulnae* kommt (seltener) vor. Die *Behandlung* ist die gleiche wie bei der Epikondylitis (s. dort).

Tendinosen im Bereich der *Knie-* und *Schultergelenke* sind in der Praxis ebenfalls nicht selten. Sie sprechen meist auf Injektionen von Kortikoid-Kristallsuspensionen gut an.

Tendovaginitis (Paratendinitis) crepitans. Sie tritt häufig im Bereich der Strecksehnen der Hand und der Finger an der Streckseite des Unterarms auf und ist durch das bei der Palpation fühlbare Knirschen und Reiben bei Bewegung der Hand charakterisiert. Es besteht ein Bewegungs- und Druckschmerz des meist strangförmig geschwollenen Sehnenbereiches. Das Leiden entsteht durch ungewohnte und übermäßige, meist einseitige Belastungen.

Therapie. Eine Ruhigstellung auf einer Schiene für mindestens 1—2 Wochen ist immer erforderlich. Günstig ist eine lokale Applikation von Ichthyol, die auch beibehalten werden kann, wenn nach Abklingen der akuten Beschwerden und Verschwinden des Knirschens der Schienenverband durch einen elastischen Pflasterverband ersetzt wird. Lokale Injektionen von Kortikoid-Kristallsuspensionen (10 oder 25 mg Prednisolon) beschleunigen den Heilungsverlauf ebenso wie Kurzwellenbestrahlungen und Gaben von Antiphlogistika (Beispiel: Tanderil 600 mg täglich). Rezidive sind nicht selten. Das Leiden kann dann bei einseitiger Beschäftigung eine gewisse arbeitsmedizinische Bedeutung haben.

Auch im Bereich der Achillessehnen kann es bei Überbelastungen zu einem ähnlichen Krankheitsbild, der *Achillotenonitis crepitans*, kommen, die in der Praxis nicht allzu selten beobachtet wird. Die Therapie ist grundsätzlich die gleiche wie bei der Tendovaginitis des Unterarms.

Periarthritis humeroscapularis

Sie ist eine der häufigsten Ursachen des sog. *Schulter-Arm-Syndroms* und kann in Zusammenhang mit Halswirbelsäulenveränderungen auftreten. Sie entsteht durch degenerative Veränderungen im periartikulären Gewebe, die z. T. auch röntgenologisch als Peritendinitis calcarea sichtbar werden. Es finden sich dann verkalkende Veränderungen im Bereich der Infra- und Supraspinatussehne und der Bursa subdeltoidea, die gelegentlich sehr ausgedehnt sein können. Eine Röntgenuntersuchung des Schultergelenkes (mit Durchleuchtung!) ist deshalb immer empfehlenswert. Eine akute oder chronische traumatische Genese ist möglich.

Symptome. Die Bewegungen im Schultergelenk, besonders die Abduktion und Rotation des Armes, sind schmerzhaft, Nacken- und Lendengriff sind erschwert. Ein Druckschmerz kann im ventralen und lateralen Bereich des Schultergelenkes lokalisiert sein.

Therapie. Da das Leiden zu einer weitgehend therapieresistenten *Schultersteife* führen kann, ist eine *längere Ruhigstellung kontraindi-*

ziert. Sie kann bei starken Beschwerden für höchstens ein bis zwei Wochen auf einer Abduktionsschiene erfolgen, ist aber in den meisten Fällen nicht erforderlich. Anfangs sind *Wärmeanwendungen* (z. B. *Kurzwellenbestrahlungen*), eine intensive *Schmerzbekämpfung* (Antiphlogistika wie Butazolidin 0,6—0,8 g täglich) günstig; auch *Mischinjektionen* von Phenylbutazon, Kortikoiden und Vitamin B 12 in hochdosierter Form (s. S. 184) können zur schnellen Schmerzbeseitigung indiziert sein. Ebenso sind *Packungen* (Beispiele: Enelbin, Fangotherm, Fapack) und hyperämisierende *Einreibungen* (Beispiele: Bayolin, Rubriment; s. auch S. 181) in dieser Behandlungsphase angebracht.

Eine *Röntgentherapie* hat besonders bei verkalkenden Veränderungen der periartikulären Weichteile Aussicht auf Erfolg. Halswirbelsäulensyndrome sind entsprechend zu behandeln (s. dort). Nach Abklingen der starken Schmerzhaftigkeit ist unbedingt eine baldige intensive *Heilgymnastik-* und *Massagetherapie* einzuleiten. Nur sehr selten ist eine *operative Behandlung* erforderlich.

Auch dieses Leiden hat in der Praxis eine wichtige arbeitsmedizinische Bedeutung, da es häufig vorkommt, oft rezidiviert und zu Dauereinschränkungen der Bewegungsfähigkeit des Schultergelenkes führen kann.

Karpaltunnelsyndrom

Es kommt in der Praxis seltener vor, sollte aber wegen seiner guten therapeutischen Beeinflußbarkeit möglichst frühzeitig diagnostiziert werden. *Symptomatisch* stehen Sensibilitätsstörungen des ersten bis vierten Fingers und die Daumenballenatrophie im Vordergrund. Typisch sind nachts auftretende Beschwerden und ein Druckschmerz des Daumenballens. Das Leiden entsteht aufgrund einer Druckschädigung des N. medianus durch ein verdicktes Retinaculum flexorum. Ursächlich kommen berufsbedingte Überbelastungen durch ständig auszuübende Dorsalextensionen der Hand bei Plätterinnen, Tischlern, Maurern und anderen in Betracht. Auch der Dauergebrauch eines Krückstockes kann dieses Leiden hervorrufen.

Die einzig erfolgversprechende *Behandlungsmöglichkeit* ist die operative Durchtrennung des Ligamentes.

Dupuytrensche Kontraktur

Die narbige Schrumpfung der Palmaraponeurose ist in der Praxis ein häufiger Nebenbefund bei Patienten, die wegen anderer Leiden in Behandlung sind. Da das Leiden in den Anfangsstadien keine Schmerzen und keine Bewegungseinschränkungen verursacht, kommt es meist erst bei Bestehen strangförmiger und knotiger Veränderungen und Verwachsungen mit der Haut in ärztliche Beobachtung. Der Verlauf ist jahrelang chronisch-progredient; schließlich bilden sich zunehmend Beugekontrakturen vor allem des vierten und fünften Fingers aus. Die Erkrankung kann doppelseitig vorkommen.

Therapie. *Konservative Maßnahmen,* so lokale Injektionen von Kortikoid-Kristallsuspensionen (Beispiel: Decortin-H oder Predni-H-injekt 25 mg) oder Röntgenbestrahlungen der Halswirbelsäule können versucht werden, sind aber praktisch immer ohne Dauererfolg. Wichtig ist, daß der Patient dazu angehalten wird, langfristig und regelmäßig intensive *Streckübungen,* auch passiv unter Zuhilfenahme der anderen Hand und möglichst in einem warmen Wasserbad, dem durchblutungsfördernde Substanzen beigegeben sind (Beispiele: Rubriment-Essenz, Pernionin-Teilbad) durchzuführen.

In vielen Fällen kommt es nicht zu stärkeren Beugekontrakturen der Finger und damit nicht zu einer Einschränkung der Gebrauchsfähigkeit der Hand. Sind diese aber eingetreten und ist die Behinderung des Patienten beispielsweise bei der Berufsausübung bedeutsam, kommt nur eine *operative Exstirpation der Aponeurose* in Betracht.

Schnellender Finger

Die typische Symptomatik kann an allen Fingern vorkommen, nur selten sind mehrere Finger gleichzeitig befallen. Auch dieses Leiden ist ein häufiger Nebenbefund bei Patienten, die wegen anderer Erkrankungen in allgemeinmedizinischer Behandlung sind. Schmerzen bestehen kaum, jedoch kann die akute Gebrauchsbehinderung der Hand sehr störend sein.

Therapie. Eine Behandlung mit Bädern oder elastischen Pflasterverbänden (mit Ichthyol) kann nur eine zeitweilige Besserung der Symptomatik bewirken. Erfolgreicher sind gelegentlich örtliche Injektionen von Kortikoid-Kristallsuspensionen (Beispiele: Decortin-H oder Predni-H-injekt 10 mg). Bei sehr störenden Erscheinungen ist eine operative Spaltung der die Symptomatik verursachenden Verdickungen der Sehnen und Einengungen der Sehnenscheiden erforderlich.

Ganglion

Es kommt sehr häufig bei jüngeren Menschen, meist bei jungen Mädchen und Frauen mit einer Bindegewebsschwäche vor. Der Hauptsitz der Ganglien ist der Handrücken, seltenere Lokalisationen sind der Fußrücken, der volare Handgelenksbereich und das Knie. In der Praxis klagen die Patienten häufig über einen Bewegungsschmerz im Bereich des Ganglions, der bei der Arbeit (z. B. beim Maschinenschreiben) sehr hinderlich sein kann. Ganglien haben meist eine Tendenz zu langsamer Größenzunahme und sind deshalb auch kosmetisch störend.

Therapie. Die einfachste Methode ist die Zertrümmerung des Ganglions durch Kapselsprengung mit Daumendruck oder einem Hammerschlag und das Ausquetschen des gallertartigen Inhaltes in die Umgebung. Auch das Absaugen durch Punktion und Injektion einer Kortikoid-Kristallsuspension (10 mg Prednisolon) können versucht werden. Anschließend ist ein straffer elastischer Pflasterverband anzulegen. In jedem Falle ist die Rezidivneigung sehr groß. Das längere Tragen eines Handgelenksriemens, der über den Ort des Ganglionsitzes herüberreichen muß, kann meist ebenfalls ein Rezidiv nicht verhindern. Die Radikalexstirpation des Ganglions wird dann die Methode der Wahl sein, obwohl auch hier Rezidive möglich sind.

Bursitis

Am häufigsten kommen in der Praxis akute Entzündungen oder chronische Reizzustände von Schleimbeuteln im Bereich des Ellenbogen- *(Bursitis olecrani)* oder des Kniegelenkes *(Bursitis praepatellaris)* vor.

Chronische Bursitis (Hygrom der Bursa). Sie wird öfter als die akute Form beobachtet. Es können sich hierbei größere ballotierende Vorwölbungen bilden, die nicht druckschmerzhaft sind. In vielen Fällen (besonders nach einer Punktion) sind reiskornähnliche Einlagerungen zu tasten. Sie entsteht durch chronische Traumen, beispielsweise bei Personen, die viel im Knien arbeiten (Putzfrauen, Hausmädchen [housemaidsknee]).

Therapie. Sie besteht zunächst in einer Punktion, durch die ein meist seröser Erguß entleert werden kann. Der Erguß kann manchmal auch blutig tingiert oder rein blutig sein (besonders nach einem zusätzlichen akuten Trauma). Durch die liegende Punktionsnadel wird darauf eine Injektion einer Kortikoid-Kristallsuspension (25 mg Prednisolon) in den Schleimbeutel vorgenommen.

Anschließend wird ein straffer Kompressionsverband angelegt, auch ein Schienenverband ist zweckvoll. Als Nachbehandlung werden in der Praxis vielfach elastische Pflasterverbände mit Ichthyol angewandt. Bei den häufigen Rezidiven ist die gleiche Behandlung angezeigt, jedoch wird dann eine Exstirpation des Schleimbeutels erwogen werden müssen.

Akute Bursitis. Sie zeichnet sich durch eine Rötung, Schwellung und Druckschmerzhaftigkeit des Schleimbeutels und meist auch seiner Umgebung aus. Sie entsteht durch ein akutes Trauma oder eine übergreifende Entzündung aus der Umgebung und ist im allgemeinen in der Praxis seltener als die chronische Form. Fieberhafte Allgemeinreaktionen kommen vor.

Therapie. Sie besteht in Ruhigstellung, kühlenden Umschlägen und allgemeiner Antibiotikatherapie (Beispiel: Binotal 4 g täglich). Oft sind Inzisionen (mit Gegeninzision und Drainage) erforderlich. Bei weiterer Ausbreitung der Entzündung in das umgebende Gewebe wird eine stationäre Behandlung in Betracht kommen. Eine spätere Exstirpation des Schleimbeutels ist indiziert.

Fersensporn

Er ist oft die Ursache von Fersenschmerzen und kann schmerzhafte Gehbehinderungen bewirken. Besonders bei Ausbildung eines Senkfußes kann die Spornbildung zu einer Reizung des umgebenden Gewebes und des Periostes sowie zu einer chronischen Entzündung der Bursa subcalcanea Veranlassung geben.

Therapie. Sie muß in der Verordnung speziell ausgearbeiteter Einlagen, hyperämisierenden Fußbädern und Wärmeanwendung (auch Diathermie) bestehen. Elastische Pflasterverbände (mit Ichthyol) und Gaben von Antiphlogistika sind zweckmäßig. In manchen Fällen wird eine Beschwerdefreiheit erst nach operativer Abtragung des Fersensporns erreicht werden können.

Psychisch bedingte Gesundheitsstörungen

Bereits bei offenbar gesunden Menschen lassen sich bei genauer Befragung in nicht wenigen Fällen Beschwerden feststellen, die keinen unmittelbaren Anlaß zur Konsultation eines Arztes zu geben brauchen. In Tab. 41 ist das Ergebnis einer entsprechenden Untersuchung angegeben.

Unter den Menschen, die solche Beschwerden haben, sind sicher eine ganze Reihe, die mehr oder weniger dringend einer ärztlichen Untersuchung und Behandlung bedürfen. Andererseits läßt dieses Beispiel wohl auch annehmen, daß das Auftreten derartiger Störungen des „normalen" Wohlbefindens Ausdruck eines Abreagierens aller nur möglichen Umweltbelastungen darstellen kann (nicht muß).

In den ärztlichen Gesichtskreis kommt diese Problematik erst, wenn ein Mensch wegen solcher Beschwerden den Arzt, meist seinen Hausarzt, aufsucht.

Liegen diesen Beschwerden seelische Ursachen im Sinne psychosomatischer Leiden oder neurotische bzw. psychotische Erkrankungen zugrunde, so läßt sich aus der Sicht der Praxis heraus eine gewisse

Tabelle 41: Beschwerden von 200 gesunden Angestellten im Interview
(nach *Winter*, zitiert nach *Bräutigam, W*., und *Christian, P*.)

Verstimmungen	43,5 %
Magenbeschwerden	37,5 %
Angstzustände	26,5 %
Häufige Halsentzündungen	22,0 %
Schwindel, Ohnmacht	17,5 %
Schlaflosigkeit	17,5 %
Dysmenorrhö	15,0 %
Obstipation	14,5 %
Schweißausbrüche	14,0 %
Herzschmerzen, Herzklopfen	13,0 %
Kopfschmerzen	13,0 %
Ekzeme	9,0 %
Globusgefühl	5,5 %
Rheumatische Beschwerden	5,5 %

Einteilung vornehmen, die im folgenden darzustellen versucht werden soll. Hierbei bieten sich dem Allgemeinmediziner aufgrund einer längeren Kenntnis des Patienten und seiner Umwelt besondere Vorteile. Auch Übergänge zwischen einzelnen der im folgenden genannten Gruppen sind sicher möglich.

Psychosomatische Beschwerdebilder allgemeiner Art

Vorübergehend auftretende Störungen des körperlichen und seelischen Befindens aus vorwiegend psychosozialer Ursache. Hierzu sind alle Gesundheitsstörungen leichterer Art zu rechnen, die akut aufgrund alltäglicher Lebensschwierigkeiten in Erscheinung treten können. Die verursachenden und auslösenden Faktoren sind vielfältig, einige der in der Praxis am häufigsten zu beobachtenden sind folgende:

— Finanzielle Schwierigkeiten;

— schlechte Wohnverhältnisse;

— Überlastungs- und Überforderungssituationen mit Erschöpfungszuständen allgemeiner Art;

— eigene Leiden, Erkrankungs- und Todesfälle in der Familie;

— Süchtigkeit (z. B. Alkoholismus) oder Kriminalität bei Familienangehörigen;

— Folgen eines übermäßigen Gebrauches von Genußmitteln;

— Krisen im Ehe- und Sexualleben;

— persönlichkeitsbedingte Anpassungsschwierigkeiten an reale oder abnorme Lebensanforderungen;

— ungünstige Arbeits- und Berufsbedingungen;

— Schul- und Erziehungsschwierigkeiten und Generationskonflikte;

— kritische Altersperioden (Pubertät, Bewährungs- und Leistungsalter, Wechseljahre, Ausscheiden aus dem aktiven Berufsleben, Vereinsamung und Hilfsbedürftigkeit in höherem Alter).

Ursächlich zählen hierzu also alle die zeitweilig auftretenden allgemein belastenden Lebenssituationen, die *vorübergehender* Natur sind und vom Patienten meist selbst, oft unter Mithilfe des Hausarztes, vorläufig überstanden oder ganz überwunden werden können. Einige von ihnen gehören zum üblichen menschlichen Reifungsprozeß, der zur Formung der Persönlichkeit erforderlich ist und die zum Zusammenleben mit anderen Menschen notwendige Einordnungsfähigkeit herausbildet.

Wie oben angegeben, können bereits bei sich im übrigen „gesund" fühlenden Menschen Befindensstörungen meist allgemeiner Art auftreten. Bei der Konsultation eines Arztes können oft noch Klagen über eine Fülle organbezogener Beschwerden hinzukommen, die jeden Bereich des Organismus betreffen können. Es ist kaum möglich, sie im einzelnen aufzuzählen. Die *Empfindungsskala* der vorgebrachten Beschwerden ist breit. Sie reicht von der „klassischen" Symptomatik eines Organmalignoms bis zu manchmal phantasievoll ausgestalteten Gelegenheitsbeschwerden. Häufig sind sie dort lokalisiert, wo bereits gewisse Veränderungen mit vermehrter Schmerzempfindlichkeit bestehen, wie zum Beispiel Myogelosen, Neuromyalgien, Haltungsstörungen einzelner Abschnitte des Bewegungsapparates und anderes. Mißempfindungen, die sonst kaum registriert oder verdrängt wurden, wird nun ein deutlicher Krankheitswert zugemessen. Wenn das schon bei „normalen", sich sonst im psychischen Gleichgewicht befindlichen Menschen der Fall sein kann, wird der primär psychisch Labile und Anfällige um so eher „dekompensieren". Es kann kein Zweifel daran sein, daß die Veranlagung und die Ausreifung der Persönlichkeit eines Menschen für das Ausmaß seiner Ertragens- und Duldungsfähigkeit von ausschlaggebender Bedeutung sind. In manchen Fällen sind jedoch auch ungünstige Einflüsse durch Störungen der frühkindlichen Entwicklung zu verzeichnen. Diese können beispielsweise bereits durch einen Mangel an elterlichem Vorbild mit groben Erziehungsfehlern und abwegigem Sozialverhalten u. a. bedingt sein, woraus ein unzureichendes Angepaßtsein des Heranwachsenden an durchschnittliche Lebensumstände resultieren kann. Vergessen werden sollte auch nicht, daß Menschen, die ohnehin krank sind, verständlicherweise empfindlicher auf zusätzliche äußere Lebensbelastungen reagieren können.

Der ärztlichen Beurteilung stehen hier immer zwei Schwierigkeiten entgegen:

Einmal die, beginnende oder auch bereits fortgeschrittene *ernstere Krankheiten,* die eine möglichst frühzeitige Diagnosestellung erforlern, nicht zu übersehen. Das gilt sowohl für organische (z. B. Malignome) als auch für psychische Erkrankungen (z. B. endogene Depressionen). Eine möglichst genaue Untersuchungstechnik und regelmäßige Befundkontrollen sind hierzu erforderlich.

Die zweite Schwierigkeit ist die, zweckbedingte *Vortäuschungen* oder *Aggravationen* von Beschwerden bei Patienten zu erkennen, die damit Vorteile ihren Mitmenschen gegenüber zu erreichen suchen, allgemeinen oder persönlichen Lebensschwierigkeiten aus dem Wege gehen bzw. eigenen Charakterschwächen nachgeben wollen. Das Geschick einer nicht geringen Zahl von Menschen auf diesem Gebiet ist groß, und ein deutlich demonstratives Verhalten ist nicht immer auf den ersten Blick erkennbar. Eine abwartende Beobachtung, unter Einschluß aller erforderlichen Untersuchungen, muß deshalb bei einem nicht genau bekannten Patienten zunächst immer erfolgen. Der Vorteil einer längeren Kenntnis des Patienten ist auch hier leicht einzusehen.

Therapie. Ganz im Vordergrund der therapeutischen Arbeit bei Patienten mit gesundheitlichen Störungen dieser Art steht das *ärztliche Gespräch*. Dieses findet häufig weit im menschlichen und zwischenmenschlichen Bereich statt. Der Arzt fungiert hier oft nur als Berater, der seine menschliche und ärztliche Erfahrung mit in das Gespräch einbringt. Manchmal genügt es, daß der Patient im Sinne einer *Katharsis* dem Arzt als einer vertrauten neutralen Person gegenüber von seinen Bedrückungen berichten, sie „loswerden" kann. Das ist besonders dann der Fall, wenn dem Patienten sonst die Möglichkeit fehlt, sich in geeigneter Weise „auszusprechen". Schon durch diese Möglichkeit des „Aussprechens" klärt sich für ihn manches aus seiner Situation, und er erkennt Möglichkeiten, selbst Wege zu ihrer Verbesserung zu beschreiten. Gelegentlich wird allein schon dadurch eine Realitätsbezogenheit hergestellt oder auch wiedergewonnen. In anderen Fällen kann der Arzt als Sachkenner zur Einleitung bestimmter sozialer Hilfen raten oder auch selber diese in Gang bringen. Meistens wird aber ein solches ärztliches Gespräch ein Dialog sein, der nicht mit einer einzigen Unterredung sein Ende findet, sondern mehrfach wiederholt werden muß, bis der akute Anlaß abgeklungen und eine einigermaßen befriedigende Lösung erreicht ist. Der Patient fühlt sich dann häufig besser in der Lage, seine schwierige Situation selbst zu meistern oder bei einem erneuten Auftreten ihr besser begegnen zu können. Das Ziel einer solchen ärztlichen Beratung muß immer sein, dem Patienten zu ermöglichen, seine Probleme in der ihm eigenen Weise selbst bewältigen zu können.

In manchen Fällen wird dieses Ziel nicht erreicht werden können. Die intellektuelle oder geschwächte Widerstandskraft des Patienten reicht hierzu nicht aus, und der Arzt muß die aktive Führung in der Behandlung übernehmen. Er wird sich dann auch der Mithilfe von Angehörigen oder anderen dem Patienten Nahestehenden bedienen müssen. Eine *Familienberatung* ist hier nicht selten erforderlich. Die Vertrautheit des Hausarztes mit dem Lebenskreis des Patienten ist dabei oft von entscheidender Bedeutung. Auf dieser Basis sind gelegentlich auch eindringlichere Maßnahmen, wie sachliche Klarstellung der Realität, Anweisungen, Ermahnungen u. a. vonnöten, die selbstverständlich die persönliche Sphäre des Patienten nicht verletzen dürfen. Eine solche Art von *Psychagogik* mit Einsatz des „Arztes als Droge" ist gerade in der allgemeinmedizinischen Praxis häufig erforderlich. Dazu kann auch das „Ableiten" der Aufmerksamkeit des Patienten auf seine besonderen Interessengebiete, wie Sport, Vereinstätigkeit, Freizeithobbys u. a., gehören.

Psychotherapeutische Maßnahmen sind bei diesen Fällen meist noch nicht erforderlich. Allenfalls ist zur Erlernung des *autogenen Trainings* zu raten, das hier gelegentlich von Nutzen sein kann.

Eine *medikamentöse* Behandlung ist zeitweilig als Überbrückungshilfe brauchbar, sollte aber nur als solche angewendet werden. Ein Dauergebrauch z. B. von Ataraktika ist bei diesen Patienten, die an vorübergehenden Befindensstörungen leiden, nicht gerechtfertigt. In Einzelfällen können kurzzeitig bei Schlafstörungen Hypnotika eingesetzt werden.

Fälle, die unter diese Gruppierung einzuordnen sind, sind in der Allgemeinpraxis ungemein häufig, auch als Mischbilder mit rein organisch bedingten Krankheiten. Ihre Behandlung gehört wesentlich mit zu den täglichen Aufgaben des Allgemeinmediziners. Die hier nur angedeutet darstellbare Problematik solcher Fälle kann dazu beitragen, die Tätigkeit des Allgemeinmediziners etwas mehr als bisher zu erhellen.

Chronische Gesundheitsstörungen psychosomatischer Art. Diese lassen sich in der Praxis von denen der vorhergenannten Gruppe im wesentlichen durch ihren langhingezogenen chronischen Verlauf unterscheiden. Sie bedingen meist eine andere tiefergehende Diagnostik und intensivere therapeutische Maßnahmen.

Die *Ursachen* sind z. T. die gleichen wie die, die nur zu vorübergehenden und rein situativ bedingten Gesundheitsstörungen Anlaß geben (s. dort). Der Unterschied ist vor allem der, daß hier *Dauereinwirkungen* eine Rolle spielen, die vielfach unabwendbar sind und oft jahrelang, nicht selten sogar lebenslang, eine weit überdurchschnittliche psychische Belastung darstellen.

So werden z. B. die Ehefrau und die anderen Familienmitglieder eines chronischen Alkoholikers, der immer wieder in Volltrunkenheit seine Familie beunruhigt und sie zudem noch in ständige finanzielle Schwierigkeiten bringt, dieser seelischen Belastung in kurzen Zeitabständen nicht gewachsen sein und sie wegen vielerlei psychovegetativer Beschwerden sehr häufig ärztliche Behandlung in Anspruch nehmen lassen. Die Eltern eines zerebral schwer geschädigten pflegebedürftigen Kindes, das unter ihrer aufopfernden Fürsorge unter anderen Bedingungen nicht erreichbare Entwicklungsfortschritte macht, werden wegen vielerlei Überlastungssymptome über Jahre hinweg ärztliche Hilfe in Anspruch nehmen. Angehörige älterer oder schwerkranker hilfloser Menschen, deren tägliche Pflege selbstlos oft jahrelang übernommen wird, benötigen vielfach selbst ständiger ärztlicher Behandlung. Beispiele solcher Art sind in der alltäglichen ärztlichen Allgemeinpraxis geläufig und bedürfen keiner näheren Erläuterung.

Das *Beschwerdebild* ist auch hier vielfältig und häufig organbezogen. Da in diesem Falle die äußere Einwirkung nicht abzuklingen pflegt, sondern praktisch permanent vorhanden ist, kann es zur Entwicklung eines fixierten chronischen psychosomatischen Syndroms kommen, das therapeutisch nur schwer beeinflußbar ist.

Therapie. Sie kann oft nur symptomatisch sein. Grundlegende Maßnahmen, wie Trennung von Familienangehörigen, Ehescheidung, Heimunterbringung Pflegebedürftiger u. a., müssen oft an übermächtigen äußeren Gegebenheiten scheitern, die menschlich einsehbar sind. Eine Änderung der kausal wirksamen Dauersituation ist auch häufig durch fehlende Einwilligung der sie verursachenden Person oder mangelndes Verständnis der Betroffenen nicht zu erreichen.

Im allgemeinen werden auch hier das *ärztliche Gespräch* und der ständige Kontakt mit dem Hausarzt im Mittelpunkt der therapeutischen Möglichkeiten stehen. Familienberatungen und die Einleitung fürsorgerischer Maßnahmen kommen bei Patienten dieser Gruppe naturgemäß häufiger in Betracht.

Behandlungsverfahren im Rahmen der sog. *kleinen Psychotherapie* können bei solchen Fällen ebenfalls angebracht sein. Hier ist vor allem das autogene Training (einzeln oder in Gruppen) zu nennen, das durchaus durch den entsprechend vorgebildeten Allgemeinarzt in der Praxis ausgeübt werden kann und auch praktiziert wird. Meist scheitert seine Durchführung am Zeitmangel des Allgemeinmediziners, wie übrigens auch beim Fachpsychiater. Die Zahl der ärztlich ausgebildeten Psychotherapeuten ist insgesamt gesehen viel zu gering, um vielerorts dem Bedarf an einer solchen Behandlung nachkommen zu können.

Eine *medikamentös* unterstützende Behandlung ist oft erforderlich und muß in manchen Fällen auch langfristiger geschehen, wobei die Gefahr einer Gewöhnung und eines „Dauerausweichens" auf diese natürlich besonders strikt beachtet werden muß. Infrage kommen hier vor allem Ataraktika (z. B. Adumbran, Valium), Thymoleptika leichter Art (z. B. Insidon) oder Kombinationspräparate (z. B. Limbatril).

Neurosen

Als Neurosen im engeren Sinne sollen hier etwas vergröbernd solche krankhaften Zustandsbilder bezeichnet werden, die ihren Ursprung in Störungen der frühkindlichen Persönlichkeitsentwicklung haben. Eine solche frühe Traumatisierung kann ein späteres Fehlverhalten bedingen, das zu vielerlei Beeinträchtigungen des psychischen und körperlichen Gesundheitsempfindens und zu Krankheiten führt. Neurosen und neurotisch strukturierte Patienten kommen in der Praxis nicht selten vor, wenn sie auch meist nicht so häufig sind wie Fälle, bei denen rein exogene und situativ im späteren Lebensalter einwirkende psychische Belastungen Gesundheitsstörungen verursacht haben.

Für den Allgemeinarzt ist es wichtig, die *neurotische Persönlichkeitsstruktur* solcher Patienten zu erkennen. Diese äußert sich gelegentlich in vielerlei Anpassungsschwierigkeiten und Verhaltensstörungen, Unsicherheit und Ängstlichkeit den üblichen Lebensanforderungen gegenüber, aber auch in ausgeprägter Angstsymptomatik, zwanghaften Handlungen, einer Fülle vegetativer Symptome und anderem. Eine gewisse Unausgereiftheit und mangelnde Realitätsbezogenheit ihrer Vorstellungswelt kann bei solchen Patienten manchmal vorliegen.

Ins einzelne gehende Beschreibungen neurotischer Symptome und verschiedener Neuroseformen sind hier nicht möglich. Sie können auch meist erst nach einer eingehenden Exploration durch einen Psychiater oder Psychotherapeuten abgesichert werden, die möglichst frühzeitig schon bei einem Verdacht auf das Bestehen einer neurotischen Störung erfolgen sollte.

Besonders ausgeprägte neurotische Fehlentwicklungen können zu Asthma bronchiale, Ulkusleiden, Hypertonie, Ekzemen und Kolitis führen, die damit nach Jores *spezifisch menschliche Krankheiten* darstellen.

Therapie. Neurotiker bedürfen praktisch immer einer langdauernden *Psychotherapie*, die in der Allgemeinpraxis meist nicht erfolgen kann. Nur in den wenigen Fällen wird dieses möglich sein, in denen der Allgemeinarzt und die Art seiner Praxisführung speziell psychotherapeutisch ausgerichtet sind. Eine Überweisung solcher Fälle an einen Psychiater oder Psychotherapeuten wird daher die Regel sein. Wie schon erwähnt, stellt der Mangel an einer ausreichenden Zahl psychotherapeutisch ausgebildeter und entsprechend tätiger Ärzte häufig einen Hinderungsgrund zur Durchführung einer derartigen Behandlung dar.

In erfolgversprechenden Fällen wird eine langfristige *psychoanalytische Therapie* unumgänglich sein. Bei inveterierten Neurosen, deren Vorkommen zahlenmäßig nicht gering ist und die kaum Ansatzpunk-

für eine kausale Therapie mehr bieten, sind Verfahren der sog. leinen Psychotherapie (autogenes Training, Hypnose) oder auch die 'erhaltenstherapie angebracht. Eine medikamentöse Behandlung (Se-ativa, Ataraktika) kann hier nur unterstützend oder kurzfristig über-rückend wirksam sein und sollte in Übereinstimmung mit dem Psy-iotherapeuten erfolgen.

'sychotische Reaktionen und Psychosen

lier sind aus der Sicht des Allgemeinarztes vor allem depressive Ver-timmungszustände zu nennen, die bei Patienten in der Praxis recht äufig beobachtet werden können. Andere psychotische Erkrankun-en, wie Schizophrenien, epileptische Psychosen, Psychosen aus toxi-cher oder anderer Ursache, sind seltener und sollen deshalb hier nicht esprochen werden.

Depressive Verstimmungen. Sie kommen in vielfältiger und unter-chiedlich starker Ausprägung vor.

inmal kann eine depressive Verstimmung vorwiegend *exogen-reak-v* bedingt auftreten. Oft wird sie noch im Rahmen der großen Varia-onsbreite normaler menschlicher Empfindungen liegen und daher icht als krankhaft anzusehen sein. Von größerer Bedeutung sind epressive Zustände bei Menschen mit abnormer Persönlichkeits-truktur oder depressiv gefärbte Neurosen. Auch bei psychophysi-chen Erschöpfungszuständen, im Klimakterium, im Involutionsalter der im Zusammenwirken mit hirnorganisch bedingten Veränderun-en im Senium sind depressive Verstimmungen nicht selten.

ymptomatik. Im Vergleich zu den vorher angeführten psychosoma-ischen Beschwerdebildern, zu denen sicher vielartige Übergangsmög-chkeiten bestehen, steht hier die besondere depressive Symptomatik indeutig im Vordergrund. Es findet sich eine allgemein gedrückte eelische Grundstimmung, die sich schon im äußeren Erscheinungsbild es Patienten, in seinem etwas matten Gesichtsausdruck, in einer Im-ulslosigkeit seines Bewegungsbildes, aber auch in einer ungewohnt achlässigen oder gar deutlich vernachlässigten Pflege der Kleidung der der äußeren Hygiene, „verkörpern" kann. Der Patient ist lustlos nd ohne Initiative, er agiert nicht und findet kaum noch die Kraft zu eagieren. Häufig ist er voller Sorge, Verzagtheit, Ratlosigkeit und uch übertriebener Angst. In gesteigerter Form erst kommt es zu einer usgesprochenen Traurigkeit, zu permanenter Hoffnungslosigkeit und u dem Ausdruck des „es hat doch alles keinen Sinn mehr". Der Man-el an einer demonstrativen Attitüde solcher Äußerungen, ja das zu-ällige Entdecken einer derartigen Grundstimmung anläßlich einer rztlichen Beratung in der Praxis aus vielleicht ganz anderen Gründen sind oft charakteristisch. Der wirklich Depressive ist zu einem aktiv demonstrativen Verhalten häufig kaum noch fähig.

Unmittelbar als Leitsymptome sind besonders in der Praxis manchma die immer in irgendeiner Weise geäußerten *somatischen Beschwerde* wichtiger. Hierbei handelt es sich um Beklemmungen und Druckge fühle auf der Brust, im Magenbereich und im Kopf, Inappetenz, Ob stipation, Schlaflosigkeit, Störungen der Sexualfunktion oder des hor monellen Zyklus der Frau, Herzrhythmusänderungen, unbestimmt Schmerzen in allen möglichen Körperbereichen und eine Fülle vegeta tiver Störempfindungen.

Charakteristisch für die gesamte Symptomatik ist der Beschwerde gipfel am Morgen und die Aufhellung in den Abendstunden.

Es ist in der Praxis sicher erforderlich, die ins Körperliche projizierte Beschwerden als psychisch oder psychotisch bedingt zu erkenne Sicher ist aber auch — und das gilt gerade für Praxisverhältnisse – daß erst genaue Untersuchungen, z. B. bei neu aufgetretenen Be schwerden, wie Obstipation, Luftnot, Kopfdruck oder Herzschmerzer u. U. ernste organische Leiden ausschließen lassen. Eine „Somatisie rung" psychogener Beschwerden (z. B. durch Überbewertung vo EKG-Befunden) sollte jedoch vermieden werden.

Die *endogene Depression* ist durch ihren phasenartigen Verlauf un durch das Fehlen jeder äußeren Ursache bei ihrem Einsetzen und auc bei ihrem Abklingen gekennzeichnet. Gelegentlich können jedoch aus lösende Faktoren psychischer und physischer Art eine gewisse Roll spielen. Eine Erblichkeit der Neigung zur endogenen Depression is bekannt. Die Dauer der Einzelphasen ist ganz unterschiedlich und ni vorher abzuschätzen.

Patienten mit endogen-depressiven Phasen kommen in der Prax immer wieder vor. Die Diagnose kann bei der Häufigkeit von Patien ten, die ähnliche Beschwerden vorbringen, jedoch nur an vorüberge henden oder reaktiven Störungen leiden, am Beginn sehr schwer, abe von großer Wichtigkeit (Suizidgefahr!) sein. Leichter wird die Fest stellung des Auftretens einer erneuten Phase, wenn bereits vorausge gangene Phasen bekannt sind, was dem Hausarzt bei einer längere Kenntnis des Patienten oft möglich sein kann.

Vorwiegend agitierte Depressionen, manische Phasen oder reine Ma nien sind in der Praxis sehr viel seltener.

Die *Symptome* können schleichend beginnen, aber auch plötzlich i aller Schwere ausbrechen. Das Vollbild zeichnet sich gewöhnlich durc eine besondere Tiefe der traurigen Verstimmtheit, der Schwermu aus. Die Kranken werden durch eine ausgeprägte Kontaktlosigkei Gefühlsarmut und Leere ihrer Umwelt gegenüber auffällig. Schuld und Versündigungsgefühle können sich bis zu deutlich wahnhaften Bildern steigern. Auch äußerlich bietet der Kranke das Bild der allgemeinen Gehemmtheit, die bis zum Stupor gehen kann.

Schwieriger ist das Erkennen einer sog. *larvierten Depression.* Hier können Einzelsymptome (z. B. gastritische Beschwerden, Obstipation) vorwiegen oder eine Fülle unbestimmter funktioneller Beschwerden im Vordergrund stehen, die die eigentliche depressive Genese „zudecken" und kaum erkennen lassen. Zudem kommt noch die nicht zu selten zu beobachtende Tatsache, daß der Kranke selbst oder auch die Angehörigen den Gedanken an das Bestehen einer psychotischen Erkrankung weit von sich weisen und in ihren Angaben dem Arzt gegenüber „sperren". Das kann nach der Erfahrung aus der Praxis besonders gerade dann der Fall sein, wenn der Patient bereits einmal oder mehrfach wegen depressiver Phasen in langzeitiger Krankenhausbehandlung war und allseits eine erneute Klinikbehandlung befürchtet wird.

Besteht der Verdacht auf das Vorliegen einer larvierten Depression, kann eine genauere Exploration des Patienten Klarheit bringen. Hierbei hilft dem Allgemeinarzt seine längere Kenntnis des Patienten, die ihm Änderungen im Gesamtverhalten des Kranken eher bemerken lassen können. Bei einem guten vertrauten Kontakt mit ihm und verständigen Angehörigen sind jedoch auch im Gegensatz zu dem oben gesagten wesentliche diagnostische Angaben zu erhalten.

Die *Suizidgefahr* bei Depressiven läßt die Notwendigkeit einer möglichst frühzeitigen Diagnose besonders wichtig erscheinen. Als Faustregel hat dabei zu gelten, daß jeder echt Depressive suizidgefährdet ist. Auch bei „leichten" Fällen einer Depression kann eine akut auftretende Exazerbation zum Suizid führen.

In der Bundesrepublik wird nach Haase (zit. nach Kranz) stündlich ein *Selbstmord* verübt, mindestens ein Viertel davon durch Patienten mit einer depressiven Psychose. Ein „Bilanzselbstmord" ohne das Vorhandensein einer psychotischen Erkrankung oder einer abwegigen Persönlichkeitsstruktur dürfte dagegen auch nach Erfahrungen in der Praxis selten sein. Im Grunde unbeabsichtigte Selbstmorde, z. B. durch „Ausprobieren" der Einnahme hochgiftiger Substanzen oder aus demonstrativen Gründen, wobei mögliche Folgen nicht vorhergesehen wurden, scheinen dagegen eher möglich zu sein. In der Mehrzahl der Fälle liegen aber sicher endogene Depressionen vor.

Die *Suizidprophylaxe* obliegt bei häuslicher Behandlung meist dem Hausarzt. Diese kann sich äußerst schwierig gestalten, wie folgendes drastische Beispiel beweist:

Eine 47jährige Frau, die bereits dreimal wegen depressiver Phasen in langzeitiger, z. T. monatelanger Krankenhausbehandlung war, befindet sich in den ersten Tagen einer vierten schweren Phase. Trotz Hinzuziehung eines Psychiaters, der ebenso wie der Hausarzt eindringlich eine Klinikeinweisung fordert, und obwohl alle Beteiligten nachdrücklich über die Suizidgefährdung der Patientin aufgeklärt werden und ärztlicherseits die Verantwortung für die Folgen abgelehnt wird, weigern sich Patientin und Angehörige strikt, einer Krankenhausbehandlung zuzustimmen. Auch amtsärztliche Bemühungen bleiben ohne Erfolg. Als Notlösung kann ärztlicherseits erreicht werden, daß in der Zeit, in der der Ehemann zur Arbeit geht abwechselnd Personen aus der Hausgemeinschaft, die der allseits beliebten Patientin sehr zugetan sind, sich in ihrem Zimmer aufhalten und sich mit ihr beschäftigen, so daß sie nie allein ist. Alle Suizidmöglichkeiten werden sorgfältig bedacht. So werden die Fenstergriffe fest verschnürt, die Gasleitung abgestellt, alle scharfen Gegenstände, Gläser und Porzellan und sämtliche Schnüre und dergleichen entfernt. Medikamente werden einzeln verabreicht und auch eingenommen. Nach einigen Tagen sorgfältiger Überwachung, in denen sich der Zustand der Patientin zu bessern scheint, verläßt die beaufsichtigende Flurnachbarin für etwa 2—3 Minuten das Zimmer um das fertiggestellte Mittagessen aus der Küche zu holen und läßt dabei absichtlich alle Türen weit offenstehen. Als sie wiederkommt, findet sie die Patientin erhängt am Türgriff auf und zwar mit einer Krawatte, die die Patientin offenbar in der im Schrank hängenden Anzugjacke des Ehemannes verborgen hatte. Sofortige Wiederbelebungsversuche durch Nachbarn und Arzt blieben ohne Erfolg.

Auch bei weniger offenkundigen Fällen sollten Suizidäußerungen oder gar ein auffälliges Beschäftigen mit Gegenständen, die zur Durchführung eines Suizids geeignet erscheinen, sehr ernst genommen werden. Hier ist eine intensive Mitarbeit der Angehörigen, die ja auch bei einigen Suizidarten selbst in Gefahr geraten können, erforderlich. Absolut notwendig ist der ständige Kontakt des Patienten mit dem Arzt.

Therapie. In vielen Fällen ist eine Krankenhausbehandlung erforderlich, insbesondere dann, wenn Suizidtendenzen erkennbar sind. Eine fachpsychiatrische Behandlung muß bei schweren Fällen erfolgen.

Eine allgemeinärztliche Behandlung kommt in der Regel dann in Betracht, wenn es sich um leichtere Fälle handelt oder solche, deren Therapie nach Einleitung durch den Psychiater oder nach klinischer Behandlung weitergeführt werden muß. Schließlich ist es eine häufige Aufgabe des Hausarztes, eine depressive Symptomatik bei älteren zerebral abgebauten Patienten zu behandeln.

In erster Linie ist auch hier wieder der vertrauensvolle *Kontakt* des Patienten mit dem Arzt wichtig. Gerade der depressive Patient bedarf oft der verständnisvollen Führung durch den Arzt, den er kennt und dessen Halt er braucht. Ist ein solches Vertrauensverhältnis einmal hergestellt, zu dem Geduld und Zeit von seiten des Arztes verlangt werden, ist schon eine wesentliche Grundlage eines befriedigenden Behandlungserfolges erreicht. Das kann besonders deshalb der Fall sein, weil ein solcher Kranker ja meist in seiner laienhaften Umgebung kein Verständnis für sein Leiden erwarten kann und nur der sachkundige Arzt ihm das Gefühl zu geben vermag, ihn zu verstehen. Selbst der Hausarzt stößt oft auf Schwierigkeiten, den Angehörigen, die immer beraten werden müssen, das ungewohnte Verhalten des Kranken überhaupt als Krankheit und dazu noch in manchen Fällen als schwere Krankheit klarmachen zu können. Hier muß oft das Vertrauenskapital, das der Hausarzt möglicherweise bei Behandlung anderer Krankheiten in der Familie angesammelt hat, voll ausgeschöpft werden. Das gleiche gilt für die Rehabilitation des Kranken nach Abklingen einer depressiven Phase.

Bei der *medikamentösen* Therapie muß die Art der vorliegenden Depression berücksichtigt werden. Hierzu kann als Richtschnur die folgende Einteilung der Depressionen nach KIELHOLZ dienen (Abb. 28).

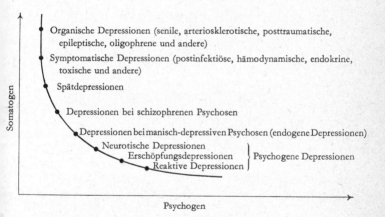

Abb. 28 Nosologische Einteilung der Depressionen. Nach KIELHOLZ, aus PÖLDINGER, W.: Kompendium der Psychopharmakotherapie. Hoffmann-La Roche, Grenzach 1971

Das bevorzugte Anwendungsgebiet der *Antidepressiva* sind die endogenen Psychosen mit Einschluß der Involutionsdepression. Sie sind jedoch auch nicht imstande, Phasen abzukürzen oder das Auftreten neuer Phasen zu verhindern. Bei anderen Formen der Depression reicht häufig eine Behandlung mit Neuroleptika oder Ataraktika (Tranquilizer) aus.

In Tab. 42 sind die in der Praxis gewöhnlich verwendeten Sedativa, Hypnotika und Psychopharmaka aufgeführt.

Tabelle 42: In der Praxis gebräuchliche Sedativa, Hypnotika und Psychopharmaka

	Hauptwirkung und Indikation	Wichtigste Nebenwirkungen und Kontraindikationen	Beispiele
Sedativa			
Baldrian- und Hopfenextrakte	milde beruhigend		Hovaletten, Plantival, Tinctura Valeriana, Valdispert, Valmane
Kombinationspräparate von Barbituraten, Secale- und Belladonnaalkaloiden	neurovegetativ beruhigend	Mundtrockenheit, Akkomodationsstörungen, Müdigkeit; Schwangerschaft, Glaukom, Prostatahypertrophie	Belladenal, Bella-sanol, Bellergal, Neurovegetalin
Barbiturate (in geringer Dosierung)	neurovegetativ und motorisch beruhigend	Müdigkeit, Potenzierung der Wirkung von Alkohol und Psychopharmaka	Luminaletten
Hypnotika mit kurzer Wirkungsdauer: Barbiturat	Einschlaf- und Wiedereinschlafmittel	Potenzierung der Wirkung von Alkohol und Psychopharmaka, Parästhesien	Evipan
Methaqualon		Potenzierung der Wirkung von Alkohol und Psychopharmaka, Verkehrsunsicherheit, Nicht bei Kindern! Gewöhnung	Revonal, Mandrax
mit mittlerer Wirkungsdauer: Barbiturate (auch Kombinationspräparate)	Ein- und Durchschlafmittel verschiedener Wirkungsgrade	Gewöhnung und Abhängigkeit, Potenzierung der Wirkung von Alkohol und Psychopharmaka. „Hang-over-Syndrom"	Allional (m. analgetischer Komponente) Dormopan, Itridal, Medomin, Noctal, Phanodorm, Repocal, Stadadorm, Vesparax
Harnstoffderivate und Kombinationspräparate	Leichte Schlafmittel Ein- und Durchschlafmittel	Gewöhnung, Abhängigkeit; Bromismus	Abasin, Adalin, Staurodorm, Doroma
Piperidinderivate	Mittelstarke Schlafmittel	Abhängigkeit, Potenzierung der Wirkung von Alkohol und Psychopharmaka	Noludar, Persedon
Glutethimid	Ein- und Durchschlafmittel	Abhängigkeit, sonst wie Barbiturate	Doriden
Nitrazepam	Vorwiegend psychisch bedingte Schlafstörungen	Ataktische Störungen; Myasthenie	Mogadan
Ataraktika (Tranquilizer)	beruhigend, bei Spannungs- und Angstzuständen, Affektlabilität; ohne antipsychotische Wirkung	Schläfrigkeit, Beeinträchtigung von Reaktionsvermögen und Aufmerksamkeit (Straßenverkehr!) Potenzierung der Wirkung von Alkohol und Schlafmitteln, Gewöhnung	
Meprobamat (auch Kombinationspräparate)		Myasthenie	Aneural, Cyrpon, Miltaun, Aequo-sanal, Sedapon
Benzodiazepin			Adumbran, Librium, Nobrium, Tacitin, Valium

Fortsetzung Tabelle 42

	Hauptwirkung und Indikation	Wichtigste Nebenwirkungen und Kontraindikationen	Beispiele
Neuroleptika Reserpin	beruhigend, psychomotorisch dämpfend, schlafanstoßend mit antipsychotischer Wirkung	Tremor, Parkinsonismus, orthostatische Kreislaufregulationsstörung, Müdigkeit, Mundtrockenheit, Akkomodations- und Miktionsstörungen, Obstipation, Potenzierung der Wirkung von Alkohol und Schlafmitteln	Sedaraupin, Serpasil
Phenothiazine			Atosil, Dominal, Megaphen, Melleril, Neurocil, Pacatal, Psyquil, Verophen
Thioxanthenderivate			Taractan, Truxal,
Antidepressiva		Beeinträchtigung der Sicherheit im Straßenverkehr und Verstärkung der Alkoholwirkung	
Thymoleptika	Depressive Verstimmung aller Arten Stimmungsaufhellende Wirkung	Mundtrockenheit, Schwitzen, Miktionsstörungen, Tachykardie, Akkomodationsstörungen, Hypotonie, Schwindel, Tremor, Müdigkeit, innere Unruhe, Schlafstörung, Übelkeit, Durchfälle, Verwirrtheit, Unverträglichkeit mit Monoaminooxydasehemmern (MAOH, Thymeretika)	Insidon, Limbatril (Kombination mit Librium) bei leichteren Formen, Agedal, Anafranil, Aponal, Laroxyl, Pertofran, Saroten, Sinquan, Tofranil
Thymeretika Monoaminooxydasehemmer (MAOH)	Depressive Verstimmung Hemmungslösende, antriebssteigernde Wirkung	Erregungssteigerung Schlafstörung, hypertone Krisen, Unverträglichkeit mit Thymoleptika, Käse, Salzheringen, Fleischextrakt, Joghurt, Wildbret	Jatrosom

Drogenabhängigkeit Jugendlicher

Sie ist in den letzten Jahren zunehmend zu einem besonderen Problem in der Praxis und im ärztlichen Notfalldienst geworden. Gerade in der Allgemeinpraxis kommen solche Fälle häufiger vor, offenbar deshalb, weil hier die persönliche Nähe des Arztes erwartet und gesucht wird. Klinische Behandlungsmöglichkeiten sind zudem in der Regel nicht genügend vorhanden.

Führend in der *Drogenszene* sind zweifellos die USA. In New York allein starben im Jahre 1971 8800 Menschen an Suchtfolgen (meist Heroin); das sind mehr Bürger der Stadt, als durch Verkehrsunfälle und weit mehr als im Vietnamkrieg zu Tode kamen. Die Sucht breitete sich wie eine Epidemie über England und Skandinavien nach Mitteleuropa aus. In einer Großstadt wie Hamburg leben zur Zeit etwa 1500 jugendliche „Fixer" (Süchtige, die meist selbst intravenös Suchtmittel injizieren, und zwar nicht nur aus Ampullen, sondern z. B. auch in Form von in Flüssigkeit aufgelösten Tabletten und anderem). Von ihnen sind fast 500 in ärztlicher Beobachtung. In der Bundesrepublik rechnet man zur Zeit mit einer Zahl von 10 000—15 000 unheilbar Suchtkranken und in Zukunft mit schätzungsweise 30 000 Frührentnern aus Suchtgründen. Die Zahl der jährlich begangenen Rauschgiftdelikte in Westdeutschland wird mit 25 000 angegeben.

Als *Einstiegdroge* fungieren vor allem *Haschisch* und *Marihuana* aus der Cannabispflanze (indischer Hanf). Die Gefährlichkeit dieser Einstiegdroge wurde lange Zeit verkannt. Wenn auch viele Jugendliche nur als gelegentliche „Probierer" infrage kommen, so ist doch ein nicht unbeträchtlicher Teil von ihnen den weiteren Weg der *Drogenkarriere* gegangen. Dieser führt dann meist über die *Weckamine* und das *LSD* (Lysergsäure-diaethylamid) zu den synthetischen oder natürlichen *Opiaten* (Pethidin, Methadon, Opium, Morphium, Heroin). „Fixer" von Opiaten, die im übrigen häufig wahllos auch alle möglichen anderen Drogen injizieren (Polytoxikomanie), haben meist eine infauste Prognose.

Als Vorbedingungen einer Drogenabhängigkeit von Jugendlichen sind, wie bei jeder anderen Sucht auch, anzusehen:

— das Vorhandensein der süchtig machenden Droge;
— die Gelegenheit zur Sucht, die Verführung dazu;
— die zur Sucht bereite Persönlichkeit.

Je nach Lage der Dinge steht die eine oder die andere der Möglichkeiten im Vordergrund. Dabei sollte nicht verkannt werden, daß es für Jugendliche heute leichter ist als früher, an süchtig machende Drogen zu gelangen. Auch die Gelegenheiten einer Verführung zur Sucht haben sich sicher vermehrt.

Als *Motivation* zur Drogenabhängigkeit jugendlicher Menschen können heute folgende Punkte gelten:

— Neugier;
— Mode mit einem gewissen Gruppenzwang;
— eine sog. „broken-home"-Situation;
— Frustration der Jugendlichen durch eine hohe Diskrepanz zwischen idealen und ideologischen Wertvorstellungen einerseits und kaum

zu verändernder Alltagswirklichkeit (mit Flucht aus dieser) andererseits;
— eine aus allem resultierende Demonstrationshaltung.

Die *Symptome* einer *akuten Intoxikation* durch Substanzen, die zu einer Sucht führen oder bei einer Sucht zusätzlich gebraucht werden, sind je nach der verursachenden Droge sehr unterschiedlich. Aus Tab. 43 sind die Einzelheiten der Symptomatik ersichtlich. Wenn das Erscheinungsbild nicht sehr ausgeprägt ist, wird der Patient meist in der Lage sein, die zuletzt benutzte Droge selbst zu benennen.

Entzugssymptome sind vor allem nach Opiaten folgende:

Tränenfluß, „laufende Nase", Gähnen, Schweißausbrüche, Mydriasis, Ausbildung einer „Gänsehaut", Tachykardie, allgemeines Schmerzgefühl, Angstzustände, später auch psychotische Symptome.

Bei anderen Suchtmitteln finden sich kaum akute Entziehungserscheinungen. Manchmal wird auch ein Erbrechen demonstrativ produziert, um den Arzt wegen vorgegebener Entzugserscheinungen zur Verabfolgung des gewohnten Medikamentes zu veranlassen.

Zur *Diagnose* einer Süchtigkeit gehört immer die Inspektion des Körpers des Suchtverdächtigen im Hinblick auf Hautabszesse und Einstichstellen (besonders an den Armvenen, wo häufig auch Folgen chronischer Thrombophlebitiden nachweisbar sind). Die Allgemeinerscheinung des Patienten (Abmagerung, unruhiges Gebahren, Vernachlässigung der Körperpflege und Kleidung) muß zusätzlich in Betracht gezogen werden. Die Feststellung einer chronischen Hepatitis als häufigster Komplikation einer ausgeprägten Sucht kann wichtig sein.

Therapie. Sie kann in den meisten Fällen selbstverständlich nur *stationär*, möglichst in einer Spezialabteilung, erfolgen. Neben einer Entziehungskur sind psychotherapeutische und sozialtherapeutische Maßnahmen am Platze, die möglichst ohne Intervall nach der Entlassung weitergeführt werden müssen. Andernfalls ist ein dauernder Therapieerfolg kaum zu erzielen. Für die ambulante Nachbehandlung eignet sich besonders die Unterbringung des Suchtgefährdeten in therapeutischen *Wohngemeinschaften*, wo die Unterstützung von Sozialarbeitern, Fürsorgern und anderen zur Verfügung steht, oder in den sog. *Releasezentren*.

Da Krankenhausbetten zur Suchtbehandlung nicht in ausreichender Zahl zur Verfügung stehen, ist eine ambulante *Überbrückungsbehandlung* bis zur Klinikaufnahme angebracht, die auch praktiziert wird. Hier wird unter bestimmten strengen Kautelen (definitive Bereitschaft zur klinischen Entziehung, Vorliegen einer schweren Sucht mit ausgeprägten Entziehungserscheinungen, internärztliche Registrierung des Suchtkranken) dem Süchtigen täglich unter ärztlicher Aufsicht eine geringe Menge Methadon oral verabreicht, die konti-

Tabelle 43: Symptome bei Intoxikation mit Suchtmitteln (nach *Ladewig* 1972 modifiziert und ergänzt, zit. nach *Leutner*)

Drogentyp	Bewußtsein	Befindlichkeit	Psychomotorik	Pupille	Puls RR	Atmung	Haut
Cannabis sativa (Haschisch/Marihuana) nach oraler od. (seltener) i.v.-Gabe	deliröse Bewußtseinstrübung, Denkstörung, Zerfahrenheit, Ideenflucht	Entspannung bis zur Panik, Angst, Verzweiflung (horror trip, flash back)	(Erregung)	(Mydriasis) Konjunktivitis	(Tachykardie)	–	Hyperthermie
Halluzinogene (LSD, DOM, DMT)	Bewußtseinsverzerrung wie oben (unter Haschisch)	Euphorie bis zur Angst, Panik, Verzweiflung (horror trip, flash back)	(Erregung)	Mydriasis	Tachykardie, RR-Anstieg, RR-Abfall	(Atemlähmung)	Hyperthermie
Psychostimulantien (Weckamine, Appetitzügler)	Überwachheit, illusionäre Verkennungen, optische u. akustische Halluzinationen	Enthemmung bis zur Panik, Angst (horror trip, flash back)	Erregung, Tremor	Mydriasis	Tachykardie, Hypertonie	–	Hyperthermie, starkes Schwitzen
Kokain	Überwachheit, Rededrang, Ideenflucht, optische u. akustische Halluzinationen, Verwirrtheit, Verfolgungswahn, Koma	Euphorie, Rausch, Auslösung aggressiver Tendenzen	Erregung	Mydriasis	Herzschwäche, Tachykardie	Atemdepression	Schwitzen
Anticholinergika (Atropin, Scopolamin)	Delirium	(Angst)	Erregung	Mydriasis	–	–	Hyperthermie, Rötung
Schlafmittel (Barbiturate u. Nichtbarbiturate)	Bewußtseinstrübung bis zum Koma	(Euphorie)	Ataxie bis zur Erregung, Krämpfe	(wechselnde Reaktion)	Tachykardie, RR-Abfall bis zum Kollaps	Atemdepression	(Hypo- oder Hyperthermie)
Opiate (Opium, Morphin, Heroin, synth. Morphinpräparate)	Bewußtseinstrübung bis zum Koma	Euphorie	(Reflexlosigkeit, Krämpfe)	Miosis	(Bradykardie)	Atemdepression bis zur Atemlähmung	Hypothermie, Zyanose
Schnüffelstoffe	Bewußtseinstrübung, optische Halluzinationen, Stupor bis zum Koma	Euphorie, Rausch	herabgesetzte Reflexerregbarkeit	–	Herzarrhythmien	(Erstickung durch falsche Schnüffeltechnik)	–

nuierlich reduziert wird. Das zur Entwöhnung benutzte Methadon (l-Polamidon) ist als Opiat zwar auch ein Suchtmittel, führt aber nach umfangreichen Erfahrungen in den USA zu weniger ausgeprägten Persönlichkeitsveränderungen und zu einer Senkung der Kriminalitätsrate.

In leichteren Fällen ist bei besonderem Engagement des Arztes auch eine Behandlung in der Praxis mit psychagogischen und psychotherapeutischen Maßnahmen möglich.

Frauenkrankheiten und hormonale Antikonzeption

In der Allgemeinpraxis kommen stets viele Fälle mit gynäkologischen Fragestellungen vor. Hier können nur Einzelbeispiele angeführt werden, die jedoch besonders häufig sind.

Die Geburtshilfe steht nicht mehr wie früher im Vordergrund der Arbeit des Allgemeinmediziners auf frauenheilkundlichem Gebiet, da sie sich heute weitgehend in der Klinik abspielt. Die *Schwangerenberatung und -untersuchung* sind im Kapitel „Prophylaktische Medizin" abgehandelt (s. dort). Das gleiche gilt für den *Brust- und Unterleibskrebs* der Frau.

Akute Adnexitis

Sie ist meist eine Salpingitis, kann aber auch später die Ovarien miteinbeziehen. Die Adnexitis entsteht fast immer durch eine aszendierende Keiminvasion aus den unteren Genitalbereichen, besonders wenn hier Entzündungen bestehen und die aufsteigende Infektion durch Menstruation, Abort, Geburtsvorgänge und anderes erleichtert wird. Erreger sind Streptokokken, Staphylokokken und (seltener) Gonokokken. In Ausnahmefällen kann eine tuberkulöse Adnexitis hämatogen entstehen.

In leichteren Fällen kommt es nur zu einem *Tubenkatarrh,* der auch bei der gynäkologischen Untersuchung nur geringe Palpationsbeschwerden im Tubenbereich hervorrufen kann. Es entstehen keine oder nur geringfügige Temperaturerhöhungen und keine Größenzunahme der Adnexe.

Symptome der akuten Adnexitis sind Fieber, deutlicher Spontan- und Druckschmerz im Adnexbereich, Kreuzschmerzen, Leukozytose und Erhöhung der Blutsenkung. Palpatorisch können die Adnexe anfangs nicht, später deutlich verdickt sein. Charakteristisch ist auch ein Portioschiebeschmerz.

Differentialdiagnostisch sind immer eine akute Appendizitis und eine Tubargravidität in Betracht zu ziehen. Bei der Appendizitis liegt der

Schmerz meist höher im Bauchraum, und gastrointestinale Erscheinungen (Übelkeit, Erbrechen) sind meist ausgeprägter. Für das Bestehen einer Tubargravidität sprechen die Regelanamnese, ein positiver Schwangerschaftstest und eine Schmierblutung.

Folgen der akuten Adnexitis können die Entwicklung einer chronischen Adnexitis, eine lokale Peritonitis, eine Pyosalpinx, ein Tuboovarialabszeß, ein Douglas-Abszeß und als Restzustand eine Hydrosalpinx sein.

Therapie. *Der Tubenkatarrh* spricht auf eine Behandlung mit Analgetika oder Antiphlogistika (Beispiele: Tanderil 3 mal 2 oder Butazolidin 3—4 mal 1 Drag. täglich) gut an. Antibiotika sind meist nicht erforderlich. Zusätzlich sind örtliche Wärmeanwendung (Wärmflasche, Heizkissen) und Kurzwellenbestrahlungen angebracht.

Die Behandlung der *akuten Adnexitis* muß in erster Linie mit Breitbandantibiotika erfolgen (Beispiele: Binotal 4 g täglich, Hostacyclin 1,5—2 g täglich, 8—10 Tage lang). Zusätzlich ist zur Verhinderung chronischer Entzündungsfolgen eine Kortikoidbehandlung (nie ohne Antibiotika!) wichtig (Beispiele: Decortin-H, Predni-H-Tablinen, Scherisolon, 40—60 mg anfangs täglich; später allmähliche Reduzierung).

Im akuten Stadium sind Bettruhe, lokale Kälteanwendung und Stuhlregulierung erforderlich. Als Nachbehandlung haben Kurzwellenbestrahlungen eine günstige Wirkung.

Chronische Adnexitis

Wird eine akute Adnexitis nicht oder nicht ausreichend behandelt, kann es zur Ausbildung chronisch-entzündlicher Adnexveränderungen kommen, wobei Tuben und Ovarien nicht selten zu einem entzündlichen *Adnextumor* verbacken. Dieser ist palpatorisch meist gut feststellbar und oft geringer druckschmerzhaft als die akut entzündeten Adnexe. Tuben und Ovarien sind in ihrer Funktion gestört, bei beidseitigem Befall kann Sterilität die Folge sein. Bei akuten Exazerbationen können Fieberschübe, Leukozytose und eine erhöhte Blutsenkung bestehen.

Therapie. Bei Exazerbationen ist ein Versuch mit einer kombinierten Antibiotika-Kortikoid-Therapie wie bei der akuten Adnexitis angezeigt. Sonst sollten Maßnahmen einer *„resorptiven Behandlung"* stattfinden, wie Wärmeanwendung, Moorsalizyl-Sitzbäder (Beispiel: Salhumin), Moorpackungen, Ichthyolanwendung (Beispiele: Ichthobellol, Ichthobellol comp., Gynichtherm) und Kurzwellenbestrahlungen über längere Zeit. Kuren in Moorbädern können ebenfalls günstig sein. In konservativ therapieresistenten Fällen ist eine operative Behandlung manchmal nicht zu umgehen.

Pelipathie (Parametropathia spastica)

Hierunter werden eine Fülle von Beschwerden im kleinen Becken der Frau verstanden, denen meist kein objektiver Lokalbefund zugrunde-liegt. Gelegentlich können geringfügige narbige Veränderungen im Parametrium festgestellt werden. Die Beschwerden haben vielfach spastischen Charakter und werden durch Erregungszustände hervor-gerufen oder verstärkt.

Therapie. Örtlich kommen resorptive Maßnahmen wie bei der chroni-schen Adnexitis (s. dort) in Betracht. Sedierung oder auch eine psycho-therapeutische Behandlung sind gelegentlich angezeigt. In der Praxis ist eine langfristige psychagogische Führung solcher Patientinnen durch den Hausarzt (mit Kenntnis von Konfliktsituationen, Ehebera-tung u. a.) manchmal von Erfolg.

Fluor

Ein vermehrter oder krankhafter veränderter Scheidenausfluß gehört zu den häufigsten gynäkologischen Behandlungsnotwendigkeiten in der Allgemeinpraxis.

Grundlage des physiologischen sauren Scheidensekrets ist die Besie-delung der Vulva mit den Döderleinschen Milchsäurebakterien. Jede Störung dieses normalen Scheidenmilieus bewirkt eine Änderung der Sekretion. Je nach dem Hauptsitz dieser Störung kann man einen *vaginalen* und einen *zervikalen* Fluor unterscheiden, die häufig zu-sammen vorkommen.

Ein *nichtentzündlicher* vermehrter Ausfluß wird vor allem durch eine gesteigerte Bildung von Zervixsekret hervorgerufen. Der Fluor ist weißlich-schleimig (Fluor albus) und nicht übelriechend. *Ursachen* sind allgemeine und sexuelle Übererregbarkeit, nervöse Einflüsse, in-terne Erkrankungen (Diabetes mellitus!) und Hormonmangel (Se-nium, Menarche) und anderes.

Ein *infektiös* bedingter Fluor kann durch Bakterien, Trichomonaden und Pilzbesiedelung (Candida) der Scheide verursacht werden. Hier-bei kann die normale Scheidenflora verdrängt werden, es bildet sich oft ein gelblichgrüner, stark riechender Ausfluß. Scheidenwand und Zervix weisen Entzündungserscheinungen auf; bei Soor entstehen weißliche Beläge, die starken Juckreiz verursachen.

Der *Nachweis* von Ausflußerregern gelingt häufig bereits mit der Untersuchung des *Nativpräparates*. Hierbei wird bei Spekulumein-stellung Sekret entnommen, auf einen Objektträger unter Deckglas-bedeckung gebracht und bei mittlerer Vergrößerung und Abblendung mikroskopisch untersucht. Trichomonaden und die Sproßzellen der Candidapilzfäden färben sich bei Hinzufügen eines Tropfen Methylenblaulösung im Nativpräparat gut an. Auch ein luftgetrockneter und fixierter mit Methylenblau oder nach Giemsa gefärbter *Ausstrich* läßt die Erreger erkennen.

Therapie. Bei *nichtentzündlichem* Fluor kommt die vaginale Einführung epithelisierungsfördernder, östrogenhaltiger und sekretionshemmender Substanzen in Tabletten-, Zäpfchen- oder Kapselform infrage (Beispiele: Bepanthen, Colpan, Ichth-Oestren, Oekolp). Gelegentlich (besonders bei Juckreiz) kann ein Kortikoidzusatz günstig wirken (Beispiele: Kolpicortin, Oestro-Cortin). Ebenfalls können Scheidenbäder und -spülungen angewandt werden (Beispiele: Albothyl, Eichenrindenextrakt, Menge-Bad = 5⁰/oige Lösung von Argentum nitricum, 1⁰/oige Milchsäurelösung). Zur Allgemeinbehandlung sind bei entsprechender Indikation kurzdauernde Gaben von Ataraktika oder Sedativa von Nutzen.

Erst bei der Behandlung *bakteriell* verursachten Fluors sollten lokal Antibiotika oder Sulfonamide eingesetzt werden, da hiermit auch die Döderlein-Bakterien abgetötet und folglich das saure Scheidenmilieu in ungünstiger Weise verändert werden kann. Sulfonamidhaltige Pasten, Tabletten, Globuli oder Vaginalzäpfchen (Beispiele: Colpan-Paste, Aristogyn, Malun, Oestro-Gynaedron, Sulfonamid Spuman) und antibiotisch wirksame Vaginaltabletten (Beispiele: Aureomycin N mit Nystatin als antimykotischem Zusatz, Terramycin) müssen in vorgeschriebener Weise angewendet werden. Kortikoidhaltige Lokaltherapeutika sind bei Pruritus günstig.

Zum Wiederaufbau einer normalen Scheidenflora ist nach der antibakteriellen Behandlung eine örtliche Anwendung von Mitteln ratsam, die Milchsäure, Östrogene und anderes enthalten, eine sog. Zweiphasentherapie (Beispiele: Dextrovagin, Ichth-Oestren duplex). Zusätzlich können Bäder und Spülungen der Scheide angewendet werden (s. o.).

In der Behandlungszeit müssen Kohabitationen vermieden werden; eine sorgfältige Hygiene der Genitalien (auch beim Partner!) ist erforderlich.

Der *Trichomonadenfluor* ist meist leicht mit Metronidazol (Beispiel: Clont, bei der Frau 6 Tage täglich 2 x 1 Tablette oral, gleichzeitig täglich 1 Vaginaltablette lokal; beim Partner ebenfalls oral 2 x 1 Tablette für 6 Tage) zu behandeln. Auch Kombinationspräparate (Beispiele: Tricho-Gynaedron, Tricho-Kolpicortin) sind wirksam.

Der *mykotisch* bedingte Fluor, der durch Pilzbewuchs der Scheide mit Candida albicans (Soor) hervorgerufen wird, ist einer spezifischen Therapie mit den Antimykotika Nystatin (Beispiel: Moronal) und Pimaricin (Beispiel: Pimafucin) zugänglich. Die lokale Anwendung beider Mittel kann bei dem Nystatin durch eine orale Therapie ergänzt werden.

Die zunehmend häufiger vorkommenden *Mischinfektionen* mit Bakterien, Trichomonaden und Soor, die sich in ihrem Auftreten gegenseitig begünstigen, können mit Nifuratel (Beispiel: Inimur, lokal und oral) therapeutisch gut beeinflußt werden.

Hormonale Antikonzeption

Die Möglichkeiten der hormonalen Schwangerschaftsverhütung haben in den letzten Jahren stark zugenommen und die diesbezüglichen Mittel sind wesentlich vervollkommnet worden. Vom Standpunkt des Allgemeinarztes aus ist diese Tatsache überwiegend positiv zu beurteilen. Denn gerade er, ebenso wie der Frauenarzt, war immer wieder dem Wunsch oder dem Ansinnen von Patientinnen ausgesetzt, eine unerwünschte Schwangerschaft beendigen zu helfen. Die grundsätzliche Ablehnung stieß um so mehr auf Unverständnis der Patientinnen, weil gerade der Hausarzt oft genug die unglücklichen familiären und anderen persönlichen Umstände genau kannte, unter denen eine Schwangerschaft zustande gekommen war. Auch unter Beachtung aller Nachteile hat die Einführung der hormonalen Antikonzeption dazu beigetragen, manche menschlich verständlichen Bedrängnisse oder auch echte Notzustände zu verhindern und eine Geburtenplanung zu ermöglichen. Das Problem einer unerwünschten Schwangerschaft mit allen seinen Auswirkungen hat in der Sprechstunde des Allgemeinarztes längst nicht mehr die gleiche Bedeutung wie früher.

Zugenommen haben dagegen Beratungen und Untersuchungen in Zusammenhang mit dem Gebrauch von Ovulationshemmern.

Vor der Anwendung der Kontrazeptiva müssen eine gynäkologische und interne Anamneseerhebung und Untersuchung erfolgen. Patientinnen mit einer sicheren Leberschädigung oder einem Genital- oder Mammaneoplasma sind von der Medikation auszuschließen. Eine relative Kontraindikation besteht bei Diabetes mellitus, gehäufter Thrombophlebitis, schweren Nieren-, Herz- oder Gefäßkrankheiten, zerebralen Anfallsleiden und großen Myomen des Uterus. Problematisch ist immer die Anwendung bei sehr jungen Mädchen. Hier sind im Einzelfall stets die intellektuelle Entwicklungsreife und das Begriffsvermögen gegen eventuelle Schädigungen (z. B. Wachstumsbeeinflussungen) abzuwägen. Soweit möglich, sollte das Einverständnis der Eltern zur Einnahme von Ovulationshemmern vorliegen.

Während der Anwendungszeit sollten gynäkologische Untersuchungen in halbjährlichen Abständen erfolgen. Nach einer zweijährigen Einnahme ist in der Regel eine vierteljährliche Unterbrechung der Anwendung erforderlich.

Die üblichen hormonalen Antikonzeptiva bestehen praktisch immer aus einer Kombination von Östrogenen und Gestagenen (Progestagenen). Grundsätzlich kann die Anwendung in zweifacher Weise erfolgen.

Gewöhnlich werden ein Dragée oder eine Tablette eines *Kombinationspräparates* vom 5. bis 21. oder 22. Tag des Zyklus eingenommen (Beispiele: Anovlar 21, Etalontin 21, Eugynon 21, Lyndiol, Noracyclin 22, Ovulen). Packungen mit 28 Dragées oder Tabletten enthalten Plazebos für die restlichen Tage des Zyklus, um eine Unterbrechung der täglichen „Pillen"-Einnahme zu vermeiden. Die Abbruchblutung setzt in den ersten Tagen nach Beendigung der Hormoneinnahme ein.

Eine andere Form der Anwendung ist die *Zweiphasen- oder Sequentialmedikation.* Hierbei werden 7—16 Tage lang höher dosierte Östrogene und bis zum 21. oder 22. Tag eine abgestimmte Kombination von Östrogenen und Gestagenen eingenommen (Beispiele: Menoquens, Ovanon, Tri-Ervonum). Diese Art der Medikation ist günstig bei Frauen mit geringerer Östrogenempfindlichkeit (Jugendliche oder Frauen über 40 Jahre).

Nebenwirkungen. Sie treten meistens im ersten Vierteljahr nach Beginn der Einnahme auf, pflegen aber später zu verschwinden. Die wichtigsten Nebenwirkungen sind Übelkeit, Kopfschmerzen, Anschwellung und Schmerzhaftigkeit der Brüste, Gewichtszunahme (meist Ödem), Obstipation, Änderung der Libido, Zwischenblutungen und etwas vermehrte Thrombosehäufigkeit. Die Ovulationshemmer haben keinen kanzerogenen Effekt.

Viele Nebenwirkungen sind als hormonale Folgen der Einzelkomponenten des eingenommenen Ovulationshemmers aufzufassen. Es ergibt sich dann die Notwendigkeit, auf ein anderes Präparat mit anderer Hormonzusammensetzung überzuwechseln. Je nach Lage des Falles ist dann der Östrogen- oder der Gestagenanteil zu erhöhen oder zu erniedrigen.

Der *Östrogenanteil* ist zu *erhöhen* bei Ausbleiben oder Schwächerwerden der Regelblutungen, bei Zwischenblutungen, Auftreten von aufsteigender Hitze und Kohabitationsbeschwerden.

Der *Östrogenanteil* ist zu *erniedrigen* bei schneller Gewichtszunahme (Ödeme), Myomwachstum, Brustschmerzen, vermehrtem Ausfluß, Übelkeit, Migräne und Beinbeschwerden bei Varizen.

Der *Gestagenanteil* ist zu *erhöhen* bei starken Regelblutungen.

Der *Gestagenanteil* ist zu *erniedrigen* bei depressiven Verstimmungen, Müdigkeit, Libidoverlust und allmählicher Gewichtszunahme.

In der letzten Zeit wird auch eine Antikonzeption nur mit kleinen Dosen eines Progestagens (Norgestrel 0,03 mg täglich oder Norethisteron 0,35 mg täglich) zur Dauereinnahme empfohlen (Beispiele: Microlut, Micro-30 Wyeth; Micronor). Der Empfängnisschutz bei dieser sog. „Minipille" beginnt 14 Tage nach der ersten Einnahme.

Dysmenorrhö

Die **primäre Dysmenorrhö** bei jungen Mädchen und Frauen kommt in der Allgemeinpraxis oft zur Behandlung.

Besonders in der Zeit der Menarche und danach klagen die Patientinnen über krampfartige wehenähnliche Schmerzen im Unterleib vor oder während des Eintritts der Regelblutung. Die Beschwerden können plötzlich und nur kurzdauernd wiederholt auftreten und mit Erbrechen und migräneartigen Kopfschmerzen einhergehen. Gelegentlich treten vorübergehend allgemeine Blässe und kollapsähnliche Kreislaufregulationsstörungen auf. Diese Symptomatik kann auch bei nicht primär labilen Patientinnen beobachtet werden, wie die Erfahrung aus der Praxis zeigt.

Nicht selten besteht eine allgemeine Asthenie, wobei eine Hypoplasie und evtl. auch eine Retroflexio des Uterus in Betracht gezogen werden muß. Bei normaler somatischer Genitalentwicklung können Störungen der funktionellen und psychischen Einregulierung bestehen, bis ein weitgehend beschwerdefreier Ablauf des Zyklusgeschehens erreicht ist. Mit zunehmender Ausreifung und besonders nach der ersten Schwangerschaft werden die dysmenorrhöischen Beschwerden meist deutlich geringer oder verschwinden ganz.

Therapie. Im akuten Schmerzzustand sind Analgetika, Spasmolytika (bewährt: Supp. Ichthobellol comp.) oder Kombinationspräparate (Beispiele: Dismenol, Dysmenalgit, Menolysin) angezeigt. Evtl. muß ein retroflektierter Uterus aufgerichtet werden. Bei immer wieder stark auftretenden Beschwerden kann eine Behandlung mit Ovulationshemmern für 3—6 Monate sehr gut wirksam sein. Wichtig für die Patientinnen ist vor allem die Beratung und Führung durch den Hausarzt. Dieser muß ihnen gelegentlich Erläuterungen zum Verständnis der geschlechtlichen Entwicklung geben, wenn das von seiten der Eltern unterlassen wurde oder nicht möglich war. Dabei ist zu betonen, daß eine Dysmenorrhö oder die Regelblutung überhaupt nicht ein „Kranksein" bedeutet.

Die **sekundäre Dysmenorrhö** tritt erst in der späteren Geschlechtsreife zunehmend auf und ist häufig organisch bedingt.

Als Ursachen kommen hierfür submuköse Uterusmyome, Endometriose, Retroflexio uteri und anderes infrage. Jedoch können auch bei der sekundären Dysmenorrhö psychogene Mechanismen eine wichtige Rolle spielen.

Therapie. Wenn eine operative Behandlung nicht angezeigt ist, kommen die gleichen therapeutischen Maßnahmen wie bei der primären Dysmenorrhö in Betracht. Auch bei Vorliegen organischer Ursachen, die nicht zwingend eine aktive chirurgische Behandlung erfordern, kann ein Versuch mit Ovulationshemmern für die Dauer einiger Zyklen gemacht werden.

Klimakterische Beschwerden

Gesundheitliche Störungen in den Wechseljahren der Frau beschäftigen den Allgemeinarzt in vielfältiger Form. Sie sind weit über den eigentlichen gynäkologischen Bereich hinaus bedeutsam. So können im Klimakterium Herz- und Kreislauferkrankungen (Hypertonie, Herzinfarkt, Gefäßleiden), Stoffwechselerkrankungen (Diabetes mellitus, Adipositas), psychische Störungen (bis hin zur Involutionsdepression) oder Erkrankungen des Bewegungsapparates (Arthrosen, klimakterische Arthropathien, Osteoporose) vermehrt auftreten oder beginnen.

Das Nachlassen der Ovarialfunktion, zunächst mit einer Verminderung der Gestagene, später auch der Östrogene, kann zu einem allmählichen Geringerwerden der Menstruationsblutungen führen, bis diese ganz sistieren. Schwankungen im Hormonhaushalt bewirken *unregelmäßige Periodenblutungen* (Oligomenorrhö, Polymenorrhö); auch eine Verlängerung der Regelblutung (Menorrhagie) oder Blutungen außerhalb der Menstruation (Metrorrhagien) kommen vor. Eine zeitweilig überschießende, gegenregulativ bedingte Östrogenproduktion kann zu längerdauernden *klimakterischen Blutungen* Anlaß geben. Diese entstehen durch den Aufbau einer *glandulär-zystischen Hyperplasie* des Endometriums. Besonders in der Postmenopause muß bei solchen Blutungen immer ein Karzinom ausgeschlossen werden.

Allgemeine hormonale Ausfallserscheinungen können lange vor dem Beginn der Blutungsänderungen und bis weit in das Postklimakterium hinein bestehen. Vor allem wird über Hitzewallungen („aufsteigende Hitze") mit Schweißausbrüchen, Herzklopfen und Schwindel geklagt. Zu den Involutionserscheinungen der Genitalorgane und einer Änderung des äußeren Habitus mit Neigung zur Gewichtszunahme kommen psychische Begleitsymptome. Es können Stimmungsschwankungen, leichte Ermüdbarkeit, Leistungsinsuffizienz, nervöse Übererregbarkeit, Konzentrationsstörungen, Schlaflosigkeit und andere meist vegetativ bedingte Beschwerden auftreten.

Therapie. Ist die Periodenblutung noch einigermaßen regelmäßig, ist eine *Östrogen*zufuhr angebracht. Diese kann in Form der Sequential- oder 2-Phasenbehandlung erfolgen (Beispiele: Cyclo-Progynova, Progylut; s. auch unter „Hormonale Antikonzeption"). In leichteren Fällen ist auch eine Dauertherapie mit Oestriol (Beispiel: Ovestin) gelegentlich wirksam.

Wenn die Menstruation nicht mehr oder kaum noch auftritt, sollte eine zyklusgerechte Behandlung mit Östrogenen (Beispiele: Estrovis, Progynon) oder mit konjugierten Östrogenen (Beispiele: Conjugen, Presomen) stattfinden.

Bei stärkeren klimakterischen Beschwerden in der Postmenopause wird in der Praxis meist eine intramuskuläre Depotbehandlung mit einem Östrogen-Androgen-Gemisch durchgeführt (Beispiele: Femovirin, Primodian). Die Wirksamkeit dieser Therapie ist gut, Nebenwirkungen sind jedoch bei längerer Anwendung zu beachten (Virilisierungserscheinungen, postklimakterische Blutungen). Die Injektionen sollten etwa in 4wöchigen Abständen erfolgen; je nach der Dauer des Therapieeffektes sind möglichst größere Injektionsintervalle einzuhalten. Die Patientinnen sollten auf das eventuelle Auftreten von Blutungen hingewiesen werden.

In leichteren Fällen ist auch die Verordnung einer Kombination von Östrogenen mit Psychopharmaka angebracht (Beispiele: Menrium, Östrogynal, Ovaribran). Sedativa ohne Hormonzusatz (Beispiel: Sedovegan) sind zur Allgemeinbehandlung gebräuchlich.

Uterusmyome

Sie sind die häufigsten Tumoren im Bereich der weiblichen Genitalorgane. Ihr Sitz kann intramural (am häufigsten), subserös und seltener submukös oder zervikal sein. Sie sind gutartig, eine sarkomatöse Entartung ist auch in der Praxis nur sehr selten zu beobachten. Ihr Wachstum wird durch die Funktion der Ovarien gefördert, nach Eintritt der Menopause kann es oft zur Rückbildung von Myomen kommen.

Symptome. In vielen Fällen rufen Myome keinerlei Beschwerden hervor, sie werden bei einer gynäkologischen Untersuchung manchmal als Nebenbefund festgestellt.

Intramurale Myome können verstärkte und verlängerte Regelblutungen verursachen, submukös gelegene oft unregelmäßige und verlängerte genitale Blutungen, die auch als Zwischenblutungen aufzutreten vermögen. Die Blutungen können nicht selten zu einer Anämie führen. Häufig sind dysmenorrhoische Beschwerden, Kreuzschmerzen kommen vor.

Subseröse und sich intraligamentär entwickelnde Myome können ebenso wie große intramurale Myome Druckerscheinungen auf die Nachbarorgane ausüben.

Komplikationen sind durch eine Nekrose des Myoms und bei Schwangerschaft in einem myomatös veränderten Uterus möglich. Während der Gravidität können Myome wachsen und zu Fehl- und Frühgeburten führen, auch Geburtskomplikationen und postpartale Nachblutungen kommen vor. Der Eintritt einer Schwangerschaft kann bereits durch eine erschwerte Einidation behindert sein.

Therapie. Bei den meisten in der Praxis vorkommenden Fällen ist eine Therapie nicht erforderlich. Durch häufigere etwa halbjährliche gynäkologische Untersuchungen sollte eine Kontrolle des Myomwachstums stattfinden. Im Klimakterium kann auch bei geringen Beschwerden abgewartet werden, bis eine Rückbildung des Myoms eintritt.

Ist das Myom sehr groß, bestehen ständige Beschwerden durch Ver-
drängungserscheinungen, treten stärkere und gehäufte Blutungen
oder Komplikationen auf, muß meist eine *operative Behandlung* erfolgen. Bei sehr jungen oder schwangeren Frauen kann lediglich eine
Enukleation des Myoms in Betracht kommen, sonst muß stets eine
totale Uterusexstirpation stattfinden.

In manchen Fällen (Inoperabilität, Präklimakterium, nicht zu starke
Blutungen und Beschwerden) ist auch eine hormonale *Behandlung*
möglich. Diese wird mit einer Kombination von Östrogenen und
Gestagenen wie bei der Antikonzeption (s. dort) oder auch in höherer
Dosierung (Beispiele: Duoluton, Menova) durchgeführt. Hiermit kön-
nen starke Regelblutungen deutlich eingedämmt werden.

Eine *Röntgentherapie* (Röntgenkastration) ist nur noch selten indiziert. Sie führt zu erheblichen hormonellen Ausfallserscheinungen.

Descensus und Prolaps von Unterleibsorganen

Über „Senkungsbeschwerden" wird besonders von älteren überge-
wichtigen Patientinnen in der Allgemeinpraxis häufig berichtet. Die
Frauen haben das Gefühl „als ob unten aus der Scheide etwas her-
auswolle". Sehr oft ist auch ein unfreiwilliger Harnabgang bei Husten, Lachen, Niesen, Tragen, Treppensteigen und anderem das führende Symptom. Fast immer bestehen Rückenschmerzen, gelegentlich
eine Obstipation. Nicht selten wird der den Beschwerden zugrunde-
liegende Descensus erst bei einer gynäkologischen Untersuchung oder
einer Blasenkatheterisierung festgestellt, da die Patientinnen ihre Beschwerden aus Schamgefühl verschwiegen haben oder daran gewöhnt
sind.

Der Descensus uteri entsteht als Folge einer Erschlaffung des Becken-
bodens und der Aufhängebänder der Gebärmutter nach Geburten. Er
wird durch eine Adipositas begünstigt. Üblicherweise kommt es durch
das Tiefertreten des Uterus zu einem Schlafferwerden und einer Vorwölbung besonders der vorderen Vaginalwand. In die sich vergrö-
ßernde Vorwölbung wird die Blase einbezogen und es bildet sich eine
Zystozele aus, die zu einer Insuffizienz des Blasenschließmuskels
führt. Weniger häufig kommt es auch zu einer Vorwölbung der hin-
teren Scheidenwand mit einer *Rektozele*. Als Endzustand tritt ein
Prolaps des Uterus und der Vagina aus dem Scheideneingang auf. Es
kann vorkommen, daß ein lange bestehender Prolaps von den Patientinnen auch aus Furcht vor einer Operation nicht angegeben wird.
Die Harninkontinenz ruft fast immer eine oft hartnäckige Infektion
der ableitenden Harnwege hervor, die den Arzt manchmal erst den
Descensus als Ursache entdecken läßt.

Therapie. Wenn möglich, sollte immer eine *operative* Behandlung
erfolgen.

Bei Inoperabilität (hohes Senium, Herz- und Kreislauferkrankungen) oder strikter Ablehnung einer Operation muß in der Praxis die Einlage eines Pessars erfolgen. Meist werden Schalen-, Ring- oder Bügelpessare verwandt, die ihren Halt hinter den Levatorschenkeln finden. Das Pessar muß in Zeitabständen von 6—8 Wochen gewechselt werden. Die Patientinnen sind zu Scheidenspülungen mit Kamille anzuhalten. Eine Kolpitis oder Druckulzera durch das Pessar kommen vor und können zu einer zeitweiligen Aufgabe der Pessarbehandlung zwingen. Unter den Gesichtspunkten der Praxis bleibt die Pessareinlage trotz ihrer erheblichen Nachteile manchmal die einzige noch mögliche Art einer Therapie.

Infektions- und Kinderkrankheiten

Allgemeines

Die „klassischen" Infektionskrankheiten verlaufen heute vielfach anders als früher.

Zum einen hat sich das Auftreten einiger von ihnen meist in die mittleren und späteren Kinderjahre verlagert, im sehr frühen Kindesalter kommen sie in der Regel nicht mehr so häufig vor. Dagegen ist wesentlich öfter ein erstmaliges Auftreten der sog. Kinderkrankheiten im Erwachsenenalter zu beobachten, was sehr problematisch sein kann (schwerere und atypische Verläufe, gehäufte Komplikationen, längere Rekonvaleszenz mit Kreislaufinsuffizienz). Erwachsene mit solchen Infektionskrankheiten kommen vor allem in allgemeinmedizinische Behandlung; eine pädiatrische Behandlung ist verständlicherweise nicht üblich.

Zum anderen sind ausgeprägt typische oder schwere Krankheitsbilder seltener anzutreffen, oft kommt es nur zur Ausbildung eines schwachen, spärlichen oder auch nicht sehr charakteristischen Exanthems. Solche abortiven Verläufe können differentialdiagnostisch Schwierigkeiten bereiten. Dem Allgemeinarzt, der noch vor gar nicht so langer Zeit kindliche Infektionskrankheiten zu bestimmten Perioden in großer Zahl mit einer krassen, unverkennbaren Symptomatik in fast monotoner Form vor sich ablaufen sah, bietet sich jetzt damit ein ganz anderes Bild.

Manche Infektionskrankheiten, die früher schwerwiegende Probleme aufwarfen, sind praktisch ganz aus dem Gesichtskreis des Allgemeinmediziners verschwunden. Das gilt einmal für die *Diphtherie*, die nur noch selten differentialdiagnostisch in Betracht kommt. Das gilt aber auch für die *Poliomyelitis*, deren Diagnostik unter häuslichen Verhältnissen noch vor einigen Jahren bei Auftreten von Fieber und Meningismus im Hochsommer außerordentlich schwierig sein konnte. Es ist zu hoffen, daß ein ausreichend hoher Durchimpfungsgrad der Bevölkerung ein erneutes, häufiges Vorkommen dieser Krankheit verhindert, die Generationen von Allgemeinmedizinern und Pädiatern große ärztliche Sorgen bereitet hat.

Die meisten Krankheiten dieser Art laufen — heute eher noch mehr als früher — nicht in der Klinik, sondern unter Beobachtung des in der Praxis tätigen Arztes ab.

Im folgenden sollen die praktisch wichtigsten Punkte dieser Erkrankungen genannt werden, genauere Einzelheiten finden sich in Lehrbüchern der Kinderheilkunde.

Windpocken

Die Varizellen sind mit die häufigste Kinderkrankheit und kommen gegenüber anderen am ehesten noch im frühen Kindesalter vor. Im Erwachsenenalter besonders jenseits des 20.—25. Lebensjahres sind schwere Krankheitsbilder möglich, wobei echte Pocken differentialdiagnostisch in Erwägung kommen können.

Es besteht eine hohe *Kontagiosität* („Windpocken fliegen durch die Luft"); *Inkubationszeit* 2—3 Wochen; *Ansteckungsgefahr* bis zum Abheilen der letzten Bläschen oder Krusten (meist 3 Wochen nach Beginn der Krankheit), erst danach wieder Schul- oder Kindergartenbesuch möglich.

Das *Krankheitsbild* kann ganz leicht und ohne jede Störung des Allgemeinbefindens oder -verhaltens ablaufen, wobei nur zufällig einige einzeln stehende Bläschen entdeckt werden. Wenn diese noch zerkratzt sind, ist eine Diagnose manchmal kaum möglich. In (selteneren) schweren Fällen können sich hunderte von Bläschen über den ganzen Körper verteilt (auch im Kopfhaar) finden, daneben bestehen dann meist hohes Fieber und eine schwere Beeinträchtigung des Allgemeinbefindens. Der Bläscheninhalt kann eitrig werden, durch Zerkratzen sind *Superinfektionen* häufig. Einzelne Effloreszenzen finden sich auch auf den Schleimhäuten. *Erkrankungsdauer* meist 10—15 Tage, eine *Isolierung* ist nur insofern erforderlich, als die Kranken nicht mit anderen Kindern außerhalb der Familie in Kontakt kommen sollen.

Therapie. Lokal Puder (Beispiel: Ingelan-Puder), bei Superinfektion antibiotikahaltige Salben (Beispiele: Nebacetin-, Aureomycin-Salbe). Bei Fieber Bettruhe, Antipyretika in Zäpfchen-, bei älteren Kindern auch in Tablettenform (Beispiele: Dolviran, Treupel, Gelonida). Bei Befall der Mundschleimhaut Spülungen mit Kamille oder Adstringentien bzw. Rachendesinfizientien (Beispiele: Kamillosan, Perkamillon; Stringiet, Mallebrin).

Röteln

Sie treten meist erst im mittleren und späteren Kindesalter auf. Ihr Vorkommen bei Schwangeren kann zur Embryopathie führen (HAH-Titerbestimmung erforderlich, s. Schwangerenvorsorgeuntersuchung *Ansteckungsmöglichkeit* durch direkten Kontakt vom Ende der Inkubationszeit (2—3 Wochen) bis zum Verschwinden des Exanthems.

Das *Krankheitsbild* ist nur von geringen Allgemeinerscheinungen begleitet. Fieber besteht nicht oder nur in mäßiger Höhe. Das flüchtige *Exanthem* beginnt hinter den Ohren und im Gesicht und breitet sich danach über den Körper aus. Es ist kleinfleckig, aber im Gegensatz zum Scharlachausschlag blasser und meist nicht flächig konfluierend. Charakteristisch und differentialdiagnostisch wichtig sind manchmal schmerzhafte *Lymphknotenschwellungen* hinter den Ohren, am Hinterkopf und im Nacken, die schon vor dem Exanthem auftreten können. Im Blutbild Leukopenie und Vermehrung der Plasmazellen.

Die *Erkrankungsdauer* beträgt meist nur einige Tage, *Isolierung* ist nur gegenüber Kindern außerhalb der eigenen Familie erforderlich. Besuch des Kindergartens oder der Schule meist nach einer Woche wieder möglich.

Therapie. Symptomatisch bei Fieber Antipyretika in Zäpfchen-, bei älteren Kindern in Tablettenform (Beispiele: Dolviran, Treupel, Gelonida).

Masern

Obwohl abortive und leichte Verläufe der Masern sicher häufiger geworden sind, können sie doch in Einzelfällen für die Kinder einen schweren Krankheitszustand darstellen. Bei Erwachsenen ist das Auftreten von Masern stets ernstzunehmen. Die Prognose ist im allgemeinen durch die bessere Behandlungsmöglichkeit der häufigsten Komplikationen günstiger geworden.

Die *Ansteckungsfähigkeit* ist meist sehr hoch, besteht besonders im katarrhalischen Vorstadium (also einige Tage vor Ausbruch des Exanthems) und endet mit Verschwinden des Ausschlages. Die *Inkubationszeit* beträgt etwa 2 Wochen (vor dem Erscheinen des Exanthems). Eine *Isolierung* ist gegenüber Kindern außerhalb der Familie und in der Familie gegenüber gesundheitlich gefährdeten Kindern nötig. Das *Krankheitsbild* entspricht während des 3—4 Tage dauernden *Vorstadiums* einem fieberhaften Infekt der oberen Luftwege. Zusätzlich sind dabei die weißlichen *Koplikschen Flecke* und meist auch schon ein dunkelrotes, z. T. streifiges *Enanthem* an der Wangenschleimhaut feststellbar. Am 3. oder 4. Tag der Krankheit kommt es dann beim Vollbild unter sehr hohem Fieberanstieg zum Ausbruch eines meist dunkelroten fleckigen, schnell flächig konfluierenden *Exanthems*, das sich vom Kopf über den Rumpf ausbreitet und insgesamt einen scheckigen Aspekt bietet. Auch das meist bereits vorher vorhandene Enanthem wird deutlicher, während die Koplikschen Flecke verschwinden. Charakteristisch sind dabei ein *gedunsenes Gesicht* und eine deutliche *Konjunktivitis*, die in Zusammenhang mit dem Exanthem eine Diagnose oft auf den ersten Blick ermöglichen. Dieses Aussehen des Patienten ist besonders dann diagnostisch wichtig, wenn das Exanthem und die Allgemeinerscheinungen nicht so ausgeprägt sind. Bei typischem Verlauf ist der Allgemeinzustand des Kranken für 2—4 Tage bei hohem Fieber stark beeinträchtigt, *Lichtscheu* ist charakteristisch, Störungen des Sensoriums mit Krämpfen und deliranten Zuständen sind möglich. Im Blutbild finden sich Leukopenie, Lymphopenie und Eosinopenie. Nach Abfall des Fiebers meist längerdauernde Rekonvaleszenz.

Komplikationen sind Bronchopneumonie, Otitis media, Krupp, Enzephalitis und Aktivierung einer Tuberkulose.

Therapie. Bettruhe bis nach Abklingen des Fiebers; Antipyretika; bei starker Bronchitis, Bronchopneumonie oder Otitis media Antibiotika (Beispiele: Hostacyclin, Binotal; bei kleineren Kindern meist in Saftform, im späteren Alter in Dragées oder Kapseln), kodeinhaltige Hustensäfte (genaue Anweisung!), viel frische Luft als Pneumonieprophylaxe, bei starker Lichtscheu Schutz vor grellem Licht durch mäßiges Abdunkeln der Fenster. Gelegentlich sind leichte Sedativa erforderlich (Beispiel: Allional-Zäpfchen).

Nach Masern sind Kinder meist erheblich und für längere Zeit resistenzgemindert, deshalb ist der Besuch von Kindergarten oder Schule möglichst nicht vor Ablauf von 2 Wochen nach Fieberabfall, Sport erst nach etwa 3 Wochen zu erlauben.

Vom lange nachbeobachtenden Hausarzt können immer wieder eine oft wochen- oder auch monatelange Infektanfälligkeit und ebenso manchmal eine allgemeine Gedeihstörung bei Kindern, die Masern überstanden haben, festgestellt werden. Dabei ist natürlich die Aktivierung einer Tuberkulose auszuschließen, sie kommt aber heute seltener in Betracht. Appetitlosigkeit, Nachlassen der Schulleistungen, leichte Ermüdbarkeit und Kreislauflabilität sind nicht selten. Gelegentlich lassen oft lange Zeit nach Masern festzustellende allgemeine Reizbarkeit, Schreckhaftigkeit, Schlafstörungen, sonst ungewohnte Schwerfälligkeit im Denken (bei Schularbeiten!), Konzentrationsschwäche und anderes daran denken, daß eine Enzephalitis durchgemacht wurde. Diese kommt mit Sicherheit häufiger vor, als allgemein angenommen wird.

Nach der ungewöhnlich großen Erfahrung langjährig tätiger Hausärzte in der Nachbeobachtung masernkranker Kinder kann man als Faustregel sagen, daß viele Kinder gewöhnlich etwa ein halbes Jahr nach Überstehen der Krankheit anfälliger und empfindlicher als üblich sind. Das ist zweifellos bei Belastungen irgendwelcher Art zu berücksichtigen. Als Behandlung bewähren sich in solchen Fällen Gaben von Vitamin B, vorwiegend B 12 (Beispiele: Cytobion, Polybion, Indovert-Saft).

Prophylaktisch ist die Anwendung von Gammaglobulin (nur bis zum 6. Inkubationstag) möglich.

Scharlach

Ein Scharlach in ausgeprägter Form kann in der Praxis heute nur noch relativ selten beobachtet werden, solche Fälle spielen längst nicht mehr die gleiche Rolle in der allgemeinärztlichen Praxis wie früher. Dagegen kommen abortive Fälle öfter vor, bei mancher Angina muß das Bestehen eines Scharlachs ohne Exanthem erwogen werden. Zudem ist die Behandlungsmöglichkeit durch Einführung des Penizillins unvergleichlich viel besser geworden. Die früher übliche Krankenhausbehandlung erübrigt sich meist. Bei Erkrankungen von Erwachsenen wird meist ein schwererer Verlauf beobachtet.

Die *Ansteckung* geschieht meist durch direkten Kontakt mit Kranken oder Keimträgern (bei Krankheits- oder Keimträgerschaftsverdacht Rachenabstrich auf hämolysierende Streptokokken erforderlich!). Die Ansteckungsfähigkeit kann unbehandelt wochenlang anhalten (auch unabhängig von der Schuppung), sie wird jedoch durch die Penizillintherapie entscheidend eingeschränkt. Eine *Isolierung* in der Familie ist bis zum 10. Tag der Penizillingabe oder dem Negativwerden des Rachenabstriches meist erforderlich. Die *Inkubationszeit* beträgt im Mittel 3—5 Tage.

Das *Krankheitsbild* kann plötzlich mit raschem Fieberanstieg, Schüttelfrost und manchmal Erbrechen beginnen. Oft stehen die gleichzeitig auftretenden Halsschmerzen im Vordergrund, die durch eine typische *Angina* mit intensiver Rötung des weichen Gaumens hervorgerufen werden. Zunächst ist die Zunge dick weißlich belegt, später bildet sich die sog. *Himbeerzunge* aus. Am 1. oder 2. Tag beginnt das typische kleinfleckige intensiv rote *Exanthem*, das oft große Flächen des Körpers, vor allem in der Schenkelbeuge, am Rumpf und an den Extremitäten überzieht. Im Gesicht sind Mund und Nase von Exanthem frei (zirkumorale Blässe). 3 bis 4 Tage lang ist das Allgemeinbefinden der Kranken stark beeinträchtigt, bis von da ab das Exanthem zurückgeht und sich später die Angina unter Absinken des Fiebers bessert. Das Blutbild ist mit Leukozytose, Linksverschiebung und Eosinophilie verändert. In der 2.—3. Krankheitswoche kommt es zur *Schuppung* der Haut, die sich an Fußsohlen und Handtellern großflächig abhebt.

Das *zweite Kranksein* (meist ab 3. Woche) wird nach Einführung der Penizillintherapie seltener beobachtet. Es kann in erneutem Fieberanstieg, Angina, Lymphdrüsenschwellungen, Otitis media, Endo- und Myokarditis, Scharlachrheumatoid und vor allem in einer Glomerulonephritis bestehen.

Auch *Komplikationen* sind bei einer Penizillintherapie nicht häufig. Sie bestehen vor allem in einer nekrotisierenden Angina, Otitis media und Herz- und Gelenkerkrankungen.

Therapie. In jedem Falle auch bei leichtem Verlauf oder einer verdächtigen Angina Penizillin, mindestens 10 Tage in altersgemäßer, nicht zu geringer Dosierung (ab 12. Lebensjahr 1,5—2 Mega täglich, bei Kindern entsprechend weniger nach jeweiliger Anweisung). Dann kann am 10. Tag der Behandlung die Isolierung aufgehoben und von der 3. Woche ab der Besuch des Kindergartens oder der Schule wieder erlaubt werden, vorausgesetzt, daß Blutdruck-, Herz- und Urinuntersuchungen keinen pathologischen Befund ergeben. Turnen und Sport sollten nicht vor Ablauf der 5.—6. Woche gestattet werden.

Im akuten Stadium im übrigen symptomatische Behandlung: Bei Pruritus juckreizstillende Puder (Beispiel: Ingelan-Puder); wegen der Angina kalte Halswickel, Gurgeln mit Kamille, Adstringentien oder Rachendesinfizientien (Kamillosan, Perkamillon; Mallebrin, Stringiet), Breikost; bei Rheumatoid Analgetika oder Antiphlogistika. Bei anderen Komplikationen wird erneut eine Penizillintherapie erforderlich.

Eine Erkrankung an Scharlach ist in der Bundesrepublik meldepflichtig.

Mumps

Meist Erkrankung des mittleren bis späteren Kinder- oder des Jugendalters, seltener bei Erwachsenen. Auch hier sind leichte oder abortive Fälle häufiger geworden, die z. T. nur mit flüchtigen geringen Schwellungen der Parotis einhergehen können.

Die *Ansteckung* erfolgt meist direkt durch Tröpfcheninfektion. *Ansteckungsfähigkeit* besteht einige Tage vor und während der Erkrankung. *Isolierung* nur gegenüber Kindern erforderlich, solange die Krankheit noch nachweisbar ist. *Inkubationszeit* 2—3 Wochen.

Das *Krankheitsbild* beginnt meist mit der Anschwellung einer Ohrspeicheldrüse, wobei leichte febrile Allgemeinerscheinungen bestehen können, manchmal aber auch fehlen. Etwas später schwellen meist auch die Parotis der anderen Seite und oft ebenfalls die submandibulären und sublingualen Speicheldrüsen (die auch isoliert erkranken können) an. Der lokale Druckschmerz ist meist nicht sehr ausgeprägt, es bestehen häufig Ohren- und Kauschmerzen. Das Ohrläppchen der befallenen Seite steht ab. Im Blutbild Leukopenie möglich. Die Dauer der Erkrankung beträgt meist etwa eine Woche.

Komplikationen sind Orchitis (dahingehende Untersuchung bei Jugendlichen immer erforderlich!), Enzephalomeningitis (nicht selten!) und Pankreatitis.

Therapie. Lokal meist Umschläge mit gewärmtem Öl; sonst rektal oder oral Analgetika, wenn erforderlich. Bei Orchitis Hodenhochlagerung mit kühlenden Umschlägen, außerdem Antibiotika und Kortikoide. Meningitis und Pankreatitis erfordern meist Klinikeinweisung.

Keuchhusten

Er ist gewöhnlich eine Erkrankung der frühen Kindheit, Säuglinge sind besonders gefährdet. Keuchhusten kommt aber durchaus auch im mittleren Kindesalter und gelegentlich bei Erwachsenen vor, die eine Zweiterkrankung durchmachen können, da die Krankheit zwar eine langdauernde, aber nicht eine lebenslange Immunität zu hinterlassen braucht. Die Diagnose kann bei Erwachsenen schwierig sein, weil nicht immer ausgeprägt typische Hustenparoxysmen bestehen, wenn auch ein spastischer Charakter der Hustenanfälle unverkennbar ist. Der Keuchhusten kann bei Erwachsenen einen langhingezogenen Verlauf aufweisen, ohne daß es immer zu schweren Krankheitszuständen kommt (meist abortiv verlaufende Zweiterkrankungen). Als Infektionsquelle dürften solche Erwachsene dann eine nicht geringe Rolle spielen, wenn ihre Erkrankung nicht erkannt und behandelt wird und damit keine anderen Maßnahmen getroffen werden können, die eine Weiterverbreitung verhindern.

Die *Ansteckung* erfolgt direkt durch Tröpfcheninfektion; sie ist möglich bereits 2 Wochen vor dem Auftreten der typischen Hustenanfälle und während der ganzen Dauer ihres Bestehens. Die *Inkubationszeit* beträgt 8—15 Tage, schwankt aber.

Das *Krankheitsbild* verläuft in drei Abschnitten. Es beginnt mit einem uncharakteristischen *Vorstadium* von 1—2 Wochen Dauer, in dem die Zeichen eines (meist fieberlosen) Infektes der oberen Luftwege bestehen.

Im zweiten, dem *Anfallsstadium*, treten allmählich häufiger werdend die typischen Krampfhustenanfälle auf mit ziehender Inspiration, Gesichtsröte oder -zyanose, Tränenfluß und anschließendem Auswurf von zähem Schleim, meist mit Erbrechen. Die einzelnen Anfälle, die häufig nachts auftreten, sind zeitlich gut auseinanderzuhalten. Die Möglichkeit, die Anfälle somit zählen zu können, ist ein wesentliches Unterscheidungsmerkmal gegenüber anderen Hustenerkrankungen und kann auch als einfaches Anzeichen einer Besserung oder Verschlechterung des Leidens benutzt werden. Dieses Stadium dauert 6 bis 12 Wochen, bei psychisch labilen Kindern kann es länger anhalten.

Ein allmähliches *Nachlassen* der Anfälle innerhalb von 2—4 Wochen kennzeichnet den dritten Krankheitsabschnitt. Die Rekonvaleszenz kann sich länger hinziehen.

Auf dem Höhepunkt der Krankheit findet sich eine sehr deutliche Leukozytose mit Lymphozytose.

Komplikationen sind vor allem Bronchopneumonien oder auch die Aktivierung einer Tuberkulose.

Therapie. Je jünger die Kinder und je stärker die bronchitischen Erscheinungen sind, desto eher sollten Antibiotika gegeben werden (Beispiele: Hostacyclin, Binotal). Häufig kann mit ihrer Anwendung eine deutlich schnellere Besserung der Symptomatik erzielt werden. Bei leichteren Verlaufsformen mit relativ seltenen Anfällen sind Antibiotika in der Regel nicht indiziert. Im übrigen ist die Medikation meist kodeinhaltiger Hustensäfte (Beispiele: Codyl, Melrosum mit Kodein, Paracodin), von Einreibemitteln (Beispiele: Pinimenthol, Stas), oder sedierenden Substanzen (Beispiele: Atosil-Sirup, Lagunal-Saft; Allional, Cibalgin, Dolviran in Zäpfchen) angebracht.

Keuchhustenkranke sollen, wenn kein Fieber besteht, möglichst viel Zeit außerhalb der Wohnung in frischer Luft verbringen. Hierbei muß eine Ansteckung anderer Kinder vermieden werden. Solange Hustenanfälle bestehen, dürfen Kindergarten und Schule nicht besucht werden.

Pfeiffersches Drüsenfieber

Patienten mit diesem Leiden kommen sporadisch, aber durchaus nicht selten in allgemeinärztliche Behandlung. Dabei handelt es sich praktisch immer um Einzelfälle, eine epidemische Verbreitung wird kaum beobachtet. Sie tritt gewöhnlich im Jugend- oder frühen Erwachsenenalter auf, die *Ansteckung* wird durch nahen Kontakt gefördert, eine sehr hohe Kontagiosität besteht nicht. Die *Inkubationszeit* beträgt etwa eine Woche.

Das *Krankheitsbild* beginnt mit Fieberanstieg auf mittlere Werte und einer deutlichen *Lymphknotenschwellung* am Hals und im Nacken, seltener auch axillär. Die dabei oder kurz danach auftretende *Angina* weist grauweißliche Beläge auf, die auf die Tonsillen beschränkt sind. Das Blutbild ist typisch (Monozytenangina): Leukozytose mit Überwiegen von Lymphoidzellen (Pfeiffer-Zellen). Die Milz ist häufig, die Leber seltener vergrößert. Ein uncharakteristisches flüchtiges Exanthem kann gelegentlich vorhanden sein. Die Angina ist gewöhnlich nach 8—10 Tagen gebessert, auch die Temperatur normalisiert sich. Die Lymphdrüsenschwellungen und die Vergrößerung der Milz können noch 2—3 Wochen länger bestehen bleiben. Die Krankheit verläuft im allgemeinen leicht und ohne Komplikationen.

Zum Nachweis dienen die Paul-Bunnel- oder die Hanganatziu-Deicher-Reaktionen.

Therapie. Bei Fieber Bettruhe. Sonst Behandlung der Angina (s. u.); Antipyretika; Schonung bis zum weitgehenden Rückgang der Lymphome.

Angina

Sie gehört zu den häufigsten Krankheiten in der Allgemeinpraxis und kommt besonders oft bei Kindern und Jugendlichen, aber auch in späteren Lebensaltern vor. Sie wird meist durch Streptokokken hervorgerufen und kann dann schwerwiegende Krankheiten der Gelenke, des Herzens und der Nieren verursachen. Die Angina wird direkt durch Tröpfcheninfektion übertragen, eine sehr hohe Kontagiosität besteht jedoch nicht. Eine Isolierung ist nicht erforderlich.

Das *Krankheitsbild* äußert sich in einer Rötung und meist auch einer Schwellung der Tonsillen, die eitrig gestippt sind oder einen weißgrünlichen Belag aufweisen, der leicht abzustreifen ist. Manchmal ist die Schwellung der Mandeln nicht sehr ins Auge fallend, sie können sehr tief und flach (auch etwas durch den vorderen Gaumenbogen verdeckt) liegen, nur einen Belag aufweisen oder auch nur auf Druck Eiter entleeren. In anderen Fällen sind die Gaumenmandeln außerordentlich stark angeschwollen, können sich berühren und den ganzen Rachen verlegen. Es handelt sich dann meist um eine akute Exazerbation einer chronischen Tonsillitis. Dieser Zustand führt zu einer kloßigen Sprache und zu einer Behinderung der Atmung. Die Zunge ist meist dick weißlich belegt, ein starker Foetor ex ore ist festzustellen. Bei der Angina besteht mehr oder weniger hohes Fieber, die Lymphdrüsen des seitlichen Halses sind oft geschwollen. Häufig wird auch über Schmerzen im Rücken und in den Gelenken geklagt. Meist ist der Zustand nach entsprechender Therapie in 3—4 Tagen abgeklungen, kann aber deutliche Zeichen einer Kreislaufregulationsstörung hinterlassen.

Komplikationen sind vor allem Mandelabszeß und Otitis media. Mundboden- oder Mediastinalphlegmone und tonsillogene Sepsis sind heute selten geworden.

Therapie. Bei Fieber Bettruhe. Nach dem heutigen Stand der Erkenntnisse muß praktisch in jedem Falle einer fieberhaften Angina *Penizillin* verabfolgt werden, und zwar in einer Dosierung von 1,2—1,5 Mega täglich 10 Tage lang (Beispiele: Baycillin 400 und Mega, Immunocillin Mega). Nur auf diese Weise sind die Streptokokken (und die Folge ihrer Fernwirkungen) wirksam zu bekämpfen.

Lokal sind kalte Halswickel (evtl. Eiskrawatte) und zum Gurgeln oder Lutschen Adstringentien, Rachendesinfizientien oder antiphlogistisch wirksame Mittel (Beispiele: Mallebrin, Mallebrinetten; Anginos,

Efisol, Hexoral, Iversal, Merfen, Siogeno, Stringiet; Kamillosan, Perkamillon) angebracht. Auch das Lutschen von Eisstückchen (bei Kindern Speiseeis) ist zu empfehlen. Bei hohem Fieber sind bei Kleinkindern kalte Wadenwickel günstig. Gelegentlich sind zusätzlich Analgetika nötig. In der Rekonvaleszenz, die verzögert sein kann, sind Überwachung der Kreislauffunktion und gelegentlich auch Urinuntersuchungen anzuraten.

Bei *Mandelabszeß* ist meist die Inzision günstiger als die konservative Therapie mit hochdosierten Gaben von Penizillin oder Antibiotika.
Bei einer *chronischen Tonsillitis*, die zu häufigen Exazerbationen neigt, als Herd wirksam sein kann oder lokal stark behindert, sollte die Tonsillektomie nicht zu lange hinausgezögert werden.

Haut- und Geschlechtskrankheiten

Bei der großen Verbreitung von Hautkrankheiten kann es nicht ausbleiben, daß viele Patienten mit derartigen Leiden in der allgemeinmedizinischen Praxis behandelt werden. Oft werden hier Hautleiden neben anderen Erkrankungen, die mehr im Vordergrund des gesamten Krankheitszustandes stehen, mitbehandelt. Das ist besonders bei einer hausärztlichen Versorgung bettlägeriger Kranker der Fall. Aber auch in der Sprechstunde des Allgemeinarztes kommt es täglich zu einer Therapie von Hautleiden. Diese beschränken sich naturgemäß auf die am häufigsten vorkommenden und relativ einfach zu behandelnden Arten. Von diesen können hier auch nur einzelne Beispiele angegeben werden, die jedoch praktisch wichtig sind. Schwerwiegendere, eine aufwendige Diagnostik und Therapie erfordernde Hauterkrankungen gehören in die Behandlung des Hautarztes.

Wegen der wieder zunehmenden Bedeutung der Gonorrhö, die in nicht geringer Zahl allgemeinärztlich behandelt wird, ist hierüber abschließend noch eine kurze Abhandlung angefügt.

Allergische Hauterkrankungen

Urtikaria. Sie ist meistens eine Nahrungsmittelallergie (Erdbeeren und anderes Obst, Krebs- und Fischfleisch, Schweinefleisch, Milch, Eier). Aber auch Pflanzen (Primeln), Arzneimittel, Seren, Würmer, Insektenstiche, Kälteeinwirkung (Kälteurtikaria) und psychische Einflüsse können Ursachen einer urtikariellen Hautreaktion sein.

Das *Vollbild* besteht in einem plötzlichen Auftreten meist zahlreicher verschieden großer Quaddeln, die oft stark jucken und sehr flüchtig sind. Allgemein können Fieber („Nesselfieber"), Frösteln, Übelkeit, Abgeschlagenheit und leichte Gelenkschmerzen vorhanden sein.

Therapie. Als erste Maßnahme ist in der Praxis meist die intravenöse Injektion von *Kalzium* (Beispiel: Calcium Sandoz) oder einer Kalzium-Antihistamin-Kombination (Beispiel: Sandosten-Calcium) üblich. Nach einem gewissen Zeitabstand werden vor allem *Antihistaminika* (Beispiele: Avil, Fenistil, Kolton, Tavegil, Systral oder Systral C) verordnet. In schwereren Fällen sind kurzfristige Gaben von Kortikoiden (Beispiele: Predni-H-Tablinen, Scherisolon; 15—20 mg für 1—2 Tage) angebracht, auch Kortikoidkombinationen mit Antihistaminika (Beispiel: Celestamine 3—4 Tabletten täglich) können günstig wirksam sein. Bei den Erscheinungen eines *anaphylaktischen Schocks* mit Larynx- und Glottisödem ist unverzüglich wasserlösliches Prednisolon (Beispiel: Solu-Decortin-H 50—100 mg) intravenös zu injizieren.

Bei der Anwendung von Antihistaminika sind die zentral dämpfenden Nebenwirkungen (Müdigkeit, mangelnde Reaktionsfähigkeit im Straßenverkehr, Verstärkung der Wirkung von Analgetika, Schlafmitteln und Alkohol) zu beachten. Eine Kortikoidtherapie setzt die Kenntnis der Kontraindikationen voraus.

Die *lokale Behandlung* kann in feuchten kühlenden Umschlägen, in der Anwendung juckreizstillender Puder (Beispiel: Ingelan-Puder), Zinkschüttelmixturen, Lotionen (Beispiel: Euraxil-Lotio) oder Gelen (Beispiele: Andantol-, Kolton-, Soventol-, Systral-Gelee) bestehen. Eine lokale Kortikoidtherapie ist meist wegen der Großflächigkeit der Veränderungen nicht angebracht und nicht erforderlich.

Die *Allgemeinbehandlung* muß milde laxierende Maßnahmen, eine reizlose Kost und Vermeidung jeglicher erneuter Antigenzufuhr zum Grundsatz haben. Oft wird die als Allergen infrage kommende Noxe durch Befragung des Patienten eruiert werden können; in einer nicht geringen Zahl der Fälle wird dieses aber nicht oder nur angenähert möglich sein. Dann wird eine Allergentestung um so eher deshalb notwendig werden, weil Rezidive gewöhnlich zunehmend schwerer verlaufen können und späterhin das Auftreten eines anaphylaktischen Schockzustandes droht. Der Patient muß hierüber eindringlich aufgeklärt werden, damit er die für ihn unverträglichen Substanzen so weit als möglich meidet. Günstig ist die Ausstellung eines *Allergikerausweises*, den der Patient immer bei sich führen soll. Allergische Patienten müssen auch intern untersucht werden, um Störungen des Gastrointestinaltraktes auszuschließen. Das ist besonders bei der nicht seltenen sehr therapieresistenten *chronischen Urtikaria* notwendig.

Eine Sonderform stellt das *Quincke-Ödem* dar, das gelegentlich zu gefährlichen Larynx- und Glottisödemen führen kann und dann eine sofortige intravenöse hochdosierte Kortikoidinjektion (s. o.) erforderlich macht.

Arzneimittelexantheme. Der Verbrauch z.T. sehr hautdifferenter Medikamente hat sowohl im ärztlichen als auch weit im außerärztlichen Bereich stark zugenommen. Die Folge ist ein außerordentlich häufiges Vorkommen arzneimittelbedingter allergischer Hauterscheinungen. Patienten mit derartigen Leiden sind deshalb auch in der Allgemeinpraxis oft zu behandeln.

Praktisch kann jedes Medikament (Serumgaben sind hier begrifflich eingeschlossen) allergische Exantheme verursachen. Bevorzugt sind aber solche, die in der Praxis besonders häufig verwendet werden (Analgetika, Hypnotika, Sulfonamide, Penizillin, halogenhaltige Mittel u. a.). In vielen Fällen kann die *Ermittlung der Ursache* leicht sein, vor allem, wenn es sich um ärztlich verordnete und registrierte Präparate handelt. Manchmal gestaltet sich die Suche nach dem Allergen aber deshalb schwierig, weil der Patient in Selbstmedikation frei verkäufliche Arzneimittel eingenommen hat, die er meist spontan nicht angibt oder angeben kann. Auch von anderen Ärzten verordnete Präparate müssen in Betracht gezogen werden. Bei einigen Arzneimitteln (Penizillin) und Serumgaben kann die allergische Hautreaktion erst *verzögert* auftreten (z. B. nach Krankenhausentlassung). Auch nach wochen- und monatelangem Gebrauch von Medikamenten können diese noch Allergien hervorrufen. Die Menge des zugeführten Medikamentes ist meist ohne Bedeutung, auch geringe Dosen eines Allergens können ausgedehnte Hautveränderungen verursachen.

Symptome. Charakteristisch ist das symmetrische Auftreten, wobei immer gleiche Hautpartien bevorzugt sein können (fixes Exanthem, häufig nach Barbituraten). Bei akutem Beginn sind Fieberreaktionen, Schlappheit und Gelenkbeschwerden möglich. Vielfach ist der Beginn aber schleichend und macht sich vor allem durch den Juckreiz bemerkbar. Die Hauterscheinungen können innerhalb gewisser Grenzen als typisch für das verursachende Arzneimittel angesehen werden. In Tab. 44 sind diese Verhältnisse dargestellt, Abweichungen hiervon sind jedoch möglich.

Therapie. Sie hat naturgemäß das unverzügliche Absetzen jedes infrage kommenden Medikamentes als Voraussetzung. Im übrigen richtet sich die Therapie nach den bei der Urtikaria beschriebenen Grundsätzen (s. dort). Bei unbekannt gebliebenem Allergen ist eine Testung nach Abheilung des Exanthems erforderlich. Rezidive sollten möglichst vermieden werden, weil sie schwerer aufzutreten pflegen.

Kontaktdermatitis. Sie entsteht durch direkte äußere Einwirkung von allergischen Substanzen auf die Haut (chemische Reizmittel, Kosmetika, Waschmittel, Pflaster, Pharmaka u. a.). Chronische Einwirkung (Nickel, Chrom, Beizmittel) kann ein *Kontaktekzem* zur Folge haben, das häufig berufsbedingt ist (Zementarbeiter, Bäcker). Nicht selten wird dann ein Berufswechsel notwendig werden müssen.

Tabelle 44: Leitbilder allergisch bedingter Hautveränderungen bei häufig gebrauchten Medikamenten

Hauterscheinungen	Medikamente
Masern- oder scharlachförmig, urtikariell	Penizillin, Sulfonamide, Streptomyzin, Seren
Großflächigere Hautrötung (erythematös)	Barbiturate, Sulfonamide, Atropin, Antihistaminika
Scharf begrenzte Plaques, Pigmentflecke, Pusteln	Phenazon (Antipyrin)
Herpes labialis, angioneurotisches Ödem	Aminophenazon (Pyramidon), Pyrazolidin (Phenylbutazon)
Urtikariell, Quincke-Ödem, erythematös	Salizylate
Akneförmig	Halogene (Brom-, Jodakne), Kortikoide (Steroidakne) ACTH
Ekzemartig	Chinin, Goldverbindungen

Diagnose. Sie wird dadurch erleichtert, daß die Hautveränderungen vor allem in den Bereichen bestehen, die mit dem Allergen in Kontakt gekommen sind (z. B. an unbedeckten Körperpartien). Die *Symptome* können in allen möglichen Formen einer akuten allergischen Dermatitis (Rötung, Schwellung, Nässen, Bläschenbildung) auftreten, bei der chronischen Form kommt es zu einer Ekzematisierung. Superinfektionen sind oft vorhanden. Eine sorgfältige Allergentestung ist meist erforderlich.

Therapie. Eine akute Kontaktdermatitis ist nach den oben angegebenen Regeln (s. Urtikaria) zu behandeln. Bei Chronifizierung ist eine Ekzembehandlung angezeigt, die oft durch einen Fachdermatologen erfolgen muß.

Pilzerkrankungen der Haut

Fußmykose (intertriginöse Epidermophytie). Die Fußpilzerkrankung ist außerordentlich weit verbreitet und stellt mit ihren Folgeerscheinungen eine sehr häufige Behandlungsursache in der Allgemeinpraxis dar.

Ihr Entstehen wird durch Schweißbildung und Feuchtigkeit begünstigt. Die *Übertragung* geschieht meist in Schwimmbädern und Turnhallen. Sie beginnt in der Regel zwischen der vierten und fünften Zehe und breitet sich dann in den Falten zwischen Zehen und Fußsohle und zwischen den anderen Zehen aus. Später kann sie auf den lateralen Fußrand und die Fußsohle und andere Körperstellen übergreifen.

Die *Symptome* bestehen in juckenden Rhagadenbildungen, blasigen Abhebungen der mazerierten Haut und Erosionen zwischen den Zehenfalten. Superinfektionen können zu lokalen Entzündungserscheinungen mit eitrigen Verkrustungen, Abszedierungen, Lymphangitis und Lymphadenitis führen.

Therapie. Lokal nach Reinigungsbädern (sorgfältiges Abtrocknen mit sauberen Handtüchern) und Entfernung der mazerierten Haut. Auftragen von Farbstofflösungen (Beispiele: Sol. Castellani, auch farblos; Gentiana-violett 1—2 %) oder Antimykotika in Lösungen, Salben und Pudern (Beispiele: Canesten, Jadit, Multifungin, Myxal, Phebrocon, Tonoftal). Bei lokalen Entzündungserscheinungen kühlende Umschläge und evtl. Abszeßeröffnungen. Ausgedehntere Superinfektionen können auch zunächst die Anwendung von Antibiotikasalben (Beispiele: Aureomycin, Nebacetin) erforderlich machen. Ekzematisierte Veränderungen sprechen gut auf die Verwendung von Antimykotikasalben mit Kortikoidzusatz an (Beispiele: Jadit-P, Myko-Jellin, Myxal-H).

Allgemein sind ein häufiges Wechseln der Strümpfe, Handtücher, Badematten und ähnlichem zur Verhinderung der Selbstinfektion und der Übertragung auf andere exakt zu beachten. Ein Einpudern der Strümpfe und Schuhe mit antimykotikahaltigen Pudern ist nützlich.

Die Erkrankung ist relativ leicht zur Abheilung zu bringen, rezidiviert aber sehr häufig.

Dyshidrotische Form der Mykose. Sie kommt meist an den Handflächen und Fußsohlen vor. Auf die Hände kann sie von einer Fußmykose her übertragen werden und steht hier oft in Differentialdiagnose zu einem dyshidrotischen Ekzem (das auch ein Mykid, d. h. eine allergische Reaktion auf Pilzerkrankungen an anderen Körperstellen, z. B. bei einer Fußmykose, sein kann). Morphologisch lassen sich die mykotische und die amykotische Form der dyshidrotischen Hauterkrankung nicht voneinander unterscheiden. Ggf. muß der Pilznachweis durch ein Nativpräparat oder durch Kultur erfolgen.

Symptome sind eine Aussaat kleiner weißlicher Hautbläschen, die manchmal erst aus seitlicher Sicht oder durch Befühlen (Infektion!) festgestellt werden können. Sie verursachen einen starken Juckreiz und können bei Platzen zu nässenden Erosionen führen.

Therapie. Zur Austrocknung adstringierende Bäder, Salben, Lotionen und Puder (Beispiele: Ansudor, Tannolact). Die weitere antimykotische Behandlung geschieht wie bei der Fußmykose (s. dort). Eine Kombination von Antimykotika und Antihistaminika (Beispiel: Multifungin) hat sich hierbei bewährt.

Erythrasma. Es bildet die bekannten rotbraunen flächigen Erscheinungen an der Innenseite der Oberschenkel, am Skrotum und in der Rima ani. Die Hauterscheinungen sind scharf begrenzt und flachrandig. Das Erythrasma kommt sehr häufig vor und verursacht meist keine Beschwerden.

Therapie. Antimykotika in Lösungen (Beispiele: Canesten, Myxal, Phebrocon). Rezidive sind sehr häufig.

Pityriasis versicolor. Die Erscheinungen bestehen in klein- bis großfleckigen, oft zu ausgedehnten Flächen konfluierenden schuppenden bräunlichen Hautverfärbungen. Sie kommen praktisch nur an den von der Kleidung bedeckten Körperteilen, vor allem an der Vorderseite des Thorax (Sternalgegend und Infraklavikulargruben), zwischen den Schulterblättern, in der Umgebung der Achselhöhlen, an der Bauchhaut und in der Leistengegend vor. Die Pityriasis versicolor ist weit verbreitet und bevorzugt Personen, die zu Schweißbildung neigen. In der Praxis stellt sie häufig einen Nebenbefund dar. Beschwerden verursacht sie gewöhnlich nicht, kann aber als kosmetisch störend empfunden werden.

Therapie. Das Tragen von allzu warmer Kleidung, die Schweißbildung hervorruft, sollte vermieden werden. Im übrigen häufiges Waschen der betroffenen Hautpartien und Anwendung von Antimykotika in Form von Lösungen.

Viruserkrankungen der Haut

Herpes zoster (Gürtelrose). Er ist gerade in der Allgemeinpraxis sehr häufig zu behandeln. Besonders bei älteren Menschen ist er oft durchaus keine harmlose Krankheit, da er schwerwiegende Folgen hinterlassen kann.

Symptomatik. Der *Zosterausschlag* besteht in einer gruppierten Bläschenbildung verschieden großer Ausdehnung auf geröteter und geschwollener Haut. Dem Ausbruch des Ausschlages, der immer halbseitig angeordnet ist und im Ausbreitungsgebiet eines Nerven entsteht, geht manchmal ein örtlicher Schmerz voraus. Die typischen Hauteruptionen treten bei dem häufigsten Sitz der Erkrankung am Rumpf meist bandartig auf, und können bogenförmig verlaufen. Die Bläschen trocknen meist nach einigen Tagen ein, können aber auch superinfiziert sein und längere Zeit zur Abheilung benötigen. Der Zosterausschlag hinterläßt oft Pigmentierungen und manchmal narbige Veränderungen der Haut.

Der Zoster kann nicht nur isoliert am Rumpf, sondern auch an anderen Körperbereichen auftreten. So kann er entlang der Nervenverläufe am Gesäß und Bein, an Schulter und Arm und am Hals lokalisiert sein. Besonders gefürchtet ist der *Zoster ophthalmicus* (1. Ast des Trigeminus), der mit Keratitis, Iridozyklitis, Glaukom und Augenmuskellähmungen einhergehen und schwere Sehstörungen verursachen kann. Der *Zoster oticus* betrifft den Ohrbereich und kann zu Hörstörungen und Fazialisparesen führen. Ein hervorstechendes Symptom ist der nicht selten starke *Schmerz* im Ausbreitungsgebiet des Zoster. Auch nach Abheilen der Hauterscheinungen kann eine *Zosterneuralgie* mit außerordentlich heftigen Schmerzen monate- und jahrelang bestehen bleiben. Patienten mit einer Zosterneuralgie kommen in der Allgemeinpraxis immer wieder vor und können mit der weitgehenden Therapieresistenz ihres Leidens eine große therapeutische Aufgabe darstellen. Depressive Zustände mit Suizidtendenzen sind bei solchen Patienten möglich.

Beim Ausbruch des Zoster kommen *Allgemeinerscheinungen*, wie Fieber, allgemeines Krankheitsgefühl und Abgeschlagenheit, vor. Diese Symptome stehen manchmal im Vordergrund, bis die Hautveranderungen zur Diagnose führen.

Therapie. *Lokal* wird meistens die Anwendung von Zinkschüttelmixturen oder indifferenten Emulsionen (Beispiel: Linola) ausreichen. Bei superinfizierten, gangränösen und nekrotisierenden Veränderungen können antibiotikahaltige Salben (Beispiele: Aureomycin-, Leukomycin-Salbe) erforderlich werden. Kortikoidhaltige Dermatologika sind kontraindiziert.

Allgemein sind zur *Schmerzbekämpfung* Analgetika (Beispiel: Novalgin) oder Antiphlogistika (Beispiel: Butazolidin) zu geben. Bei sehr heftigen quälenden Schmerzzuständen und bei der Zosterneuralgie kommt auch die kurzzeitige Anwendung synthetischer opiatähnlicher Substanzen (Fortral, Valoron) in Betracht.

Bewährt hat sich in der Praxis ebenfalls die Verabfolgung hochdosierter Vitamin-B-12-Präparate (Beispiele: Cytobion, Millevit). Hierbei werden mehrtägig jeweils 1—3000 Gamma i.m. injiziert.

Bei einer Zosterneuralgie kann der Versuch mit einer Röntgenbestrahlung gemacht werden.

Herpes simplex. Meist am Lippenrand, am Naseneingang oder im Genitalbereich können hierbei vorwiegend kleine Gruppenbildungen von Bläschen auftreten, die nach einigen Tagen eintrocknen und verkrusten. Sehr häufig kommt der Herpes simplex bei oder nach fieberhaften Erkrankungen vor (Herpes febrilis).

Therapie. Die Anwendung von Zinkschüttelmixturen, Zinkpasten oder Emulsionen (Beispiel: Linola) hat sich bewährt. Bei Superinfektionen sind antibiotisch wirksame Salben angebracht (Beispiele: Nebacetin-Salbe). Kortikoidhaltige Salben sind nicht zu verwenden.

Impetigo contagiosa

Ursache ist häufig eine Staphylokokkeninfektion der Haut, die leicht übertragbar ist. Sie findet sich besonders bei Kindern im Gesicht und an anderen unbedeckten Körperbereichen und wird, da sie einen Juckreiz bewirkt, auf andere Hautstellen übertragen. Die staphylogene Impetigo bildet Bläschen und anschließend flache mit einer oberflächlichen Kruste versehene Erosionen aus.

Weniger häufig, aber in der Praxis nicht selten, ist die durch Streptokokken verursachte Impetigo, deren charakteristische Zeichen erhabene verkrustete honiggelbe Borken sind, unter denen sich ebenfalls nässende Hauterosionen befinden.

Therapie. Sie ist bei beiden Formen im wesentlichen die gleiche. Bläschen oder Krusten müssen vorsichtig abgetragen oder (z. B. mit Borsalbe) erweicht werden. Anschließend Anwendung von antiseptischen Lösungen (Beispiel: 1–2%ige Gentianaviolettlösung), sulfonamidhaltigen Gelen (Beispiel: Aristamid-Gel) oder antibiotischen Salben (Beispiel: Aureomycin-Salbe).

Besonders wichtig ist die Sauberkeit zur Vermeidung von weiteren Infektionen bei den Patienten selbst oder anderen Personen. Die Krankheitsherde dürfen trotz des Juckreizes nicht berührt werden, eigene Handtücher und Seife sind erforderlich. Das Rasieren ist zum mindesten für einige Tage einzustellen. Befallene Hautstellen dürfen nicht gewaschen, höchstens betupft werden, wobei der zum Betupfen benutzte Waschlappen ausgekocht werden muß. Die Fingernägel sollen kurzgeschnitten und peinlich saubergehalten werden.

Insektenstiche

Sie können verschiedenartige Reaktionen der Haut hervorrufen, die in leichten Rötungen, Blasenbildungen, Quaddeln u. a. bestehen. Nicht selten können sich (besonders bei Wespen- oder Bienenstichen) weit ausgedehnte flächige Rötungen und oberflächliche sehr derbe Infiltrationen der Haut herausbilden, die schmerzhaft sind und Erhöhungen der Körpertemperatur mit sich zu bringen vermögen. Auch zentrale eitrige Einschmelzungen der Stichstellen sind möglich, die inzidiert werden müssen. Gerade in der Allgemeinpraxis sind solche Vorkommnisse in der warmen Jahreszeit nicht selten zu beobachten und zu behandeln.

Bei Vorhandensein vieler Stiche (z. B. nach Treten oder Fallen in ein Wespennest) sind *Kreislaufwirkungen* bis zu Kollapserscheinungen und asthmatoide Zustände möglich. Bei Bestehen einer *Insektenallergie* können universelle urtikarielle Reaktionen und ein schwerer anaphylaktischer Schock ausgelöst werden.

Therapie. Kalte Umschläge und Anwendung von Ichthyolsalbe wirken abschwellend und entzündungswidrig. Juckreizlindernd wirken Antihistaminika-Gele (Beispiele: Pragman-Gelee, Soventol-Gelee), eine kortikoidhaltige Creme oder Lotion (Beispiel: Ultralan-Creme oder -Milch) oder Salbe (Beispiel: Euraxil-Salbe). Oral können bei Bedarf Antihistaminika verabreicht werden (Beispiel: Avil, 2—3 x 1 Tbl. täglich). Bei Schockerscheinungen ist eine intravenöse Injektion von 50 bis 100 mg Prednisolon in wasserlöslicher Form erforderlich (Beispiel: Solu-Decortin-H).

Scabies

Die Krätze ist in den letzten Jahren wieder häufiger geworden (Gastarbeiterlager!) und wird deshalb auch in der Allgemeinpraxis behandelt.

Kennzeichnend sind Milbengänge und oft superinfizierte Kratzeffekte an Handgelenken, im Achsel-, Genital- und Gesäßbereich.

Therapie. Nach sorgfältiger Reinigung der Haut mit Wasser und Seife ausgiebige Einreibungen der Haut mit insektizid wirksamen Substanzen (Beispiele: Jacutin, Mitigal) nach besonderer Vorschrift. Auf Umgebungsinfektionen und Verbesserung der allgemeinen Hygiene ist besonders zu achten.

Erythema solare (Sonnenbrand)

Es ist in der warmen Jahreszeit, aber auch im Winter nach Aufenthalt im Hochgebirge, in der Allgemeinpraxis oft zu behandeln. Es kommen hier manchmal sehr ausgedehnte und den ganzen Körper überziehende schmerzhafte Rötungen und Schwellungen mit Bläschenbildungen der Haut vor, die mit Allgemeinerscheinungen einhergehen. Meist sind die Hautveränderungen nur an den sonnenexponierten Bereichen vorhanden. Die Allgemeinerscheinungen können in Fieberzuständen, Frösteln, Magen-Darm-Störungen, Abgeschlagenheit und Zeichen von Kreislaufschwäche bestehen.

Therapie. *Lokal* besteht sie in feuchten, kühlenden Umschlägen, Anwendung von kühlenden Emulsionen (Beispiel: Linola), Pudern (Beispiel: Ingelan) oder Gelen (Beispiele: Andantol, Pragman, Soventol). An stärker betroffenen Hautbereichen ist das Auftragen von kortikoidhaltigen Lotionen oder Cremes (Beispiele: Jellin, Ultralan) angezeigt. Stark fetthaltige Salben sollten vermieden werden.

Oral können Antihistaminika (Beispiele: Avil, Systral) oder in schweren Fällen Kortikoide (Beispiele: Hostacortin H, Urbason) gut wirksam sein. Phenothiazine oder Antibiotika können durch Sensibilisierung der Haut eine vermehrte Lichtempfindlichkeit bedingen. Eine Verschlimmerung der Symptome kann durch Auftragen von Sonnen-ölen, gegen die der Erkrankte allergisch ist, hervorgerufen werden.

Allgemein sind manchmal Bettruhe, Gaben von Analgetika und Trinken reichlicher Flüssigkeitsmengen erforderlich. Eine gelegentlich mehrtägige Vermeidung weiterer Sonnenbestrahlung ist anzuordnen, da rezidivierende Dermatitiden entstellende Hautnarben hinterlassen können.

Prophylaktisch können Substanzen angewendet werden, die ultraviolettes Licht absorbieren (Beispiele: Delial, Ultra-Zeozon). Bei kosmetisch störender (meist fleckförmiger) *Pigmentierung* ist das Auftragen eines Bleichmittels (Beispiel: Depigman-Creme) günstig.

Gonorrhö

Sie ist heute wieder häufiger in der Allgemeinpraxis zu behandeln. Ihr Vorkommen hat in den letzten Jahren zugenommen und dürfte etwa wieder den Vorkriegsstand erreicht haben.

Die *Symptome* einer akuten Gonorrhö beim Mann sind bekannt und meist leicht zu diagnostizieren. Sie bestehen zunächst in einem serösen bis weißlichen Ausfluß aus der entzündlich veränderten Harnröhre mit brennendem Gefühl beim Wasserlassen. Kurz darauf wird der Ausfluß dick-eitrig und gelblich.

Bei der Frau kann die Diagnose schwieriger sein. Meist wird hier ebenfalls ein eitriger Ausfluß aus der entzündeten Urethra bestehen. Daneben lassen sich häufig eine Kolpitis, Zervizitis oder auch eine Bartholinitis nachweisen.

Zur *Diagnose* gehört immer der Nachweis der Gonokokken im Ausstrichpräparat des Ausflusses. In der Praxis gelingt der *Nachweis* bei der akuten unkomplizierten Gonorrhö meist sehr leicht mit Hilfe der Färbung des luftgetrockneten und flammenfixierten Ausstriches mit Löfflers Methylenblau. Auch mit der Gramfärbung sind die gramnegativen intrazellulär gelegenen Diplokokken in solchen Fällen gut festzustellen. Erheblich schwieriger ist die Diagnostik bei Fällen chronischer Gonorrhö.

Therapie. Sie wird heute praktisch nur mit *Penizillin* durchgeführt, erfordert aber eine höhere Dosierung als früher üblich. Mit 3—5 Mill. IE eines Depotpenizillins, pro Tag 1 Mega i.m. (Beispiel: Megacillin), wird die akute Gonorrhö ausgeheilt werden können. Trotz des meist sehr schnell sistierenden Ausflusses muß diese Therapie konsequent zu Ende geführt werden. Eine chronische Gonorrhö erfordert oft noch höhere Dosierungen.

Schwierigkeiten ergeben sich in der Praxis häufig deshalb, weil die Patienten nur zu einer einzigen Konsultation in der Sprechstunde erscheinen oder erscheinen können (durchreisende Fernfahrer, Seeleute Schausteller und andere). In solchen Fällen ohne weitere Beobachtungsmöglichkeiten (Abstriche!) kann eine Injektion eines hochdosierten Penizillinpräparates (Beispiel: Megacillin forte, das 3,6 Mill IE Penicillin-G-Natrium und 400 000 IE Clemizol-Penicillin-G enthält) erfolgen; anschließend sollte vom Tag nach der Injektion ab eine orale Penizillintherapie von 3 Mega täglich für 2—3 Tage von den Patienten selbst eingehalten werden (Beispiel: Baycillin Mega 3 x 1 Tablette täglich). Bei Verweigerung von Injektionen oder aus anderen Gründen muß gelegentlich in der Praxis auch eine rein orale Penizillintherapie erfolgen (Beispiel: Baycillin-Mega, 4—6 Tage täglich 3 x 1 Tablette) Es ist jedoch zu bedenken, daß ungenaue Einnahme, gestörte enterale Resorption und mangelndes Einsichtsvermögen des Patienten den Therapieerfolg gefährden können. Eine parenterale Penizillinbehandlung ist nach Möglichkeit immer vorzuziehen.

Abstrichkontrollen sollten während und dreimal nach der Behandlung erfolgen. Eine weitere Vorstellung der Patienten im Abstand von 1—2 Wochen nach Beendigung der Behandlung ist immer anzustreben um eventuelle Rezidive (meist Reinfektionen) und Komplikationen rechtzeitig erkennen und behandeln zu können. Es gehört zu den ärztlichen Pflichten, Patienten eindringlich auf die Infektionsgefährdung ihrer Sexualpartner hinzuweisen. Auch bei Therapieerfolg sollte ein Verbot des Geschlechtsverkehrs für 8—10 Tage ausgesprochen werden. Das gleichzeitige Vorliegen einer Luesinfektion muß immer in Betracht gezogen und ausgeschlossen werden.

Manchmal kommt es nach Abheilung der Gonorrhö zum Auftreten einer *unspezifischen Urethritis* (negative Abstriche!), die therapieresistent sein kann. Therapeutisch kann sie durch Gaben von Harndesinfizientien (Beispiele: Arctuvan, Buccosperin), Sulfonamiden (Beispiel: Uro-Gantrisin) oder Nitrofurantoin (Beispiel: Furadantin) gebessert werden.

Prophylaktische Medizin

Vorsorgeuntersuchungen in der allgemeinärztlichen Praxis

Die Vorsorgemedizin gewinnt ständig an Bedeutung. Sie wird in den nächsten Jahrzehnten zweifellos den Charakter der ärztlichen Tätigkeit, besonders in der praktisch angewandten Medizin, wesentlich verändern. Das wird noch nicht überall hinreichend erkannt. Bis in die letzte Zeit hinein lag das Schwergewicht ärztlicher Arbeit vor allem im kurativen Bereich. Nachdem hier entscheidende Erfolge, z. B. in der Zurückdrängung der großen Volksseuchen, wie der Tuberkulose, der Verringerung der Geburtensterblichkeit von Müttern und Kindern, der Herabsetzung der Operationsletalität und vielem anderen errungen worden sind, ist es möglich geworden, sich vermehrt einer Prophylaxe von Erkrankungen zuzuwenden. Eine Voraussetzung hierfür war auch die anwachsende Zahl der Ärzte insgesamt. Zwar hat das häufigere Auftreten sog. Zivilisationskrankheiten neue kurative Aufgaben mit sich gebracht, doch ist eine stärkere Hinwendung der Medizin zum prophylaktischen Bereich unverkennbar. Sowohl die wissenschaftliche als auch die praktische Medizin sind in der jüngsten Zeit immer tiefer in das Vorfeld von Krankheiten und Gesundheitsstörungen vorgestoßen.

Mit dieser Entwicklung kommt auf die Allgemeinmedizin eine wesentliche Erweiterung ihres Arbeitsfeldes zu. Man muß sich aber vergegenwärtigen, daß der Allgemeinarzt immer im weitesten Sinne Vorsorgemedizin betreibt. Ein Teil seiner Tätigkeit besteht stets in der frühzeitigen Erkennung körperlicher und seelischer Entwicklungsstörungen, Gesundheitsschäden und Krankheiten. Das ergibt sich schon aus der Ausübung einiger seiner spezifischen Funktionen, nämlich der *Familienberatung und -behandlung* und der *Langzeitbeobachtung* oft über viele Lebensalter hinweg.

Gerade aus der Praxis heraus wurde deshalb schon früh der Nutzen einer Vorsorgeuntersuchung auf breiter Grundlage erkannt und betont. Dem stand in Deutschland im wesentlichen entgegen, daß sich die soziale Krankenversicherung nur auf kurative ärztliche Leistungen beschränkte.

Die *Notwendigkeit* der Einführung systematischer Früherkennungsmaßnahmen für Kinder, Frauen und Männer wird durch folgende statistische Angaben aus der Bundesrepublik (zit. nach STOCKHAUSEN) besonders deutlich:

Zahl der Todesfälle im ersten Lebensjahr: (1967)	23 300
davon Frühgeburten:	6 774
angeborene Mißbildungen:	3 762
Zahl der Todesfälle am ersten Lebenstag:	rund 12 000
Zahl der Todesfälle in der ersten Lebenswoche:	5 000
Zahl der Todesfälle im ersten Lebensmonat:	1 000
Zahl der Todesfälle in den ersten 11 Lebensmonaten:	5 000

Von einem Geburtenjahrgang sind etwa 2000 Kinder körperbehindert, davon

700 blind oder sehbehindert,
300 taub oder hörbehindert,
300 stark sprachbehindert und
über 770 chronisch krank.

Bei Einschulungsuntersuchungen haben von je 100 Kindern
  4 Sprachstörungen,
  4 Hörfehler,
 15 Augenfehler,
  7 Haltungsfehler.

1967 mußten in Sonderschulen eingeschult werden, und zwar in Son-
derklassen

für Hörgeschädigte	etwa 6000 Kinder,
für Sprachgestörte	etwa 4500 Kinder,
für Sehgestörte	etwa 1200 Kinder.

1967 starben fast 25 000 Frauen (7 % aller Todesfälle, $1/3$ aller Krebs-
todesfälle) an Mamma- oder Genitalkarzinomen.
9000 Männer sterben jährlich an Rektum- und Prostatakarzinomen.

In den letzten zwei Jahrzehnten hat sich aus diesem Grunde die deutsche Ärzteschaft intensiv um die Einführung programmierter Vorsorgeuntersuchungen in den Leistungskatalog der sozialen Krankenversicherung bemüht. Schrittweise wurden daraufhin im Laufe der
vergangenen Jahre entsprechende Maßnahmen durch den Gesetzgeber
in der Bundesrepublik beschlossen.

Der Reihenfolge der gesetzlichen Einführung nach werden zur Zeit
folgende Vorsorgeuntersuchungen durchgeführt:

Untersuchungen nach dem Jugendarbeitsschutzgesetz von 1960 (für
Jugendliche vom 14.–18. Lebensjahr mit beruflicher Beschäftigung).
Träger ist das jeweilige Bundesland.

Untersuchungen nach dem Mutterschutzgesetz (Schwangerenvorsorge) von 1965.

*Vorsorgeuntersuchungen bei Neugeborenen, Säuglingen und Klein-
kindern* bis zum 4. Lebensjahr, seit 1971.

Vorsorgeuntersuchungen zur Krebsfrüherkennung für Frauen vom
30. Lebensjahr ab, seit 1971.

Vorsorgeuntersuchungen zur Krebsfrüherkennung für Männer vom
45. Lebensjahr ab, seit 1971.

Die letzten vier Untersuchungsmaßnahmen sind Pflichtleistungen der
sozialen Krankenversicherung (für Krankenkassenmitglieder und Angehörige).

Damit sind die meisten Personen in gesundheitlich besonders gefährdeten Lebensabschnitten in die Vorsorgemaßnahmen einbezogen worden. In Abb. 31 sind diese Verhältnisse graphisch dargestellt.

Seit 1971 haben danach rund 35 Millionen Kleinkinder, Frauen und
Männer in der Bundesrepublik einen gesetzlichen Anspruch auf ärzt-

liche Untersuchungen zur Früherkennung bestimmter Krankheiten. Darunter sind rund 20 Millionen Frauen und etwa 8 Millionen Männer. Diese Zahlen schließen nicht die Schwangerenvorsorge und die Untersuchungen Jugendlicher nach dem Arbeitsschutzgesetz ein.

Die Früherkennungsuntersuchungen wurden bisher nur von einem Teil der Berechtigten in Anspruch genommen. Die Beteiligung der Frauen liegt zwischen 25 und 30 % bei Frauen jüngeren und mittleren Alters und um 7 % bei älteren Frauen, die der Männer insgesamt um 12 %. Die Inanspruchnahme steigt jedoch an.

Bessere Schulbildung und berufliche Stellung oder geringeres Alter führen zu einer überdurchschnittlichen Beteiligung an den Früherkennungsmaßnahmen. Ausgesprochen niedrig ist die Inanspruchnahmequote bei älteren Frauen.

Die Ergebnisse hinsichtlich krebsverdächtiger Befunde sind bei den Einzelbeschreibungen der Untersuchungen aufgeführt. Besonders bedeutsam ist die häufige Feststellung bisher unbekannter behandlungsbedürftiger Nebenbefunde (bei Frauen in etwa 26 %, bei Männern in 14,5 % der Fälle).

An den Früherkennungsuntersuchungen nehmen teil:
rund 14 000 Ärzte für die Untersuchung von Frauen,
rund 17 000 Ärzte für die Untersuchung von Kindern und
rund 23 500 Ärzte für die Untersuchung von Männern.

Angehörige aller einschlägigen ärztlichen Sparten können sich an den Früherkennungsmaßnahmen beteiligen (Allgemeinärzte, Internisten, Frauenärzte, Kinderärzte, Chirurgen, Urologen, Hautärzte, Neurologen, Orthopäden). Die Allgemeinärzte haben als einzige Berufsgruppe das Recht, alle fünf Vorsorgeuntersuchungen durchführen zu können.

Die Untersuchungen finden meist in besonderen Vorsorgesprechstunden oder zu bestimmten vereinbarten Zeiten statt.

Die *zukünftige Entwicklung* wird sicher in Richtung auf eine Erweiterung des Vorsorgeprogramms gehen, wie schon früher von der Ärzteschaft vorgeschlagen wurde.

Beispielgebend ist hier die von HÄUSSLER in seinem Bereich durchgeführte Ausdehnung der Früherkennung auf das Gebiet der *Herz- und Kreislaufkrankheiten.* Dabei ergaben sich bei 41,5 % der Frauen und bei 35,4 % der Männer neu festgestellte auffällige Befunde. Rund 25 % der Frauen und etwa 19 % der Männer wiesen einen erhöhten Blutdruck auf.

Aber auch in anderer Richtung sind Erweiterungen der Vorsorgeuntersuchungen geplant. Sie haben vor allem die Früherkennung von Bronchialkrebs, Stoffwechsel- und Nierenkrankheiten zum Ziel. Die folgenden Einzelbeschreibungen der gesetzlichen Vorsorgeuntersuchungen und Früherkennungsmaßnahmen in der Bundesrepublik sind nach dem Lebensalter der zu Untersuchenden geordnet.

Vorsorgeuntersuchungen bei Neugeborenen, Säuglingen und Kleinkindern

Diese Untersuchungen erstrecken sich über den Zeitraum vom ersten Lebenstag bis zur Vollendung des vierten Lebensjahres des Kindes. Insgesamt sollen sieben Untersuchungen stattfinden.

Im folgenden sind diese Untersuchungen im einzelnen aufgeführt, auch der Zeitpunkt, zu dem sie vorgenommen werden sollen, ist angegeben. Neben dem Berechtigungsschein zur Untersuchung erhalten die Angehörigen das *„Untersuchungsheft für Kinder"* von der Krankenkasse. Auf den einzelnen Seiten dieses Heftes ist das Vorgehen bei jeder Untersuchung festgelegt, der Befund ist zu dokumentieren. Wichtig sind die in dem Heft enthaltenen Hinweise für den Arzt, die den Untersuchungsgang erklären. Die Befundvordrucke und die entsprechenden Hinweise sind hier abgebildet (Abb. 30 bis 36). Sie bilden das Gerüst zur Durchführung der Untersuchungen und

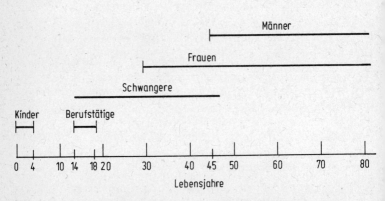

Abb. 29   Vorsorgeuntersuchungen in bestimmten Lebensabschnitten

brauchen an dieser Stelle nur in einigen Punkten erläutert zu werden, die manchmal Schwierigkeiten bereiten können. Eine eingehende Darstellung findet sich bei STOCKHAUSEN und THEOPOLD.

Der Umfang der Kinder-Vorsorgeuntersuchung und weitere Einzelheiten gehen aus Tab. 45 hervor.

Tabelle 45: Kindervorsorgeuntersuchungen in der Bundesrepublik 1972*)

Gesamtzahl der Untersuchungsfälle	2.550.116
davon auf	
RVO-Kassen entfallend	1.571.716
Angestellten-Ersatzkassen entfallend	941.000
Arbeiter-Ersatzkassen entfallend	37.400

Beispiel der Verteilung auf die einzelnen Untersuchungen**)	
(nur Angestellten-Ersatzkassen)	
Gesamtzahl	941.000
davon	
U 1	283.100
U 2	322.900
U 3	301.000
U 4	287.500
U 5	200.800
U 6	82.800
U 7	93.700

Beispiel der Verteilung der Untersuchungen auf einzelne Arztgruppen (nur Angestellten-Ersatzkassen)	
Gesamtzahl	941.000
davon durch	
Kinderärzte durchgeführt	539.400
Allgemeinärzte durchgeführt	140.600
Frauenärzte durchgeführt	113.400***)
Internisten durchgeführt	3.600
Chirurgen durchgeführt	3.500

*) nach statistischen Angaben der Kassenärztlichen Bundesvereinigung

**) Das Kindervorsorgeprogramm umfaßt 7 Untersuchungen: U1 (Neugeborenen-Untersuchung), U2 (5.–10. Lebenstag), U3 (4.–6. Lebenswoche), U4 (4.–6. Lebensmonat), U5 (9.–12. Lebensmonat), U6 (21.–24. Lebensmonat), U7 (4. Lebensjahr)

***) Die relativ hohe Zahl der Untersuchungen durch Frauenärzte kommt wahrscheinlich durch Krankenhausuntersuchungen nach der Geburt (U1 und U2) zustande

1 U

	AOK	LKK	BKK	IKK	VdAK	AEV	Knapp-schaft	Sonst.		
	1	2	3	4	5	6	7	8	32	1
										2

30   31   **Neugeborenen-Erstuntersuchung**

Kolorit: blau oder weiß . . . . 33 ☐ 1

Stamm rosig, Extremitäten blau . . . . . . ☐ 2

rosig . . . . ☐ 3

Atmung: keine . . . . 34 ☐ 1

Schnappatmung, unregelmäßig . . . . . . ☐ 2

regelmäßig, kräftig schreiend . . . . . . ☐ 3

Tonus: schlaff . . . . 35 ☐ 1

mittel, träge Flexionsbewegungen . . . . ☐ 2

gute Spontanbewegungen . . . . ☐ 3

Reflexe beim

Absaugen: keine . . . . 36 ☐ 1

Grimassen . . . . ☐ 2

Husten oder Niesen . . . . ☐ 3

Herzschläge: keine . . . . 37 ☐ 1

unter 100 . . . . ☐ 2

100 und mehr . . . . ☐ 3

Asphyxie-Index (Punktzahl): . . . . . . ☐☐

38 39

		Nein	Ja
Gelbsucht:	. . . .	40 ☐ 1	☐ 2
Oedeme:	. . . .	41 ☐ 1	☐ 2
Reife:	. . . .	42 ☐ 1	☐ 2

Weitere Maßnamen veranlaßt oder empfohlen

a) aufgrund der oben angeführten Befunde 43 ☐ 1   ☐ 2

b) aufgrund von behandlungsbedürftigen

Nebenbefunden . . . . 44 ☐ 1   ☐ 2

Kennziffern: . . . . ☐☐ ☐☐ ☐☐ ☐☐

45 46   47 48   49 50   51 52

Datum: ....
                                              Unterschrift u. Stempel

┌─────────────────────────┐
│ **Durchschrift für KV** │
└─────────────────────────┘

Abb. 30   Befundvordruck 1: Neugeborenen-Erstuntersuchung

Neugeborenen-Erstuntersuchung (Abb. 30)

Sie wird unmittelbar nach der Geburt meist in der Klinik vorgenommen.

Der *Asphyxieindex* soll eine den Neugeborenen gefährdende Sauerstoffnot diagnostizieren lassen, die durch vielerlei Ursachen in der Geburtszeit hervorgerufen sein kann. Hierzu müssen geprüft werden:

Hautkolorit,
Atmung,
Muskeltonus,
physiologische Reflexe (beim Absaugen der Atemwege),
Herzfrequenz.

Der Zustand, der in jedem dieser Untersuchungsbereiche besteht, wird mit 0, 1 oder 2 bezeichnet (0 = schlecht, 1 = kontrollbedürftig, 2 = gut). Günstigstenfalls kann also die Zahl 10 erreicht werden. Zahlen zwischen 0 und 5 bedeuten eine Gefährdung und zwingen zu Behandlungsmaßnahmen. Zahlen zwischen 6 und 9 müssen zu einer Beobachtung des Kindes Veranlassung geben.

Neugeborenen-Basisuntersuchung (Abb. 31)

Diese zweite Untersuchung des Kindes wird am 5. bis 10. Tag nach der Geburt durchgeführt. Sie stellt eine eingehendere Befunderhebung dar.

Der *Guthrie-Test* erfolgt zum Ausschluß einer Phenylketonurie, eines vererbbaren Stoffwechseldefektes, der zu Schwachsinn führen kann. Hierzu werden einige Tropfen Blut, das durch einen Stich in die Ferse des Kindes gewonnen wird, auf ein spezielles Filterpapier gebracht. Die weitere Untersuchung der Blutprobe erfolgt in Speziallaboratorien.

Der *Ortolani-Griff* dient zur Feststellung einer Hüftgelenksdysplasie. Wird ein in der Hüfte gebeugter Oberschenkel in maximale Abduktion und Außenrotation gebracht, kommt es zu einem Einschnappen des Oberschenkelkopfes in die Hüftpfanne.

Moro-Reflex: Das liegende Kind breitet auf Erschütterung seiner Unterlage oder auf Lärm hin zunächst seine Arme aus, um sie dann über der Brust wieder zusammenzuführen. Die gleiche Reaktion kann nach plötzlichem Absenken des in Rückenlage frei gehaltenen Kindes erfolgen.

asymmetrisch-tonischer Nackenreflex: Bei passiver starker Kopfdrehung wird der gleichseitige Arm gestreckt, der andere Arm gebeugt.

Untersuchung in der 4. bis 6. Lebenswoche (Abb. 32)

Während die beiden vorhergehenden Untersuchungen üblicherweise noch in der Klinik erfolgen, ist dies die erste Untersuchung durch den Allgemein- oder Kinderarzt. Sie dient dazu, den ersten Gesundheitsstatus durch den weiterbetreuenden Arzt erheben zu lassen. Die Mut-

Hinweise für die Neugeborenen-Basisuntersuchung (5. bis 10. Tag)

„Unauffällig" kann angekreuzt werden, wenn festgestellt wird:

Zu 1: Gesamteindruck und Entwicklungsstand

Gesunderscheinendes Neugeborenes ohne äußerlich sichtbare Verletzung, ohne Kephalhämatom. Haut rosig, in Anbetracht der Zahl der Lebenstage nicht übermäßig ikterisch, keine Cyanose, keine Oedeme. Keine äußerlich sichtbaren Fehlbildungen (Lippen-, Kiefer-, Gaumenspalten, Struma, Hämangiom u. a.). Nasenatmung, Ösophagus frei durchgängig. Keine auffälligen Zeichen von Unreife bzw. Übertragung oder Dystrophie.

Zu 2: Motorische Entwicklung

Arme und Beine werden seitengleich bewegt. Muskeltonus weder vermindert (schlaff) noch gesteigert (hyperton); vorwiegende Beugehaltung der Extremitäten, das Kind kann in Bauchlage kurz den Kopf heben.

Zu 3: Herz und Lunge

Atembewegungen regelmäßig. Atemfrequenz im Normbereich (30—50/Min.). Keine inspiratorischen Einziehungen, kein Stridor; bei Erregung kräftiges Schreien; Atemgeräusch bds. in gleicher Stärke hörbar. Herzaktion (100/150) regelmäßig. Keine Herzgeräusche.

Zu 4: Bauch

Bauch weder aufgetrieben noch eingesunken. Nabelansatz unauffällig. Umgebung nicht entzündet. Leber und Milz nicht vergrößert. Kein Tumor. Anus an normaler Stelle, durchgängig.

Zu 5: Geschlechtsorgane

Äußerlich unauffällig. Knaben: Testes deszendiert, keine Hypospadie; Mädchen: Große Labien ausreichend entwickelt, kein Fluor.

Zu 6: Skelettsystem

Kein Anhalt für Fehlbildungen der Extremitäten (Klumpfuß, Hackenfuß, überzählige Finger oder Zehen u. a.; kein Anhalt für Frakturen (Clavicula u. a.), Ortolani negativ.

Zu 7: Nervensystem

Keine Lähmungen (Facialis, Plexus u. a.). An normalen Reflexen sind seitengleich auslösbar: Saug-, Handgreif-, Flucht-, Patellarsehnen-, Moro-Reflex, Schreitautomatismus, asymmetrisch-tonischer Nackenreflex.

Zu 8: Sinnesorgane

Keine Fehlbildungen der Augen (Katarakt u. a.). Ohrmuscheln normal geformt, Gehörgänge offen.

Abb. 31   Befundvordruck 2: Neugeborenen-Basisuntersuchung

2 U

AOK	LKK	BKK	IKK	VdAK	AEV	Knapp-schaft	Sonst.		1
1	2	3	4	5	6	7	8	32	2

30   31   **Neugeborenen-Basisuntersuchung (vom 5. bis 10. Tag)**

	Nein	Ja
Schwangerschaftsverlauf normal	33 ☐ 1	☐ 2

Entbindung:

Spontan	34 ☐	☐ 1
Vacuum-Extraction	☐	☐ 2
Forceps	☐	☐ 3
Sectio	☐	☐ 4
Sonstige Komplikationen	35 ☐ 1	☐ 2
BCG-Impfung durchgeführt	36 ☐ 1	☐ 2
Rachitis Prophylaxe durchgeführt	37 ☐ 1	☐ 2
Guthrie-Test veranlaßt	38 ☐ 1	☐ 2

2

B e f u n d :

	Unauffällig	Auffällig
1. Gesamteindruck und Entwicklungsstand . .	39 ☐ 1	☐ 2
2. Motorische Entwicklung	40 ☐ 1	☐ 2
3. Herz und Lunge	41 ☐ 1	☐ 2
4. Bauch	42 ☐ 1	☐ 2
5. Geschlechtsorgane	43 ☐ 1	☐ 2
6. Skelettsystem	44 ☐ 1	☐ 2
7. Nervensystem	45 ☐ 1	☐ 2
8. Sinnesorgane	46 ☐ 1	☐ 2

	Nein	Ja
Weitere Maßnahmen veranlaßt oder empfohlen		
a) aufgrund der oben angeführten Befunde	47 ☐ 1	☐ 2
b) aufgrund von behandlungsbedürftigen Nebenbefunden	48 ☐ 1	☐ 2

Kennziffern: . . . . ☐☐ ☐☐ ☐☐ ☐☐
49 50   51 52   53 54   55 56

Datum: ....

....
Unterschrift u. Stempel

Durchschrift für KV

Hinweise für die Untersuchung in der 4. (spätestens 6.) Lebenswoche

„Unauffällig" kann angekreuzt werden, wenn festgestellt wird:

Zu 1: Gesamteindruck und Entwicklungsstand

Kind erscheint weder übermäßig schlank noch übermäßig dick. Kein übermäßiges Kopfwachstum, kein stärkeres Klaffen der Schädelnähte. Keine Cyanose oder Dyspnoe.

Zu 2: Motorische Entwicklung

Arme und Beine werden seitengleich bewegt, Muskeltonus weder vermindert (schlaff) noch gesteigert (hyperton). Das Kind kann in Bauchlage kurz den Kopf heben.

Zu 3: Herz und Lunge

Herztöne rein. Lunge auskultatorisch und perkutorisch o. B.

Zu 4: Bauch

Leber und Milz nicht vergrößert. Keine pathologischen Resistenzen. Nabel reizlos. Hernien nicht feststellbar.

Zu 5: Geschlechtsorgane

Äußerlich unauffällig. Hoden im Skrotum, keine Hydrozele.

Zu 6: Skelettsystem

Eine Hüftluxation ist auszuschließen; Beine werden seitengleich bewegt. Gesäßfalten symmetrisch, keine Abduktionshemmung; Wirbelsäule unauffällig.

Zu 7: Nervensystem

Keine Lähmungen (Facialis, Plexus u. a.). An normalen Reflexen sind seitengleich auslösbar: Handgreif-, Fußgreif-, Patellar- und Mundreflex.

Zu 8: Sinnesorgane

Keine äußerlichen Fehlbildungen.

Abb. 32   Befundvordruck 3: Untersuchung in der 4. bis 6. Lebenswoche

3 U	AOK	LKK	BKK	IKK	VdAK	AEV	Knapp-schaft	Sonst.	32	1
	1	2	3	4	5	6	7	8		2

30   31   **Untersuchung in der 4. (spätestens 6.) Lebenswoche**

Vorgeschichte: Nein   Ja

Normales Gedeihen . . . .   33 ☐ 1   ☐ 2

Ernährung altersgemäß . . . .   34 ☐ 1   ☐ 2

Abnorme Schreckhaftigkeit . . . .   35 ☐ 1   ☐ 2

Schrilles Schreien . . . .   36 ☐ 1   ☐ 2

Steifheit beim Füttern oder Baden . . . . .   37 ☐ 1   ☐ 2

Wird Bauchlage akzeptiert . . . .   38 ☐ 1   ☐ 2

Spontanbewegungen der Gliedmassen seitengl.   39 ☐ 1   ☐ 2

Krampfanfälle . . . .   40 ☐ 1   ☐ 2   **3**

Trinkschwierigkeiten . . . .   41 ☐ 1   ☐ 2

Guthrie-Test positiv . . . .   42 ☐ 1   ☐ 2

Befund: Unauffällig   Auffällig

1. Gesamteindruck und Entwicklungsstand . .   43 ☐ 1   ☐ 2

2. Motorische Entwicklung . . . .   44 ☐ 1   ☐ 2

3. Herz und Lunge . . . .   45 ☐ 1   ☐ 2

4. Bauch . . . .   46 ☐ 1   ☐ 2

5. Geschlechtsorgane . . . .   47 ☐ 1   ☐ 2

6. Skelettsystem . . . .   48 ☐ 1   ☐ 2

7. Nervensystem . . . .   49 ☐ 1   ☐ 2

8. Sinnesorgane . . . .   50 ☐ 1   ☐ 2

Weitere Maßnahmen veranlaßt oder empfohlen   Nein   Ja

  a) aufgrund der oben angeführten Befunde   51 ☐ 1   ☐ 2

  b) aufgrund von behandlungsbedürftigen
    Nebenbefunden . . . .   52 ☐ 1   ☐ 2

Kennziffern: . . . .   ☐☐ ☐☐ ☐☐ ☐☐
                                        53 54 55 56 57 58 59 60

Datum: ....
                                        Unterschrift u. Stempel

[Durchschrift für KV]

Hinweise für die Untersuchung im 4. bis 6. Lebensmonat

„Unauffällig" kann angekreuzt werden, wenn festgestellt wird:

Zu 1: Gesamteindruck und Entwicklungsstand
Kind erscheint weder übermäßig schlank noch übermäßig dick.

Zu 2: Motorische Entwicklung
Berührt Spielzeug in Greifnähe mit der Hand. Hebt in Bauchlage den Kopf, Arme und Beine werden seitengleich und frei bewegt. Muskeltonus normal und seitengleich. Bewahrt die aufrechte Kopfhaltung bei passiver Änderung der Körperhaltung (z. B. bei Seitwärts-, Vorwärts- oder Rückwärtsbewegung). Vollführt in Bauchlage Schwimmbewegungen. Wahrt in Rückenlage eine symmetrische Körperhaltung und bringt dabei die Hände vor dem Rumpf zusammen. Beginnende Stehbereitschaft.

Zu 3: Herz und Lunge
Herztöne rein, Lunge auskultatorisch und perkutorisch o. B.

Zu 4: Bauch
Leber und Milz nicht vergrößert. Keine pathologischen Resistenzen. Nabel reizlos verheilt. Hernien nicht feststellbar.

Zu 5: Geschlechtsorgane
Äußerlich unauffällig. Hoden im Skrotum, keine Hydrozele.

Zu 6: Skelettsystem
Keine Schiefhaltung des Rumpfes. Keine Rachitiszeichen. Keine Kraniotabes. Keine Anhaltspunkte für Hüftgelenkluxation. Beine werden seitengleich bewegt. Gesäßfalten symmetrisch, keine Abduktionshemmung.

Zu 7: Nervensystem
Kein Spontan- und Dauernystagmus. Beim Traktionsversuch (Emporziehen an beiden Händen aus Rückenlage) wird der Kopf gut mitgehoben, dabei keine Wirbelsäulenlordosierung. Der asymmetrische tonische Nackenreflex ist negativ. Landau-Reflex positiv.

Zu 8: Sinnesorgane
Augen folgen der Lichtquelle. Kind schielt nicht. Es reagiert auf Geräusche. Keine Pupillendifferenz, keine Linsentrübung.

Zu 9: Psychische Entwicklung
Freut sich über freundliche Zuwendung.

Abb. 33   Befundvordruck 4: Untersuchung im 4. bis 6. Lebensmonat

4 **U**	AOK	LKK	BKK	IKK	VdAK	AEV	Knapp- schaft	Sonst.	32	1
	1	2	3	4	5	6	7	8		2

30   31   **Untersuchung im 4. bis 6. Lebensmonat**

Vorgeschichte: **Nein**   **Ja**

		Nein	Ja
Normales Gedeihen	33	1	2
Ernährung altersgemäß	34	1	2
Abnorme Schreckhaftigkeit	35	1	2
Schrilles Schreien	36	1	2
Steifheit beim Füttern oder Baden	37	1	2
Wird Bauchlage akzeptiert	38	1	2
Spontanbewegungen d. Gliedmassen seitengl.	39	1	2
Beginnende Greifbewegungen	40	1	2
Reaktion auf Lichtquelle od. bewegliche Gegenst.	41	1	2
Reaktion auf Geräusche	42	1	2
Rachitis-Prophylaxe durchgeführt	43	1	2

Befund: **Unauffällig**   **Auffällig**   **4**

		Unauffällig	Auffällig
1. Gesamteindruck und Entwicklungsstand . .	44	1	2
2. Motorische Entwicklung	45	1	2
3. Herz und Lunge	46	1	2
4. Bauch	47	1	2
5. Geschlechtsorgane	48	1	2
6. Skelettsystem	49	1	2
7. Nervensystem	50	1	2
8. Sinnesorgane	51	1	2
9. Psychische Entwicklung	52	1	2

		Nein	Ja
Weitere Maßnahmen veranlaßt oder empfohlen a) aufgrund der oben angeführten Befunde	53	1	2
b) aufgrund von behandlungsbedürftigen Nebenbefunden	54	1	2

Kennziffern: . . . .

55 56   57 58   59 60   61 62

Datum: ....
                                                Unterschrift u. Stempel

                    Durchschrift für KV

Hinweise für die Untersuchung im 9. bis 12. Lebensmonat

„Unauffällig" kann angekreuzt werden, wenn festgestellt wird:

Zu 1: Gesamteindruck und Entwicklungsstand
Kind erscheint weder übermäßig schlank noch übermäßig dick.

Zu 2: Motorische Entwicklung
Kann greifen, frei sitzen, kriechen, Arme und Beine werden seitengleich und frei bewegt, Muskeltonus normal und seitengleich. Kann sich aus Rücken- und Bauchlage umdrehen.

Zu 3: Herz und Lunge
Herztöne rein. Lunge auskultatorisch und perkutorisch o. B.

Zu 4: Bauch
Leber und Milz nicht vergrößert. Keine pathologischen Resistenzen. Hernien nicht feststellbar.

Zu 5: Geschlechtsorgane
Äußerlich unauffällig. Hoden im Skrotum.

Zu 6: Skelettsystem
Keine Rachitiszeichen. Keine Schiefhaltung des Rumpfes. Metaphysen- und Rippenenden nicht aufgetrieben. Keine Anhaltspunkte für Hüftgelenksluxation. Beine werden seitengleich bewegt. Gesäßfalten symmetrisch, keine Abduktionshemmung.

Zu 7: Nervensystem
Tonische Reflexe und Moro-Reflex negativ. Landau-Reflex positiv. Stehbereitschaft. Symmetrische Sprungbereitschaft (Auffangen und Abstützen mit vorgestreckten Armen bei Annäherung des Rumpfes an die Unterlage, auch Bauchschwebelage). Kein Strecken oder Überkreuzen der Beine beim Aufstellen oder Pendeln.

Zu 8: Sinnesorgane
Augen folgen der Lichtquelle; schielt nicht. Kind reagiert auf Geräusche, dabei prompte Lokalisation von Geräuschen außerhalb des Gesichtskreises möglich.

Zu 9: Psychische Entwicklung
Spielt mit Rassel.

Abb. 34   Befundvordruck 5: Untersuchung im 9. bis 12. Lebensmonat

5 U

	AOK	LKK	BKK	IKK	VdAK	AEV	Knapp-schaft	Sonst.	
	1	2	3	4	5	6	7	8	32

30 31 **Untersuchung im 9. bis 12. Lebensmonat**

32: 1 / 2

Vorgeschichte: Nein   Ja

Zwischenzeitlich krank gewesen . . . . . . 33 ☐ 1 ☐ 2
Krampfanfälle . . . . 34 ☐ 1 ☐ 2
Freies Sitzen . . . . 35 ☐ 1 ☐ 2
Kann sich aus Rücken- oder Bauchlage um-
drehen . . . . 36 ☐ 1 ☐ 2
Kaufähigkeit . . . . 37 ☐ 1 ☐ 2
Reagiert auf fremde oder bekannte Personen
unterschiedlich . . . . 38 ☐ 1 ☐ 2

Befund: Unauffällig   Auffällig

1. Gesamteindruck und Entwicklungsstand . . 39 ☐ 1 ☐ 2
2. Motorische Entwicklung . . . . 40 ☐ 1 ☐ 2
3. Herz und Lunge . . . . 41 ☐ 1 ☐ 2
4. Bauch . . . . 42 ☐ 1 ☐ 2
5. Geschlechtsorgane . . . . 43 ☐ 1 ☐ 2
6. Skelettsystem . . . . 44 ☐ 1 ☐ 2
7. Nervensystem . . . . 45 ☐ 1 ☐ 2
8. Sinnesorgane . . . . 46 ☐ 1 ☐ 2
9. Psychische Entwicklung . . . . 47 ☐ 1 ☐ 2

5

Weitere Maßnahmen veranlaßt oder empfohlen   Nein   Ja
  a) aufgrund der oben angeführten Befunde 48 ☐ 1 ☐ 2
  b) aufgrund von behandlungsbedürftigen
     Nebenbefunden . . . . 49 ☐ 1 ☐ 2

Kennziffern: . . . . ☐☐ ☐☐ ☐☐ ☐☐
                              50 51 52 53 54 55 56 57

Datum: ....
                                            Unterschrift u. Stempel

Durchschrift für KV

252 *Das Arbeitsfeld des Allgemeinarztes*

Hinweise für die Untersuchung im 21. bis 24. Lebensmonat

„Unauffällig" kann angekreuzt werden, wenn festgestellt wird:

Zu 1: Gesamteindruck und Entwicklungsstand
Kind erscheint weder übermäßig schlank noch übermäßig dick. Farbe von Lippen und Ohren läßt nicht auf eine Anämie schließen. Vorwiegende Nasenatmung, keine Tonsillenhypertrophie. Hat mehr als 10 Zähne.

Zu 2: Motorische Entwicklung
Läuft frei.

Zu 3: Herz und Lunge
Herztöne rein. Lunge auskultatorisch und perkutorisch o. B.

Zu 4: Bauch
Leber und Milz nicht vergrößert. Keine pathologischen Resistenzen, keine Hernien.

Zu 5: Geschlechtsorgane
Äußerlich unauffällig. Hoden im Skrotum. Vorhaut läßt sich ohne Schmerzen so weit zurückstreifen, daß Urethralöffnung sichtbar wird (noch bestehende Adhäsionen brauchen nicht gelöst zu werden).

Zu 6: Skelettsystem
Wirbelsäule bei gebeugtem Rücken als gerade erkennbar. Keine Genua vara (mäßige Valgusstellung alterstypisch).

Zu 7: Nervensystem
Infantile Cerebralparese auszuschließen. Seitengleiche Muskelreflexe (PSR, ASR, Radiusperiost), keine Streckung und Spitzfußstellung mit oder ohne Überkreuzen der Beine beim Aufstellen.

Zu 8: Sinnesorgane
Sehen und Hören ungestört.

Zu 9: Psychische Entwicklung
Führt einfache Aufforderungen aus. Verfügt über mehr als 10 Worte.

Abb. 35   Befundvordruck 6: Untersuchung im 21. bis 24. Lebensmonat

6 U	AOK	LKK	BKK	IKK	VdAK	AEV	Knapp-schaft	Sonst.	32	1
	1	2	3	4	5	6	7	8		2

30 31 **Untersuchung im 21. bis 24. Lebensmonat**

Vorgeschichte:		Nein		Ja
Zwischenzeitlich krank gewesen	33	☐ 1		☐ 2
Krampfanfälle	34	☐ 1		☐ 2
Meist sauber, tagsüber trocken	35	☐ 1		☐ 2
Schlafstörungen	36	☐ 1		☐ 2
Sprachentwicklung altersgemäß	37	☐ 1		☐ 2

Befund:		Unauffällig		Auffällig
1. Gesamteindruck und Entwicklungsstand . .	38	☐ 1		☐ 2
2. Motorische Entwicklung	39	☐ 1		☐ 2
3. Herz und Lunge	40	☐ 1		☐ 2
4. Bauch	41	☐ 1		☐ 2
5. Geschlechtsorgane	42	☐ 1		☐ 2
6. Skelettsystem	43	☐ 1		☐ 2
7. Nervensystem	44	☐ 1		☐ 2
8. Sinnesorgane	45	☐ 1		☐ 2
9. Psychische Entwicklung	46	☐ 1		☐ 2

6

Weitere Maßnahmen veranlaßt oder empfohlen		Nein		Ja
a) aufgrund der oben angeführten Befunde	47	☐ 1		☐ 2
b) aufgrund von behandlungsbedürftigen Nebenbefunden	48	☐ 1		☐ 2

Kennziffern: . . . . ☐☐ ☐☐ ☐☐ ☐☐

49 50 51 52 53 54 55 56

Datum: ....

....
Unterschrift u. Stempel

Durchschrift für KV

Hinweise für die Untersuchung im 4. Lebensjahr

„Unauffällig" kann angekreuzt werden, wenn festgestellt wird:

Zu 1: Gesamteindruck und Entwicklungsstand
Kind erscheint weder übermäßig schlank noch übermäßig dick. Freie Nasenatmung. Kein Anhalt für adenoide Wucherungen. Keine Tonsillenhypertrophie. Volles Milchgebiß, kein stärkerer Kariesbefall.

Zu 2: Motorische Entwicklung
Bewegt sich geschickt. Steigt Treppen mühelos auf und ab.

Zu 3: Herz und Lunge
Herztöne rein. Lunge auskultatorisch und perkutorisch o. B.

Zu 4: Bauch
Leber und Milz nicht vergrößert. Keine pathologischen Resistenzen, keine Hernien.

Zu 5: Geschlechtsorgane
Äußerlich unauffällig. Keine Phimose (Restadhäsionen brauchen nicht gelöst zu werden).

Zu 6: Skelettsystem
Wirbelsäule bei gebeugtem Rücken als gerade erkennbar. Keine Genua vara (mäßige Valgusstellung alterstypisch), keine stärkeren Knick-Senk-Füße.

Zu 7: Nervensystem
Patellarsehnen-, Achillessehnen- und Radiusperiostreflex seitengleich in normaler Stärke auslösbar.

Zu 8: Sinnesorgane
Durch Sehprüfung (monocular) mit der Bildertafel läßt sich eine Kurzsichtigkeit ausschließen. Flüstersprache in 1 m Entfernung: beiderseits normales Hörvermögen.

Zu 9: Psychische Entwicklung
Spricht in Sätzen und hat volles Sprachverständnis. Spricht nahezu alle Konsonanten und Konsonantverbindungen richtig aus.

Zu 10: Urinbefund
Eiweiß- und Zuckerprobe negativ. Im Sediment keine pathologischen Bestandteile.

Abb. 36   Befundvordruck 7: Untersuchung im 4. Lebensjahr

U 7

AOK	LKK	BKK	IKK	VdAK	AEV	Knapp-schaft	Sonst.

☐ Männlich

☐ Weiblich

Untersuchung im 4. Lebensjahr

Vorgeschichte:

	Nein	Ja
Zwischenzeitlich krank gewesen	☐	☐
Zuverlässig sauber und trocken	☐	☐
Verhaltensauffälligkeiten	☐	☐

Befund:

	Unauffällig	Auffällig
1. Gesamteindruck und Entwicklungsstand .	☐	☐
2. Motorische Entwicklung	☐	☐
3. Herz und Lunge	☐	☐
4. Bauch	☐	☐
5. Geschlechtsorgane	☐	☐
6. Skelettsystem	☐	☐
7. Nervensystem	☐	☐
8. Sinnesorgane	☐	☐
9. Psychische Entwicklung	☐	☐
10. Urinbefund (Eiweiß, Zucker, Sediment) .	☐	☐

	Nein	Ja
Weitere Maßnahmen veranlaßt oder empfohlen		
a) aufgrund der oben angeführten Befunde	☐	☐
b) aufgrund von behandlungsbedürftigen Nebenbefunden	☐	☐

7

Kennziffern: . . . . ☐ ☐ ☐ ☐

Datum: ....

....
Unterschrift u. Stempel

ter soll auch dadurch veranlaßt werden, das Kind regelmäßig weiter ärztlich untersuchen zu lassen. Schließlich soll auf diese Weise ärztlich festgestellt werden, inwieweit sich das Kind in die häuslichen Verhältnisse eingewöhnt hat und wie es ernährt und gepflegt wird.

Untersuchung im 4. bis 6. Lebensmonat (Abb. 33)

Sie stellt die zweite Kontrolluntersuchung durch den niedergelassenen Arzt dar. Auf das Bestehen rachitischer Symptome ist hier besonders zu achten. Zusätzlich sollten gerade zu diesem Zeitpunkt Hinweise auf eine richtige dem Alter entsprechende Ernährungsweise erfolgen.

Landau-Reflex: Kopfanhebung bei Halten des Kindes in waagerechter Schwebelage. Bei Rumpfstreckung Strecken der Beine.

Untersuchung im 9. bis 12. Lebensmonat (Abb. 34)

Bei dieser Untersuchung muß besonders die zunehmende motorische und psychische Entwicklung des Kindes geprüft werden (Beginn der Fortbewegung und der Sprache).

Untersuchung im 21. und 24. Lebensmonat (Abb. 35)

Hier ist besonders auf Störungen des Seh- und Hörvermögens zu achten, da diese die weitere Entwicklung des Kindes stark beeinträchtigen. Das Kind muß frei laufen und mehrere Worte sprechen können.

Untersuchung im 4. Lebensjahr (Abb. 36)

Sie ist die letzte regelmäßige Untersuchung vor der Einschulung und schließt die gesetzlichen Früherkennungsmaßnahmen ab. Besondere Aufmerksamkeit hat hier Sprachstörungen und eventuellen psychischen Fehlentwicklungen zu gelten, die das Sozialverhalten des Kindes beeinträchtigen können. Evtl. muß auch die Eignung für die Vorschule beurteilt werden.

Dokumentation

Die regelmäßige Eintragung aller Befunde in dem „Untersuchungsheft für Kinder" ist vorgeschrieben. Es gleicht dann einem Gesundheitspaß für die ersten vier Lebensjahre und sollte sorgfältig aufbewahrt werden. Auf diese Weise kann ein später untersuchender Arzt wertvolle anamnestische Hinweise über einen Lebenszeitraum erhalten, über den der Patient selber sonst kaum etwas zu berichten vermag. Das ist besonders wichtig für den Allgemeinarzt, der den Patienten evtl. später langzeitig zu betreuen hat und dann die Dokumentation in seiner Kartei fortsetzen kann.

In den Richtlinien des Bundesausschusses der Ärzte und Krankenkassen über die Früherkennung von Krankheiten bei Kindern werden folgende Krankheiten genannt, die eine besondere Gefährdung der kindlichen Entwicklung mit sich bringen:

1. Adrenogenitales Syndrom,
2. Augenfehler,
3. Zerebralparesen,
4. Diabetes mellitus,
5. Dystrophie (chronische Gedeihstörungen),
6. Fehlbildungen: Hüftgelenksanomalien,
7. Fehlbildungen, andere orthopädische,
8. Fehlbildungen, nicht orthopädische,
9. Harnwegsinfektionen,
10. Harnwegsmißbildungen,
11. Herzfehler,
12. Hoden-Lageanomalien,
13. Hörschäden,
14. psychische Entwicklungsstörungen,
15. Rachitis,
16. Schilddrüsenerkrankungen,
17. Sprachstörungen,
18. statische/statomotorische Entwicklungsstörungen,
19. Stoffwechselstörungen, ausgenommen Diabetes mellitus.

Die vorstehenden Nummern sollen bei Vorliegen der entsprechenden Krankheiten oder eines Krankheitsverdachts als Kennzeichen in die dafür vorgesehenen Kästchen des Untersuchungsblattes eingetragen werden.

Wie bedeutsam eine derartige Dokumentation ist, zeigt die angefügte statistische Auswertung aus dem Bundesgebiet von 1972 (Tab. 46 u. 47). Es ist damit praktisch zum ersten Mal möglich, aus einem sehr großen Untersuchungskollektiv (über 2,5 Millionen Untersuchungsfälle) unter Bedingungen, die den realen Verhältnissen nahekommen, die wirkliche Häufigkeit wesentlicher Krankheiten und Gesundheitsstörungen festzustellen.

Für eine wissenschaftliche Auswertung ist allerdings zu bedenken, daß in den Gesamtzahlen Mehrfachzählungen solcher Fälle, die mehr als einmal im Jahr untersucht wurden, enthalten sein können. Immerhin geben die Zahlen der Einzeluntersuchungen (U 1, U 2 usw.) wichtige Aufschlüsse.

Die statistische Auswertung der Vorsorgeuntersuchungen wird sicher zu einer Überprüfung der bisher bekannten Zahlen führen müssen, die nicht selten aus zu kleinen oder stark vorausgewählten Kollekti-

Tabelle 46: Ergebnisse der Früherkennungsuntersuchungen bei Kindern (3. Quartal 1972) – Bundesgebiet (Statistische Angaben der Kassenärztlichen Bundesvereinigung)

Untersuchungsstufe*)	Gesamt U 1	Gesamt U 2	Gesamt U 3	Gesamt U 4	Gesamt U 5	Gesamt U 6	Gesamt U 7	Gesamt U 1–7
Zahl der Fälle	121.206	129.001	125.649	115.465	97.536	40.353	43.168	672.378
Diagnosen								
1 Adrenogenitales Syndrom	109	52	126	127	101	60	68	643
2 Augenfehler	31	136	623	1.900	2.860	1.453	3.293	10.296
3 Zerebralparesen	22	418	1.012	1.253	619	131	112	3.567
4 Diabetes mellitus	17	8	149	73	59	33	52	391
5 Dystrophie (chron. Gedeihstörungen)	52	619	888	545	756	404	303	3.567
6 Fehlbildungen, Hüftgelenksanomalien	53	2.117	5.663	9.692	3.108	392	336	21.361
7 Fehlbildungen, andere orthopädische	232	2.111	3.080	3.223	3.171	4.993	7.163	23.973
8 Fehlbildungen, nicht orthopädische	163	855	5.278	2.817	2.113	975	786	12.987
9 Harnwegsinfektionen	6	16	95	116	96	83	738	1.150
10 Harnwegsmißbildungen	94	356	747	720	740	448	380	3.485
11 Herzfehler	1.155	935	977	854	736	468	822	5.947
12 Hoden-Lageanomalien	128	941	1.019	1.175	1.728	1.319	1.334	7.644
13 Hörschäden	2	8	51	175	70	38	360	704
14 Psych. Entwicklungsstörungen	4	26	93	138	208	387	665	1.521
15 Rachitis	1	13	368	2.783	1.567	531	324	5.587
16 Schilddrüsenerkrankungen	6	63	51	63	39	14	21	257
17 Sprachstörungen		3	30	17	30	244	848	1.173
18 Stat./statom. Entwicklungsstörungen	9	940	1.236	2.504	1.877	292	342	7.200
19 Stoffwechselstörungen, ausgenommen Diabetes	34	258	183	205	119	54	62	915
Zwischensumme 1–19	2.119	9.875	21.669	28.380	19.997	12.319	18.009	112.368
20 Keine Angaben	119.087	119.126	103.980	87.085	77.539	28.034	25.159	560.010
Summe	121.206	129.001	125.649	115.465	97.536	40.353	43.168	672.378

*) Das Kinderfrüherkennungsprogramm umfaßt 7 Untersuchungen: U1 (Neugeborenen-Erstuntersuchung), U2 (5.–10. Lebenstag), U3 (4.–6. Lebenswoche), U4 (4. bis 6. Lebensmonat), U5 (9.–12. Lebensmonat), U6 (21.–24. Lebensmonat), U7 (4. Lebensjahr)

Tabelle 47: Ergebnisse der Untersuchungen zur Krankheitsfrüherkennung bei Kindern (Statistische Angaben der Kassenärztlichen Bundesvereinigung)

Diagnosen / im v. H.	Gesamt U 1	Gesamt U 2	Gesamt U 3	Gesamt U 4	Gesamt U 5	Gesamt U 6	Gesamt U 7	Gesamt U 1–7
Zahl der Fälle	121.206	129.001	125.649	115.465	97.536	40.353	43.168	672.378
	%	%	%	%	%	%	%	%
1 Adrenogenitales Syndrom	0,09	0,04	0,10	0,11	0,10	0,15	0,16	0,10
2 Augenfehler	0,03	0,11	0,50	1,65	2,93	3,60	7,63	1,53
3 Zerebralparesen	0,02	0,32	0,81	1,09	0,64	0,33	0,26	0,53
4 Diabetes mellitus	0,01	0,01	0,12	0,06	0,06	0,08	0,12	0,06
5 Dystrophie (chron. Gedeihstörungen)	0,04	0,48	0,71	0,47	0,78	1,00	0,70	0,53
6 Fehlbildungen, Hüftgelenksanomalien	0,04	1,64	4,51	8,39	3,19	0,97	0,78	3,18
7 Fehlbildungen, andere orthopädische	0,19	1,64	2,45	2,79	3,25	12,37	16,59	3,57
8 Fehlbildungen, nicht orthopädische	0,13	0,66	4,20	2,44	2,17	2,42	1,82	1,93
9 Harnwegsinfektionen	0,01	0,01	0,08	0,10	0,10	0,21	1,71	0,17
10 Harnwegsmißbildungen	0,08	0,28	0,60	0,62	0,76	1,11	0,88	0,52
11 Herzfehler	0,95	0,73	0,78	0,74	0,76	1,16	1,90	0,88
12 Hoden-Lageanomalien	0,11	0,73	0,81	1,02	1,77	3,27	3,09	1,14
13 Hörschäden	0,002	0,01	0,04	0,15	0,07	0,09	0,83	0,11
14 Psychische Entwicklungsstörungen	0,003	0,02	0,07	0,12	0,21	0,96	1,54	0,23
15 Rachitis	0,001	0,01	0,29	2,41	1,61	1,32	0,75	0,83
16 Schilddrüsenerkrankungen	0,01	0,05	0,04	0,06	0,04	0,04	0,05	0,04
17 Sprachstörungen	0,001	0,002	0,02	0,02	0,03	0,61	1,96	0,17
18 Statische/statomotor. Entw.-Störungen	0,01	0,73	0,98	2,17	1,92	0,72	0,79	1,07
19 Stoffwechselstörgn. – ausgen. Diabetes	0,03	0,20	0,15	0,18	0,12	0,13	0,14	0,14
Zwischensumme 1–19	1,75	7,66	17,25	24,58	20,50	30,52	41,72	16,71
20 Keine Angaben	98,25	92,34	82,75	75,42	79,50	69,48	58,28	83,29
Summe	100,00	100,00	100,00	100,00	100,00	100,00	100,00	100,00

Erläuterung siehe Tab. 46

ven gewonnen wurden. Die Bedeutung derartig ermittelter realer Werte für gesundheits- und sozialpolitische Maßnahmen liegt auf der Hand.

Untersuchungen nach dem Jugendarbeitsschutzgesetz

Die meisten Jugendlichen haben zu Beginn ihrer Berufstätigkeit noch längst nicht das Ende ihres körperlichen Wachstums oder ihrer psychischen Ausreifung erreicht. Sie treffen dann auf arbeitsbedingte Umstände, auf die sie kaum vorbereitet sind und denen sie nicht gewachsen sein können. Außerdem können sie zu dieser Zeit bereits gesundheitliche Schäden oder Störungen aufweisen, die durch die vorgesehene Berufstätigkeit möglicherweise noch verschlimmert werden.

Im Rahmen der Familienberatung hat der Hausarzt schon immer eine wichtige Rolle bei der Auswahl eines gesundheitlich geeigneten Berufes gespielt. Es konnte daher von ihm nur begrüßt werden, daß eine gesetzliche Grundlage geschaffen wurde, um auf breiter Ebene Jugendliche vor arbeitsbedingten Schäden rechtzeitig zu bewahren.

Zudem erschien schon immer eine gründliche Durchuntersuchung eines großen Teils der Jugendlichen auch ohne den Gesichtspunkt einer zukünftigen berufsbedingten Belastung ärztlich angezeigt. Erfahrungsgemäß können viele Gesundheitsstörungen im Entwicklungsalter später irreparable Schäden zur Folge haben. Zu denken ist hier nur an die Haltungsschwächen, die ohne ärztliche Beratung oder Therapie zu krankhaften Veränderungen führen und dadurch den Menschen im späteren Leben vielfach behindern können. Gerade in der Allgemeinpraxis sind solche Zustände laufend zu beobachten und zu behandeln.

Außerdem ist die Neigung vieler Jugendlicher zur eigenen Überforderung nicht zu bezweifeln. Auch wenn Beschwerden auftreten, wird oft die Möglichkeit, einen Arzt zu konsultieren, kaum in Betracht gezogen. Die Eltern vernachlässigen ebenfalls oft die ärztliche Untersuchung ihres Kindes; eine entsprechende Einsicht ist nicht immer vorauszusetzen. Die gesetzlich geschaffene Notwendigkeit ist hier eher in der Lage, Abhilfe zu schaffen.

Hiernach muß sich der Jugendliche mindestens zwölf Monate vor Aufnahme der Berufstätigkeit in vorgeschriebener Weise ärztlich untersuchen lassen. Ohne den Nachweis der Untersuchung darf er nicht beschäftigt werden. Vor Ablauf des ersten Beschäftigungsjahres muß eine zweite Untersuchung stattfinden. Über diese muß dem Arbeitgeber ebenfalls eine Bescheinigung vorliegen, sonst darf der Jugendliche nicht weiterbeschäftigt werden. Zusätzliche Ergänzungs- und außerordentliche Nachuntersuchungen können wie unten angegeben noch hinzukommen.

Der zahlenmäßige Umfang der Erst- und ordentlichen Nachuntersuchungen zusammengenommen wird in der Bundesrepublik pro Jahr mit etwa 1,2 Millionen angegeben.

Die Untersuchungen sollten möglichst in Gegenwart eines Elternteils und zu besonders vereinbarten Zeiten durchgeführt werden.

Erstuntersuchung

Sie verläuft in der Reihenfolge, die auf dem hier abgebildeten *Untersuchungsbogen* vorgeschrieben ist (Abb. 37—39). Daraus sind die hier gesondert angeführten Punkte zu entnehmen.

Die übliche medizinische *Vorgeschichte* ist durch Angaben über Zahl der Geschwister, außerhäusliche Berufstätigkeit der Mutter, schulische Ausbildung und eventuelle sportliche Betätigung ergänzt.

Die *Untersuchung* folgt nicht nur dem üblichen Gang bei einer Durchuntersuchung der inneren Organe, sondern erfordert auch zusätzliche Beurteilungen der Sehkraft (einschließlich einer Farbsehprüfung), des Hörvermögens, des Gebißzustandes, der Beschaffenheit der Haut und des Bewegungsapparates. Auch eine Urinuntersuchung ist vorzunehmen. Außerdem müssen Gesamteindruck, Haltung, Gang, Geistes- und Gemütszustand, vegetatives Nervensystem und Entwicklungsstand beurteilt werden. Wenn durch entsprechende Befunde die Ausübung bestimmter Arbeiten für gesundheitsschädlich gehalten wird, ist diese in besonderen Kästchen anzukreuzen.

Abschließend sind Fragen über evtl. notwendige Ergänzungsuntersuchungen (s. weiter unten) zu beantworten.

Die *Beurteilung* hat zunächst die Frage zu klären, inwieweit der Gesundheitszustand durch die Ausübung bestimmter Arbeiten für gefährdet gehalten werden kann. Hierfür werden im einzelnen zwölf Möglichkeiten angegeben. Anschließend werden das Untersuchungsergebnis, die Anordnung einer evtl. erforderlichen außerordentlichen Nachuntersuchung (siehe weiter unten) und die mögliche Empfehlung einer ärztlichen oder zahnärztlichen Behandlung vermerkt.

Eine Durchschrift dieser Beurteilung ist als Mitteilung für die *Erziehungsberechtigten* und eine weitere (ohne diagnostische Angaben) als *Bescheinigung für den Arbeitgeber* auszustellen.

Nachuntersuchungen

Die pflichtmäßig vor Ablauf von einem Jahr nach Beginn der Beschäftigung durchzuführende Nachuntersuchung erfolgt grundsätzlich in gleicher Weise wie die Erstuntersuchung.

Ergänzt wird sie durch Angaben über die berufliche Tätigkeit und eine Arbeitsvorgeschichte des Jugendlichen. Hier sollen evtl. arbeitsbedingte gesundheitliche Störungen verzeichnet werden.

Blatt 1

Zum Verbleib beim untersuchenden Arzt

Untersuchungsbogen

für die Erstuntersuchung nach § 45 Abs. 1 des Jugendarbeitsschutzgesetzes (JArbSchG)

....
(Name und Anschrift des Arztes)

Name des / der Jugendlichen .... Vorname............ Anschrift............

Name und Anschrift *) .... Name und Anschrift **)
der Eltern / des Vormundes .... des Arbeitgebers............

....

Geburtsdatum des/der Jugendlichen ☐☐ ☐☐ 19 ☐☐ Alter ☐☐ Jahre männlich ☐ weiblich ☐

Wohnt bei Eltern ☐ Verwandten ☐ Pflegeeltern ☐ Lehrherrn ☐ im Heim ☐ in sonstiger Unterkunft ☐

Lebte bisher überwiegend in groß- ☐ mittel- ☐ kleinstädtischer ☐ ländlicher Umgebung ☐

Beabsichtigte berufliche Tätigkeit .... mit Lehre ☐

Erhebung der Vorgeschichte in Anwesenheit eines Elternteiles ☐ des Vormundes ☐

I. FAMILIENVORGESCHICHTE

a) In der Familie sind folgende Krankheiten bekannt

Allergosen ☐ Geisteskrankheiten ☐ sonstige ☐

Tuberkulose ☐ Diabetes ☐ welche ....

b) Zahl der lebenden Geschwister 1 ☐ 2 ☐ 3 ☐ 4 ☐ 5 ☐ 6 ☐ mehr ☐

c) Mutter außerhäuslich erwerbstätig ☐ ganztätig ☐

II. EIGENE VORGESCHICHTE

a) Schulabgang aus Volksschule ☐ Sonderschule für Lernbehinderte ☐

höherer Schule ☐ sonstiger Sonderschule ☐

Abschluß erreicht ☐ Abgang aus Klasse ....

b) Frühere Krankheiten

Masern ☐	häufig Angina ☐	Hepatitis ☐	Skelettkrankheiten ☐
Scharlach ☐	häufig Bronchitis ☐	Magen-Darm-Krankheiten ☐	Augenkrankheiten ☐
Diphtherie ☐	Bronchial-Asthma ☐	Blasen-Nieren-Krankheiten ☐	Ohrenkrankheiten ☐
Tuberkulose ☐	Hautkrankheiten ☐	Diabetes ☐	Krampfanfälle ☐
Rheum. Fieber ☐	Allergosen ☐	sonstige ☐	

c) Neigung zu

Schwindel ☐	Übelkeit ☐	Husten ☐	Atemnot ☐
Kollaps ☐	Kopfschmerz ☐	Auswurf ☐	Schlafstörungen ☐
Sonstigem ☐			

d) Angeborene Schäden ☐ welche ....

e) Operationen ☐ welche ....

noch Beschwerden ☐ welche ....

f) Unfälle ☐ welche ....

noch Beschwerden ☐ welche ....

g) Zur Zeit sonstige Beschwerden ☐ welche ....

h) Zur Zeit in ärztlicher Behandlung ☐ weshalb ....

i) Zur Zeit in Tbc-Überwachung ☐

k) Regelmäßige sportliche Betätigung ☐ welche ....

l) Bei weiblichen Jugendlichen

Menarche noch nicht ☐ unter 10 ☐ mit 10 ☐ 11 ☐ 12 ☐ 13 ☐ 14 ☐ 15 ☐ 16 ☐ 17 ☐ Jahren

Erhebl. Menstruationsbeschwerden ☐ welche ....

---

*) Falls abweichend von der Anschrift des/der Jugendlichen.
**) Soweit bekannt

Zutreffendes in Kästchen ankreuzen

AfA 180 (I / 72)

Abb. 37 a und b Untersuchungsbogen für die Erstuntersuchung nach dem Jugendarbeitsschutzgesetz

Blatt 2

(Bitte keine Dezimalstellen angeben ;
z. B. 73,6 kg = 074) ◀

Zum Verbleib beim untersuchenden Arzt

Name des/der Jugendlichen .... Vorname ....

III. UNTERSUCHUNGEN

Nr.		Befund			,	*)	Erläuterungen zum Befund
01	Gesamteindruck						
	Haltung/Gang						
02	Metr. Angaben	Größe ☐☐ cm Brustumfang .... / .... cm					
		Halsumfang .... cm Gewicht (teilbekleidet) in kg ☐☐☐					
03	Nahvisus	normal ☐	eingeschränkt re. ☐	li. ☐		☐	
		mit Brille korrigiert	nein ☐	ja ☐			
04	Fernvisus	normal ☐	eingeschränkt re. ☐	li. ☐		☐	
		mit Brille korrigiert	nein ☐	ja ☐			
05	Farbtüchtigkeit	normal ☐	rot/grün gestört ☐	andere Störungen ☐		☐	
06	Hörvermögen	normal ☐	eingeschränkt re. ☐	li. ☐		☐	
07	Nasenatmung	normal ☐	behindert ☐			☐	
08	Gebiß	saniert ☐	behandlungsbedürft. ☐				
09	Zahnfleisch	normal ☐	verändert ☐				
10	Tonsillen	normal ☐	verändert ☐	entfernt ☐			
11	Ernährungszust.	normal ☐	adipös ☐	reduziert ☐		☐	
12	Muskulatur	kräftig ☐	mittel ☐	schwach ☐		☐	
13	Haut	normal ☐	Akne ☐ Ekzem ☐	Sonstiges ☐		☐	
14	Schilddrüse	normal ☐	verändert ☐			☐	
15	Lunge (perk./ausk.)	normal ☐	Nebengeräusche ☐	Sonstiges ☐		☐	
16	Herz (perk./ausk.)	normal ☐	Rhythmusstörungen ☐	Geräusch ☐ Sonstiges ☐		☐	
		Puls/min.	RR im Sitzen .... / .... mm Hg				
17	Periphere Durchblutung	normal ☐	gestört ☐	Krampfadern ☐		☐	
18	Bauchorgane (palpatorisch)	normal ☐	Oberbauch-Druckschmerz ☐ Lebervergrößerung ☐ Sonstiges ☐ Eingeweidebruch ☐ Bruchanlagen ☐				
19	Brustkorb	normal ☐	verändert ☐			☐	
20	Wirbelsäule	normal ☐	deformiert ☐	schmerzhaft ☐		☐	
21	Obere Gliedmaßen	normal ☐	verändert ☐			☐	
22	Grobe Kraft	re. Hand	li. Hand	Linkshänder ☐			
23	Untere Gliedmaß.	normal ☐	verändert ☐			☐	
24	Mot. u. sens. Nervensystem	grobe Auffälligkeiten	nein ☐	ja ☐		☐	
25	Geistes- und Gemütszustand	grobe Auffälligkeiten	nein ☐	ja ☐		☐	
26	Vegetatives Nervensystem	grobe Auffälligkeiten	nein ☐	ja ☐		☐	
27	Urin	normal ☐	E pos. ☐ Z pos. ☐	Ubg vermehrt ☐		☐	
28	Entwicklungsstd.	altersentsprechd. ☐	deutl. verfrüht ☐	deutl. verspätet ☐			
29	Sonstige wichtige Befunde					☐	

ERGÄNZUNGSUNTERSUCHUNGEN erforderlich   nein ☐   ja ☐   Veranlaßt am ....

wegen ....

bei Facharzt für	Augenkrankheiten ☐	Hautkrankheiten ☐	Hals-Nasen-Ohren-Krankheiten ☐
	innere Krankheiten ☐	Lungenkrankheiten ☐	Nerven- und Gemütskrankheiten ☐
	Orthopädie ☐		sonstiges Fachgebiet ☐

*) Im Kästchen ankreuzen, wenn aufgrund des nebenstehenden Befundes die Ausübung bestimmter Arbeiten für gesundheitsgefährdend gehalten wird (s. Abschn. IV — Beurteilung — Ziff. 1 bis 12).

AfA 180 (I / 72)

Zum Verbleib beim untersuchenden Arzt

IV. BEURTEILUNG

Erstuntersuchung nach § 45 Abs. 1 des Jugendarbeitsschutzgesetzes (JArbSchG)

des / der Jugendlichen .... geb. am ....

(Zuname)   (Vorname)

Anschrift ....

Aufgrund der Untersuchung halte ich gegenwärtig die Gesundheit des/der Jugendlichen durch die Ausübung nachstehend angekreuzter Arbeiten für gefährdet*) ☐

1. Körperlich   schwere ☐   mittelschwere ☐ Arbeiten
2. Arbeiten überwiegend im   Stehen ☐   Gehen ☐   Sitzen ☐
                         Bücken ☐   Hocken ☐   Knien ☐
3. Arbeiten mit häufigem Heben, Tragen oder Bewegen von Lasten ohne mechanische Hilfsmittel ☐
4. Arbeiten, die besondere Anforderungen an das Greifen und Festhalten stellen   ☐
     die die volle Gebrauchsfähigkeit beider Hände ☐   Arme ☐   Beine ☐ erfordern
5. Arbeiten, die Schwindelfreiheit erfordern ☐   Arbeiten mit Absturzgefahr ☐
6. Arbeiten überwiegend bei Kälte ☐   Nässe ☐   Zugluft ☐   starken Temperaturschwankungen ☐
                                     trockener Hitze ☐   feuchter Wärme ☐
7. Arbeiten unter besonderer Einwirkung von Lärm ☐   unter besonderer Einwirkung von mechanischen Schwingungen
     (Erschütterungen) auf die Hände und Arme ☐   den ganzen Körper ☐
8. Arbeiten mit besonderer Belastung der Haut ☐
9. Arbeiten mit besonderer Belastung der Schleimhäute durch Stäube, Gase, Dämpfe, Rauch ☐
10. Arbeiten, die volle Sehkraft ohne Brille ☐   Farbtüchtigkeit ☐   räumliches Sehen ☐ erfordern
11. Arbeiten mit besonderen psychischen Belastungen ☐
12. Sonstige Arbeiten ☐ nämlich ....

Das wesentliche Ergebnis der Untersuchung ist

....

....

Eine außerordentliche Nachuntersuchung nach Ablauf von .... Monaten, spätestens bis zum ....
wird nach § 45 Abs. 3 JArbSchG angeordnet ☐

Es wird empfohlen, daß der/die Jugendliche möglichst bald ärztlich ☐   zahnärztlich ☐ behandelt wird
wegen ....

Ratschläge: ....

....

....

	Tag	Monat	Jahr	
			19	

....   (Tag der abschließenden Beurteilung)   ....
(Ort)   – nicht stempeln – ausschreiben –   (Unterschrift des untersuchenden Arztes)

*) Nach § 47 Abs. 2 JArbSchG darf der/die Jugendliche mit diesen Arbeiten nicht beschäftigt werden.

AfA 180 (I/72)

Abb. 37 c   Ärztliche Beurteilung des Ergebnisses der Untersuchung nach dem Jugendarbeitsschutzgesetz

(Name und Anschrift des Arztes)

Ärztliche Mitteilung

für die Eltern oder den Vormund

über die Erstuntersuchung nach § 45 Abs. 1 des Jugendarbeitsschutzgesetzes (JArbSchG)

Der / die Jugendliche .... geb. am ....

(Zuname) (Vorname)

Anschrift ....

wurde von mir untersucht.

Aufgrund der Untersuchung halte ich gegenwärtig die Gesundheit des/der Jugendlichen durch die Ausübung nachstehend angekreuzter Arbeiten für gefährdet*) ☐

1. Körperlich   schwere ☐   mittelschwere ☐   Arbeiten
2. Arbeiten überwiegend im   Stehen ☐   Gehen ☐   Sitzen ☐
                          Bücken ☐   Hocken ☐   Knien ☐
3. Arbeiten mit häufigem Heben, Tragen oder Bewegen von Lasten ohne mechanische Hilfsmittel ☐
4. Arbeiten, die besondere Anforderungen an das Greifen und Festhalten stellen ☐
     die die volle Gebrauchsfähigkeit beider Hände ☐   Arme ☐   Beine ☐   erfordern
5. Arbeiten, die Schwindelfreiheit erfordern ☐   Arbeiten mit Absturzgefahr ☐
6. Arbeiten überwiegend bei Kälte ☐   Nässe ☐   Zugluft ☐   starken Temperaturschwankungen ☐
                                       trockener Hitze ☐   feuchter Wärme ☐
7. Arbeiten unter besonderer Einwirkung von Lärm ☐   unter besonderer Einwirkung von mechanischen Schwingungen
     (Erschütterungen) auf die Hände und Arme ☐   den ganzen Körper ☐
8. Arbeiten mit besonderer Belastung der Haut ☐
9. Arbeiten mit besonderer Belastung der Schleimhäute durch Stäube, Gase, Dämpfe, Rauch ☐
10. Arbeiten, die volle Sehkraft ohne Brille ☐   Farbtüchtigkeit ☐   räumliches Sehen ☐   erfordern
11. Arbeiten mit besonderen psychischen Belastungen ☐
12. Sonstige Arbeiten ☐   nämlich ....

Das wesentliche Ergebnis der Untersuchung ist

....

....

Eine außerordentliche Nachuntersuchung nach Ablauf von .... Monaten, spätestens bis zum ....
ist nach § 45 Abs. 3 JArbSchG angeordnet ☐

Es wird empfohlen, daß der / die Jugendliche möglichst bald ärztlich ☐   zahnärztlich ☐   behandelt wird
wegen ....

Ratschläge: ....

....

....

....
(Ort)   (Tag der abschließenden Beurteilung)   (Unterschrift des untersuchenden Arztes)

*) Nach § 47 Abs. 2 JArbSchG darf der / die Jugendliche mit diesen Arbeiten nicht beschäftigt werden.

Zur Beachtung: Vor Ablauf des ersten Beschäftigungsjahres ist eine N a c h u n t e r s u c h u n g erforderlich.
Falls die öffentliche Berufsberatung in Anspruch genommen wird, sollte ihr von den Eltern oder dem Vormund im Interesse des / der Jugendlichen das
vorstehende Untersuchungsergebnis mitgeteilt werden.

AfA 160 (III/70)

Abb. 38   Ärztliche Mitteilung für die Eltern oder den Vormund über die Untersuchung nach dem Jugendarbeitsschutzgesetz

Diese Bescheinigung hat der Arbeitgeber nach § 47 Abs. 1 JArbSchG aufzubewahren!

....
(Name und Anschrift des Arztes)

Ärztliche Bescheinigung

für den Arbeitgeber

über die Erstuntersuchung nach § 45 Abs. 1 des Jugendarbeitsschutzgesetzes (JArbSchG)

Der / die Jugendliche .... geb. am ....
                          (Zuname)   (Vorname)

Anschrift ....

wurde von mir untersucht.

Aufgrund der Untersuchung halte ich gegenwärtig die Gesundheit des/der Jugendlichen durch die Ausübung nachstehend angekreuzter Arbeiten für gefährdet*) ☐

1. Körperlich   schwere ☐   mittelschwere ☐   Arbeiten
2. Arbeiten überwiegend im   Stehen ☐   Gehen ☐   Sitzen ☐
                                       Bücken ☐   Hocken ☐   Knien ☐
3. Arbeiten mit häufigem Heben, Tragen oder Bewegen von Lasten ohne mechanische Hilfsmittel ☐
4. Arbeiten, die besondere Anforderungen an das Greifen und Festhalten stellen ☐
        die die volle Gebrauchsfähigkeit beider Hände ☐   Arme ☐   Beine ☐ erfordern
5. Arbeiten, die Schwindelfreiheit erfordern ☐   Arbeiten mit Absturzgefahr ☐
6. Arbeiten überwiegend bei Kälte ☐   Nässe ☐   Zugluft ☐   starken Temperaturschwankungen ☐
                                              trockener Hitze ☐   feuchter Wärme ☐
7. Arbeiten unter besonderer Einwirkung von Lärm ☐   unter besonderer Einwirkung von mechanischen Schwingungen
   (Erschütterungen) auf die Hände und Arme ☐   den ganzen Körper ☐
8. Arbeiten mit besonderer Belastung der Haut ☐
9. Arbeiten mit besonderer Belastung der Schleimhäute durch Stäube, Gase, Dämpfe, Rauch ☐
10. Arbeiten, die volle Sehkraft ohne Brille ☐   Farbtüchtigkeit ☐   räumliches Sehen ☐ erfordern
11. Arbeiten mit besonderen psychischen Belastungen ☐
12. Sonstige Arbeiten ☐   nämlich ....
        ....

....
(Ort)   (Tag der abschließenden Beurteilung)   (Unterschrift des untersuchenden Arztes)

*) Nach § 47 Abs. 2 JArbSchG darf der / die Jugendliche mit diesen Arbeiten nicht beschäftigt werden.

Zur Beachtung: Vor Ablauf des ersten Beschäftigungsjahres hat sich der Arbeitgeber die Bescheinigung eines Arztes darüber vorlegen zu lassen, daß der Jugendliche nachuntersucht worden ist (§ 45 Abs. 2 JArbSchG).

AfA 161

Abb. 39   Ärztliche Bescheinigung für den Arbeitgeber über die Untersuchung nach dem Jugendarbeitsschutzgesetz

In der ärztlichen Beurteilung wie in der Mitteilung an die Erziehungsberechtigten ist anzugeben, ob und ggf. welche gesundheitlich nachteilige Auswirkungen der Berufstätigkeit festzustellen sind.

Der untersuchende Arzt kann auch zusätzliche *außerordentliche Nachuntersuchungen* anordnen. Das wird dann der Fall sein, wenn zur Zeit der Untersuchung nachteilige Folgen der Berufsausübung noch nicht endgültig beurteilt werden können. Auch der Zeitpunkt einer solchen Nachuntersuchung kann vom Arzt bestimmt werden. Sie erfolgt in gleicher Weise wie die regelmäßige Nachuntersuchung.

Ergänzungsuntersuchungen

Sie können zu Erst- und Nachuntersuchungen angeordnet werden und erfolgen meistens durch einen Facharzt. Den Befund der Ergänzungsuntersuchung soll der überweisende Arzt in seiner Beurteilung berücksichtigen.

Dokumentation

Der ausgefüllte Untersuchungsbogen muß vom Arzt zehn Jahre aufbewahrt werden; er unterliegt in vollem Umfange der ärztlichen Schweigepflicht. Durchschriften der Vorgeschichte, des Untersuchungsbefundes und der Beurteilung (jeweils ohne Personalangaben) erhalten die statistischen Landesämter.

Untersuchungen Jugendlicher finden auch *in anderen Ländern* statt. Sie wurden hier zum Teil schon eher gesetzlich eingeführt als in der Bundesrepublik. In Frankreich müssen sich Berufstätige neben einer Einstellungsuntersuchung bis zum vollendeten 18. Lebensjahr alle drei Monate ärztlich nachuntersuchen lassen. In Belgien, Dänemark, Großbritannien und Schweden besteht außer der Pflicht zur Einstellungsuntersuchung eine solche zu jährlichen Nachuntersuchungen bis zum 18. Lebensjahr. In Belgien sind zudem noch Einstellungsuntersuchungen bis zum Alter von 21 Jahren gesetzlich vorgeschrieben. Auch in Italien besteht die Pflicht zu einer ärztlichen Untersuchung vor Aufnahme der Arbeit (HELLBRÜGGE).

Untersuchungen nach dem Mutterschutzgesetz (Schwangerenvorsorge)

In den Jahren nach dem letzten Kriege waren perinatale Kindersterblichkeit und Müttersterblichkeit in der Bundesrepublik, verglichen mit anderen europäischen Ländern und mit den USA, relativ hoch. Ein wesentlicher Grund dafür war, daß die Mütter während der Schwangerschaft gar nicht oder nicht regelmäßig zu einer ärztlichen Untersuchung kamen.

Damit entfiel die Möglichkeit, rechtzeitig Zustände oder Krankheiten zu erkennen, die Kinder und Mütter gegen Ende der Schwangerschaft und während und nach der Geburt gefährden konnten. Diese Situation war nur durch die Einführung einer systematischen *Schwangerenvorsorge* zu ändern.

Aus diesem Grunde wurden 1965 hierfür *gesetzliche Regelungen* vom Deutschen Bundestag geschaffen. Die Einzelheiten bestimmte der Bundesausschuß der Ärzte und Krankenkassen, der 1965 *Richtlinien* schuf, die 1967 und 1971 neu gefaßt wurden.

Der *Umfang* der Mutterschaftsvorsorgeuntersuchungen pro Jahr und weitere Einzelheiten gehen aus Tab. 48 hervor.

Tabelle 48: Mutterschaftsvorsorgeuntersuchungen 1972*)

Gesamtzahl der Untersuchungsfälle	843.500
davon	
auf RVO-Kassen**) entfallend	424.300
auf Angestellten-Ersatzkassen entfallend	406.600
auf Arbeiter-Ersatzkassen entfallend	12.600
Beispiel der Verteilung auf einzelne Arztgruppen	
(nur Angestellten-Ersatzkassen)	
Gesamtzahl der Untersuchungsfälle	406.600
davon	
Untersuchungen durch Frauenärzte***)	339.200
Untersuchungen durch Allgemeinärzte	58.900
Untersuchungen durch andere Ärzte	8.500

*   nach statistischen Angaben der Kassenärztlichen Bundesvereinigung

**   Krankenkassen nach der Reichsversicherungsordnung (Orts-, Betriebs-, Innungs- und Landkrankenkassen)

***   Der relativ hohe Anteil der Frauenärzte ist nicht in gleicher Weise repräsentativ für alle Kassenkarten, z.T. auch wohl durch die regelmäßiger erfolgenden klinischen Untersuchungen unmittelbar nach der Geburt bedingt

Die Intensivierung der Schwangerenvorsorge begann schon vor Einführung gesetzlicher Regelungen. Der *Erfolg* dieser Maßnahmen zeigt sich in einer deutlichen Senkung der Müttersterblichkeit und der perinatalen Kindersterblichkeit (Tab. 49).

Tabelle 49: Müttersterblichkeit und perinatale Kindersterblichkeit in der Bundesrepublik (nach *Döring* aus *Stockhausen, J.:* Programmierte Krankheitsfrüherkennung. Deutscher Ärzteverlag, Köln 1971)

	1958	1968
Müttersterblichkeit (auf 1000.000 Geburten)	117,9	52,0
Perinatale Kindersterblichkeit (in %)	4,0	2,6

Die obengenannten Richtlinien der Schwangerenvorsorge sehen im einzelnen folgendes vor:

Feststellung der Schwangerschaft

Sie erfolgt durch die bimanuelle vaginale Untersuchung. Bei medizinischer Indikation kann auch ein immunochemischer Schwangerschaftsnachweis durchgeführt werden.

Erste Schwangerschaftsuntersuchung

Sie sollte möglichst frühzeitig stattfinden und umfaßt:

Anamnese (Familienanamnese, Eigenanamnese, Schwangerschaftsanamnese, Arbeits- und Sozialanamnese).

Allgemeinuntersuchung. Sie soll auch die Untersuchung der Brust einschließen.

Gynäkologische Untersuchung.

Zusätzliche Untersuchungen:
Blutdruckmessung;
Feststellung des Körpergewichts;
Untersuchung des Mittelstrahlurins auf Eiweiß, Zucker und Sedimentbefund; evtl. bakteriologische Untersuchung;
Hämoglobinbestimmung, bei weniger als 11,2 g/100 ml auch Erythrozytenzählung.

Weitere Schwangerschaftsuntersuchungen

Sie sollen im Abstand von 4 bis 6 Wochen, in den letzten zwei Schwangerschaftsmonaten je zweimal, erfolgen und umfassen:
Gewichtskontrollen, Blutdruckmessungen und Urinuntersuchungen wie bei der Erstuntersuchung.

Ergibt die Hämoglobinbestimmung bei der Erstuntersuchung normale Werte, ist sie erst ab 6. Monat, wie oben angegeben, erneut durchzuführen.

Die gynäkologische Untersuchung soll
den Stand der Gebärmutter,
die kindlichen Herztöne und
die Lage des Kindes kontrollieren.

Bei Risikofällen können angewandt werden:

Ultraschalluntersuchung mit Sichtgeräten bei Verdacht auf Zwillingsschwangerschaft, atypischen Sitz oder Insuffizienz der Plazenta, Störung des fetalen Wachstums;

kardiotokographische Untersuchung bei Verdacht auf Insuffizienz der Plazenta, bei alten Erstgebärenden, Adipositas;

amnioskopische Überwachung bei Verdacht auf intrauterine Asphyxie, fraglicher Terminüberschreitung;

Fruchtwasseruntersuchungen bei positivem Antikörpersuchtest (C 1 a) von der 25. Woche an.

Serologische Untersuchungen in der Frühschwangerschaft

Als Lues-Suchreaktion soll frühmöglichst der Cardiolipin-Mikroflokkungstest angestellt werden.

Gleichzeitig (aus derselben Blutprobe) soll der Hämagglutinationshemmungstest auf *Röteln* (Röteln-HAH-Test) vorgenommen werden. Dieser kann entfallen, wenn ein Impfschutz vorliegt, oder der HAH-Titer mindestens 1:16 beträgt. Hat eine nicht gegen Röteln geschützte Schwangere in den ersten vier Monaten Kontakt mit an Röteln Erkrankten, muß Gamma-Globulin injiziert werden; eine Impfung gegen Röteln darf nicht erfolgen.

Blutgruppenserologische Untersuchungen in der Schwangerschaft

Im *5. Schwangerschaftsmonat* sollen bei jeder Schwangeren folgende Blutuntersuchungen durchgeführt werden:

Bestimmung der Blutgruppe,
Bestimmung des Rh-Faktors (Merkmal D) und
Anstellung eines Antikörper-Suchtestes.

Bei Blutgruppe 0 und bei Rh-Negativität muß eine Differenzierung nach weiteren Antikörpern oder Hämolysinen erfolgen. Auch Titerbestimmungen mit Kontrollen haben stattzufinden. Ebenfalls können das Blut des Kindesvaters oder eine Bestimmung weiterer Blutgruppenantigene der Mutter Untersuchungsgegenstände sein.

Die Untersuchungen der Blutgruppe und des Rh-Faktors sind nicht erforderlich, wenn sie bereits früher gemacht wurden.

Im *8. Schwangerschaftsmonat* soll erneut ein Antikörper-Suchtest erfolgen, sofern früher keine Antikörper festzustellen waren.

Ein Antikörper-Suchtest soll bereits im *3. Schwangerschaftsmonat* dann erfolgen, wenn bei einer früheren Schwangerschaft Antikörper nachgewiesen wurden oder der Verdacht auf eine Sensibilisierung durch Blutgruppen-Unverträglichkeit besteht.

Blutgruppenserologische Untersuchungen nach Geburten oder Fehlgeburten

Ist die Mutter Rh-negativ und der gleich nach der Geburt zu bestimmende Rh-Faktor D des Kindes positiv, muß auch die Blutgruppe des Kindes festgestellt werden. Werden in einem solchen Falle bei der Mutter keine oder nur schwache Antikörper gefunden, muß der Mutter im Zeitraum von 72 Stunden nach der Geburt Anti-D-Immunglobulin injiziert werden, um eine Antikörperbildung zu vermeiden.

Das gleiche gilt für Rh-negative Frauen mit Aborten oder Schwangerschaftsabbruch nach der 12. Schwangerschaftswoche, besonders dann, wenn der Erzeuger Rh-positiv ist.

Untersuchungen und Beratungen nach der Geburt

Möglichst am *Ende der ersten Woche nach der Entbindung* soll eine gynäkologische Untersuchung erfolgen. Außerdem soll eine Hämoglobinbestimmung durchgeführt werden.

6 bis 8 Wochen nach der Entbindung soll eine weitere Untersuchung stattfinden, die folgendes umfaßt:

Allgemeinuntersuchung;
gynäkologische Untersuchung;
Blutdruckmessung;

Untersuchung des Mittelstrahlurins auf Eiweiß, Zucker und Sedimentbefund, evtl. bakteriologische Untersuchung.

Abschließend erfolgt eine Beratung der Mutter, die sich auf Stillprobleme, Kontrazeption und anderes erstrecken kann.

Dokumentation

Alle Befunde sind in den *Mutterpaß* (Abb. 40) einzutragen, den die Schwangere stets bei sich haben und nach der Geburt sorgfältig aufbewahren soll. Er enthält alle wesentlichen Hinweise für die bevorstehende Entbindung und weitere Geburten.

Name: ....

Vorname: ....

Geburtsdatum: ....

Wohnort: ....

....

Blutgruppenzugehörigkeit
Diese Eintragungen entbinden den behandelnden Arzt nicht von
seiner Sorgfaltspflicht (z. B. Kreuzprobe)

A B O   Rh-pos. (D+)/Rh-neg. (D−)

*)

*) Rh-positiv bzw. Rh-negativ wörtlich eintragen

Protokoll-Nr.
des Laboratoriums   Datum der Untersuchung

Stempel des Laboratoriums   Unterschrift des Arztes

2

Ergebnisse der Untersuchungen auf Antikörper

Die Befunde sind mit Protokoll-Nr. und Stempel des Laboratoriums, dem Datum und der Unterschrift des Arztes zu versehen.

3

Familienanamnese:

....

Eigene Anamnese:

....

Wichtige frühere Erkrankungen (z. B. Infektionskrankheiten)

Diabetes: ja / nein   Nephropathie: ja / nein

Verzögerte Blutgerinnung: ja / nein

Frühere Transfusionen: ja / nein

Unverträglichkeiten von:
(z. B. Seren, Medikamenten, Heftpflaster)

....

Geburtenanamnese:

Frühere Geburten: Fehlgeburten:

Spontangeburten: ja / nein   Sectio: ja / nein

Auffällige Gelbsucht der Kinder: ja / nein

| Besondere Hinweise für die Entbindung: |

....

Cyclus: ....

Wieviele Schwangerschaft: .... , Letzte Regel: ....

| Voraussichtlicher Entbindungstermin: |

Erste Kindsbewegung am: ....

Datum-Woche	kg	U-Stand Hz-Töne	RR	Hb/Ery	Urin Z/E	Urin Sed.

| Vorsorgeuntersuchungen nach der Entbindung: |

Speculum: ....

Abb. 40   Mutterpaß, Seite 2 bis 6

4   5

Beendigung der Schwangerschaft

Geburt am ....

Geburts- und Wochenbettverlauf
normal ja/nein wegen

Kind(er): ♀ ♂   Gewicht............g Größe............cm
                          ....g   ....cm

Kopfumfang: ....cm

Besondere Geburtsbelastung des Kindes:

Kind gesund: ja/nein wegen

Vitamin D in der
1. Lebenswoche   ja............mg/nein

Guthrie-Test in der
1. Lebenswoche auf PKU   ja/nein

Austausch-
transfusionen: ja/nein

_____   _____
(Stempel)   (Unterschrift)

Impfungen und Ergebnisse von blutgruppen-serologischen Untersuchun-
gen des (der) Neugeborenen bitte im Impfbuch eintragen.

6

Besondere Gesichtspunkte bei der Schwangerenvorsorge

Über die gesetzlich geregelte programmierte Schwangerenvorsorge hinaus sind für den Allgemeinarzt noch eine Reihe weiterer wesentlicher Punkte zu beachten. Hierzu gehören die Erkennung von **Risikogeburten.** Nach der Einteilung von DÖRING gelten als solche im wesentlichen folgende Fälle:

Geburtshilfliche Risikofälle: Drohende und beginnende Frühgeburten, EPH-Gestosen (Schwangerschaftstoxikosen), Blutgruppenunverträglichkeiten, Übertragung, abnorme Kindslagen, enges Becken, Mehrlingsschwangerschaften, ältere Erst- und alte Mehrgebärende, Vielgebärende, Zustand nach Plazentakomplikationen oder Atonie, Blutungen vor oder unter der Geburt, Fieber während der Geburt, Hydramnion, Zustand nach Sectio oder nach Geburt eines toten, mißgebildeten oder spastisch gelähmten Kindes.

Allgemeine genital bedingte Risikofälle: Zustand nach Sterilitätsbehandlung oder nach Operationen am inneren Genitale (z. B. Cerclage) oder nach Laparatomien in der Gravidität, Gravidität bei Uterus myomatosus, Uterusmißbildungen.

Extragenital bedingte Risikofälle: Diabetes mellitus, Schilddrüsenerkrankungen, Nieren-, Herz- und Lungenkrankheiten, Thrombosen, Zustand nach Embolie oder Netzhautablösung und extreme Adipositas.

Der Allgemeinarzt kann nicht selten solche Risikofälle bei der Betreuung Schwangerer feststellen. Die sachgemäße Behandlung derartiger Patientinnen während der Schwangerschaft kann das Risiko bei der Geburt wesentlich vermindern. In vielen Fällen wird eine Klinikeinweisung vor Ende der Schwangerschaft erforderlich sein.

Schwangerschaftsberatung

Ernährung. Sie soll während der Schwangerschaft gegenüber der Normalernährung nicht exzessiv verändert werden. Im allgemeinen ist eine eiweiß- und vitaminreiche Nahrung einzuhalten. In der späteren Phase der Schwangerschaft soll die wöchentliche Gewichtszunahme höchstens 500 bis 600 g erreichen.

Eine ausreichende Kalziumzufuhr wird durch vermehrten Genuß von Milch und Milcherzeugnissen erzielt. Eine mäßige Einschränkung des Kochsalzes in der Nahrung ist angebracht, um Ödembildungen vorzubeugen.

Berufstätigkeit. Sechs Wochen vor bis acht Wochen nach dem Geburtstermin dürfen Frauen in der Bundesrepublik beruflich nicht beschäftigt werden. Die Schutzfrist nach der Geburt verlängert sich bei Früh- und Mehrlingsgeburten auf zwölf Wochen.

Grundsätzlich ist gegen eine berufliche Betätigung Schwangerer ärztlich nichts einzuwenden. Eine Änderung der Tätigkeitsart ist jedoch oft erforderlich. Schwere Arbeiten, z. B. mit Anheben schwerer Lasten, sind selbstverständlich verboten, ebenso wie Umgang mit gesundheitsschädlichen Stoffen und Strahlen oder dauernde Einwirkungen von Hitze, Kälte, Nässe und anderem. Nach Ablauf des fünften Monats dürfen Arbeiten, die ständig im Stehen erfolgen müssen, nicht ausgeführt werden. Ebenso sind Akkord-, Fließband-, Mehr-, Nacht- und Sonntagsarbeit verboten.

Zusätzlich muß es in vielen Fällen zu zeitweiliger Arbeitsunfähigkeit kommen, die durch gesundheitliche Störungen während der Schwangerschaft bedingt sind. Beispiele hierfür sind Blutungen auch in der Frühschwangerschaft, Hyperemesis gravidarum schweren Grades, fieberhafte Zystopyelitis, Thrombophlebitis, Erschöpfungszustände, Anämien, Gestosen. Die Vermeidung einer Gefährdung der Schwangerschaft oder einer Gefahr für Mutter und Kind während des Geburtsvorganges hat Vorrang gegenüber der Ausübung einer beruflichen Tätigkeit.

Medikamente. Sie sollten in den ersten drei Schwangerschaftsmonaten möglichst gemieden werden. Gegen die gelegentliche Einnahme einer leichten Kopfschmerztablette z. B. ist jedoch nichts einzuwenden.

Indiziert sind ein Antiemetikum bei der Hyperemesis und Penizillin auch in hohen Dosen zur Behandlung einer festgestellten Lues.

Kontraindiziert während der ganzen Schwangerschaft sind orale Antidiabetika (Umstellung auf Insulin möglichst vor Beginn der Gravidität), Antikoagulantien (Kumarine), Kortikoide in höherer Dosierung, Antibiotika und ähnliche Substanzen (Nitrofurantoin, Sulfonamide [Breitbandpenizillin erlaubt!]), Reserpin oder Salizylate in hoher Dosierung, Zytostatika, Thyreostatika.

Impfungen können in der Schwangerschaft nur gegen Tetanus und Poliomyelitis (nur Injektion, nicht oral) ohne Bedenken erfolgen.

Allgemeine Verhaltensregeln. Nicht zu weite Reisen, die keinen abrupten Klimawechsel mit sich bringen, sind erlaubt. Längere Autofahrten sind möglichst nicht zu unternehmen. Der Geschlechtsverkehr sollte im ersten Drittel der Schwangerschaft eingeschränkt und im letzten Monat vor der Geburt vermieden werden. Das Rauchen sollte im Interesse einer ungestört verlaufenden Gravidität ganz unterlassen werden. Geringfügige Mengen Alkohol haben keine nachteilige Wirkung, ebenso mäßiger Genuß von Kaffee oder Tee. Sport sollte bis auf Schwimmen und Schwangerschaftsgymnastik weitgehend eingeschränkt werden. Zu heiße Bäder sind nachteilig.

Der Allgemeinarzt wird nicht selten vor die Problematik meist exogen ausgelöster *psychischer Störungen* oder *sozialer Konflikt- oder Notsituationen* in der Schwangerschaft gestellt. Hier kann ihm die Kenntnis der familiären und Umweltverhältnisse von Nutzen sein, eine psychagogische Behandlung mit Familienberatungen und ähnlichem ist oft erforderlich. Die Einschaltung sozialer Hilfen (Fürsorge, karitative Einrichtungen) kann notwendig werden.

Vorsorgeuntersuchungen zur Krebsfrüherkennung für Frauen

Die frühzeitige Erkennung eines *Mamma-, Genital- oder Rektumkarzinoms* bei der Frau ist besonders bedeutsam. Viele Patientinnen mit einem Brust- oder Unterleibskrebs erkranken bereits in relativ jungem Lebensalter. Ihr Leiden hat bei rechtzeitiger Diagnosestellung heute sehr gute Heilungsaussichten. Deshalb wurden entsprechende *Früherkennungsmaßnahmen* auch seit 1971 in der Bundesrepublik *gesetzlich* eingeführt.

Der *Umfang* der im Laufe eines Jahres im Bundesgebiet durchgeführten Krebs-Vorsorgeuntersuchungen bei der Frau und ihre Verteilung auf Kassenarten und Arztgruppen gehen aus Tab. 50 hervor.

Tabelle 50: Krebs-Früherkennungsuntersuchungen bei Frauen*)

Gesamtzahl der Untersuchungsfälle	4.155.200
davon	
auf RVO-Kassen**) entfallend	2.294.600
auf Angestellten-Ersatzkassen entfallend	1.807.200
auf Arbeiter-Ersatzkassen entfallend	53.400
Beispiel der Verteilung auf einzelne Arztgruppen	
(nur Angestellten-Ersatzkassen)	
Gesamtzahl der Untersuchungsfälle	1.807.200
davon	
Untersuchungen durch Frauenärzte	1.414.700
Untersuchungen durch Allgemeinärzte	208.600
Untersuchungen durch Hautärzte	27.400
Untersuchungen durch Chirurgen	4.400
Gesamtzahl der zytologischen Untersuchungsfälle (nur Überweisungen)	1.068.500

* nach statistischen Angaben der Kassenärztlichen Bundesvereinigung

** Krankenkassen nach der Reichsversicherungsordnung (Orts-, Betriebs-, Innungs- und Landkrankenkassen)

Die Ergebnisse sind in den Tabellen 51 u. 52 aufgezeichnet. Sie sind eindrucksvoll und beweisen den Wert der Vorsorgeuntersuchungen sehr deutlich.

Tabelle 51: Ergebnisse der Krebs-Früherkennungsuntersuchungen bei Frauen im Bundesgebiet (Statistische Angaben der Kassenärztlichen Bundesvereinigung)

Viertel-jahr	U-Fälle insgesamt	Klinische Befunde									Behandlungsbedürftige Nebenbefunde	Zytologische Befunde			
		Mamma			Genitale			Rektum				Negativ	Verdächtig	Positiv	Nicht verwertbar
		Unauffällig	Verdächtig	Positiv	Unauffällig	Verdächtig	Positiv	Unauffällig	Verdächtig	Positiv					
1	2	3	4	5	6	7	8	9	10	11	12	13	14	15	16
3/71	608912	594839	13455	289	583825	24678	350	606826	1929	98	162647	582117	8312	1977	2058
4/71	989574	966316	22844	417	952295	36859	415	986425	3034	113	253942	954422	13456	3194	3963
1/72	1002530	981180	20943	407	967707	34477	346	999286	3096	148	277157	983171	12550	3029	3780
2/72	1008158	987547	20257	354	975394	32439	325	1005030	2996	132	277934	989349	12025	2923	3861
3/72	871325	853945	17062	318	844604	26399	322	868680	2511	134	240072	855207	10508	2548	3062

Tabelle 52: Ergebnisse der Krebs-Früherkennungsuntersuchungen bei Frauen im Bundesgebiet

Viertel—jahr	U-Fälle insgesamt	Klinische Befunde									Behandlungsbedürftige Nebenbefunde %	Zytologische Befunde			
		Mamma			Genital			Rektum				Negativ %	Verdächtig %	Positiv %	Nicht verwertbar %
		Unauffällig %	Verdächtig %	Positiv %	Unauffällig %	Verdächtig %	Positiv %	Unauffällig %	Verdächtig %	Positiv %					
1	2	3	4	5	6	7	8	9	10	11	12	13	14	15	16
3/71	608912	97,69	2,21	0,05	95,88	4,05	0,06	99,66	0,32	0,02	26,71	95,60	1,37	0,32	0,34
4/71	989574	97,65	2,31	0,04	96,23	3,72	0,04	99,68	0,31	0,01	25,66	96,45	1,36	0,32	0,40
1/72	1002530	97,87	2,09	0,04	96,53	3,43	0,04	99,68	0,30	0,02	27,65	98,07	1,25	0,30	0,38
2/72	1008158	97,96	2,00	0,04	96,75	3,22	0,03	99,69	0,30	0,01	27,57	98,13	1,20	0,29	0,38
3/72	871325	98,01	1,95	0,04	96,93	3,03	0,04	99,70	0,28	0,02	27,55	98,15	1,21	0,29	0,35

So konnten im Laufe eines Jahres gefunden werden (die Zahlen in Klammern bedeuten Ergebnisse aus $1^1/4$ Jahren):

sichere Mammakarzinome	1 467 (	1 785),
sichere Genitalkarzinome	1 436 (	1 758),
sichere Rektumkarzinome	491 (	625),
positive zytologische Befunde	11 123 (	13 581),
behandlungsbedürftige Nebenbefunde	971 680 (1	211 752).

Prozentual ausgedrückt wurden gefunden

ein Mammakarzinom	in 0,04—0,05 % aller Untersuchungsfälle,
ein Genitalkarzinom	in rund 0,04 % aller Untersuchungsfälle,
ein Rektumkarzinom	in 0,01—0,02 % aller Untersuchungsfälle,
positive zytologische Befunde	in rund 0,36 % aller Untersuchungsfälle,
behandlungsbedürftige Nebenbefunde	in rund 27 % aller Untersuchungsfälle.

Der sehr hohe Prozentsatz *behandlungsbedürftiger Nebenbefunde* rechtfertigt bereits allein die Durchführung der Vorsorgeuntersuchungen. Außerdem ist hervorzuheben, daß neben den gesicherten Karzinomfällen bei einer großen Zahl von Patientinnen *krebsverdächtige Befunde* erhoben wurden, und zwar

in 2,1 % aller Untersuchungsfälle Verdacht auf Mammakarzinom,
in 3,6 % aller Untersuchungsfälle Verdacht auf Genitalkarzinom,
in 0,3 % aller Untersuchungsfälle Verdacht auf Rektumkarzinom,
in 1,3 % aller Untersuchungsfälle verdächtige zytologische Befunde.

Sicher handelt es sich bei den Fällen mit Verdachtsbefunden zu einem nicht geringen Teil auch um solche, die gerade eben im Bereich der Diagnostizierbarkeit überhaupt liegen. Eine sehr frühzeitige Erkennung und damit günstigste Therapiechancen sind dann um so mehr gegeben.

Die Einzelheiten der Untersuchung werden durch die *Richtlinien* des Bundesausschusses der Ärzte und Krankenkassen über die Früherkennung von Krebserkrankungen bestimmt.

Untersuchungsgang

Gezielte Anamnese

Sie ist vor allem eine gynäkologische Anamnese. Hier sind Angaben über Geburten, Fehlgeburten, gynäkologische Operationen und eventuelle Strahlenbehandlungen zu machen. Außerdem sind Fragen über die Regelanamnese, unregelmäßige Blutungen (Zwischenblutungen, Kontaktblutungen), Fluor und Hormonmedikation (z. B. Ovulationshemmer) zu stellen. Abschließend sollen Stuhlgangbeschwerden verzeichnet werden.

Untersuchung der Brust

Die *Inspektion* richtet sich besonders auf Größenunterschiede der Mammae, Einziehungen und Hautveränderungen im Bereich der Mamillen und Sekretabsonderungen aus der Brustdrüse.

Die *Palpation* versucht vor allem Konsistenzunterschiede oder Knotenbildungen in den Brustdrüsen zu erfassen. Sie soll bei gelockertem Oberkörper mit Anwinkeln der Arme, bei erhobenen Armen und bei Vorbeugen des Oberkörpers erfolgen. Die Palpation sollte im Sitzen und im Liegen, sowohl von lateral nach medial als auch von kranial nach kaudal erfolgen. Die Untersuchung muß auch die Abtastung der Lymphdrüsen der Axille und des supra- und infraklavikulären Bereiches einschließen.

Bei verdächtigem Befund sind weitere Untersuchungen (z. B. Mammographie) einzuleiten.

Untersuchung des Genitale

Nachdem die Patientin auf dem gynäkologischen Untersuchungsstuhl gelagert ist, wird zunächst das Abdomen hinsichtlich des Bestehens von Resistenzen und Druckschmerzhaftigkeiten (Nierenlager) palpiert.

Nach Inspektion des äußeren Genitale und Einführung der Spekula, wobei Vagina und Urethralöffnung kontrolliert werden, erfolgt die Einstellung der Portio. Diese ist bei guter Beleuchtung genau zu betrachten. Eine Erythroplakie, Leukoplakie und anderes müssen vermerkt werden. Auch auf Fluor und Art des Fluors ist zu achten.

Abstrichentnahme. Mit gestielten Watteträgern werden Abstriche von der Oberfläche der Portio und aus dem Zervikalkanal entnommen, auf einem Objektträger ausgestrichen und sofort fixiert (Fixierlösung oder -spray). Die Abstriche werden später zytologisch untersucht.

Anschließend erfolgt nach Spekulumentfernung die

Bimanuelle Untersuchung des Uterus und der Adnexe. Hierbei wird auf Vergrößerungen, Verhärtungen, Druckschmerzhaftigkeiten oder Immobilitäten der untersuchten Organe geachtet. Auch Veränderungen im parametranen Bereich sind festzustellen.

Rektale Untersuchung

Nach Inspektion des Analringes werden zunächst der innere Analring und im weiteren das Rektum rundum mit dem behandschuhten Finger ausgetastet. Jede Auffälligkeit ist zu vermerken (Analekzem, Hämorrhoiden, veränderter Sphinktertonus, Resistenz oder tastbarer

Krebs-Früherkennungsuntersuchung | Frauen

(Name des Versicherten/Versorgungsberechtigten) (Vorname) (geb. am)

(Ehegatte/Kind/Sonst. Angeh.) (Vorname) (geb. am)

(Arbeitgeber/Dienststelle/Rentner/BVG/Freiw.) (Mitgl.-Nr.) (Krankensch.-Nr.)

(Wohnung des Patienten)

Krankenkassen-Nr. lt.
Berechtigungsschein: Geburtsjahr: Tag der Untersuchung:

19

Anamnese

	nein	ja
Zahl der Geburten		
Zahl der Fehlgeburten		
Gynäkologische Operationen	nein ☐	ja ☐
Ra-/Rö-Behandlung	nein ☐	ja ☐
Jahr der letzten Früherkennungsuntersuchung		19
alter Verdachtsfall	nein ☐	ja ☐
bestätigt	nein ☐	ja ☐

Jetzt

	nein	ja
Letzte Periode		
Blutungen normal	nein ☐	ja ☐
Ausfluß	nein ☐	ja ☐
Ovulationshemmer	nein ☐	ja ☐
Sonstige Hormonbehandlung	nein ☐	ja ☐
Blut oder Schleim im Stuhl	nein ☐	ja ☐
Schmerzhafter Stuhldrang	nein ☐	ja ☐
Neu aufgetr. Unregelmäßigkeit im Stuhlgang	nein ☐	ja ☐

Ausfertigung f. untersuch. Arzt

I. Klinischer Befund

Mamma und regionäre Lymphknoten:

unauffällig . . . . . . ☐
verdächtig . . . . . . ☐
positiv . . . . ☐

Genitale:

unauffällig . . . . . . ☐
verdächtig . . . . . . ☐
positiv . . . . ☐

Rektum:

unauffällig . . . . . . ☐
verdächtig . . . . . . ☐
positiv . . . . ☐

**Bisher unbekannte
behandlungsbedürftige
Nebenbefunde** . . . nein ☐ ja ☐

III. Weitere Maßnahmen im Verdachtsfalle:

konservativ . . . . . . nein ☐ ja ☐
operativ . . . . nein ☐ ja ☐

(Stempel und Unterschrift des Arztes)

II. Zytologischer Befund

Präp.-Nr.:

Datum:

negativ (Pap. I, II) . . . . . ☐
verdächtig (Pap. III) . . . . ☐
positiv (Pap. IV, V) . . . . ☐
nicht verwertbar . . . . . . ☐
Nebenbefund . . . nein ☐ ja ☐

Bemerkungen:

(Stempel und Unterschrift des Zytologen)

39b

Abb. 41   Formular der Krebs-Früherkennungsuntersuchung bei Frauen

Tumor, Blut am Handschuh und anderes). Bei Verdacht auf maligne Veränderungen sind rektoskopische und röntgenologische Untersuchungen zu veranlassen.

Festgestellte *Nebenbefunde* sind zu behandeln oder durch weitere diagnostische Maßnahmen zu klären.

Dokumentation

Der Befund ist auf dem vorgeschriebenen dreiteiligen Formular einzutragen (Abb. 41). Bei Einsendung der Abstrichpräparate zur zytologischen Untersuchung muß der gesamte Vordruck beigefügt werden; zwei Teile mit dem zytologischen Befund, der in der Gesamtbeurteilung zu berücksichtigen ist, werden zurückgesandt.

Bei verdächtigem oder positivem zytologischen Befund sind dringend weitere diagnostische oder therapeutische Maßnahmen zu veranlassen. Ist der Befund nicht verwertbar, muß der Abstrich wiederholt werden.

Abschließend soll das Untersuchungsergebnis mit der Patientin besprochen werden. Hierbei kann auch eine *Beratung* im Hinblick auf weitere ärztlich notwendig erscheinende Untersuchungen oder Behandlungen erfolgen.

Vorsorgeuntersuchungen zur Krebsfrüherkennung für Männer

Nach dem Bronchial- und Magen-Darm-Karzinom steht der *Prostatakrebs* bei Männern an dritter Stelle der Krebsmortalität (ALKEN). Es ist im Frühstadium symptomlos, zu einer Zeit also, in dem noch die günstigsten Heilungschancen bestehen. Im allgemeinen unterscheidet man vier Stadien eines Prostatakarzinoms:

1. isolierter Knoten,
2. Befall eines ganzen Lappens,
3. Einwachsen in die weitere Umgebung,
4. weitere Metastasierung.

Als operabel können nur die Stadien 1 und 2 angesehen werden, anderenfalls ist eine gegengeschlechtliche Hormonbehandlung indiziert.

Aus diesem Grunde ist die Fahndung nach einem Prostatakarzinom, an dem in der Bundesrepublik jährlich 6000 Männer sterben, eine wichtige *Vorsorgemaßnahme*. Die *gesetzlichen Grundlagen* hierfür wurden 1971 gleichzeitig mit denen der Früherkennungsuntersuchungen für Frauen und Kinder geschaffen. Auch in diesem Falle wurden die Einzelheiten der Durchführung durch *Richtlinien* bestimmt, die vom Bundesausschuß der Ärzte und Krankenkassen erarbeitet wurden.

Der *Umfang* der 1972 im Bundesgebiet durchgeführten Krebsvorsorgeuntersuchungen bei Männern und ihre Verteilung auf Kassenarten und Arztgruppen ist aus Tab. 53 ersichtlich.

Tabelle 53: Krebs-Früherkennungsuntersuchungen bei Männern 1972*)

Gesamtzahl der Untersuchungsfälle	845.900
davon	
auf RVO-Kassen**) entfallend	490.200
auf Angestellten-Ersatzkassen entfallend	340.700
auf Arbeiter-Ersatzkassen entfallend	15.000
Beispiel der Verteilung auf einzelne Arztgruppen	
(nur Angestellten-Ersatzkassen)	
Gesamtzahl der Untersuchungsfälle	340.700
davon	
Untersuchungen durch Allgemeinärzte	162.900
Untersuchungen durch Internisten	98.200
Untersuchungen durch Urologen	60.800
Untersuchungen durch Chirurgen	9.800
Untersuchungen durch Hautärzte	5.400

* nach statistischen Angaben der Kassenärztlichen Bundesvereinigung

** Krankenkassen nach der Reichsversicherungsordnung (Orts-, Betriebs-, Innungs- und Landkrankenkassen)

Die Zahlen zeigen, daß fast die Hälfte aller dieser Untersuchungen durch *Allgemeinmediziner* erfolgt (das gilt für die Untersuchungsfälle der Angestellten-Ersatzkassen; bei solchen der Arbeiter-Ersatzkassen beträgt der Anteil der Allgemeinärzte mehr als die Hälfte, nämlich 56 %. Diese Zahl dürfte auch für die entsprechenden Verhältnisse bei der weitaus größten Versichertengruppe in den RVO-Kassen repräsentativ sein, für die vergleichbare Zahlen nicht vorliegen.)

Die *Ergebnisse* sind in den Tabellen 54 und 55 aufgeführt. Sie beweisen eindeutig den Wert dieser Früherkennungsmaßnahmen.

Es konnten dadurch in einem Jahre festgestellt werden (die Zahlen in Klammern sind Ergebnisse aus $1^1/_4$ Jahren):

sichere Rektumkarzinome	562	(648),
deutliche Prostatavergrößerungen	197 047	(239 670),
Knotenbildungen in der Prostata	53 652	(64 635),
Auffälligkeiten der regionären Lymphknoten	15 758	(18 384),
positive Eiweißbefunde im Urin	45 124	(53 797),
positive Zuckerbefunde im Urin	24 719	(29 441),
Befunde mit Blutbestandteilen im Urin	42 706	(51 758),
behandlungsbedürftige Nebenbefunde	120 211	(145 618).

Tabelle 54: Ergebnisse der Krebs-Früherkennungsuntersuchungen bei Männern im Bundesgebiet
(Statistische Angaben der Kassenärztlichen Bundesvereinigung)

Vierteljahr	U-Fälle insgesamt	Unauf-fällig	Rektum		Prostata		Klinische Befunde		Urinbefunde			Behandlungs-bedürftige Nebenbe-funde
			Ver-dächtig	Positiv	Über-kast, groß	Knoten	Region. Lymph-knoten	Eiweiß	Zucker	Blut		
1	2	3	4	5	6	7	8	9	10	11	12
3/71	131755	130095	1555	106	32508	9388	3076	7481	4493	7341	20067
4/71	259659	256850	2644	161	61367	16936	4931	14919	8359	13844	36849
1/72	229852	227202	2483	167	54729	14524	4347	12406	6516	11512	34193
2/72	197862	195744	1990	128	48443	12804	3404	10318	5351	10009	29102
3/72	172730	170951	1693	86	42623	10983	2626	8673	4722	9052	25407

Tabelle 55: Ergebnisse der Krebs-Früherkennungsuntersuchungen bei Männern im Bundesgebiet
(Statistische Angaben der Kassenärztlichen Bundesvereinigung)

Vierteljahr	U-Fälle insgesamt	Rektum		Prostata		Klinische Befunde		Urinbefunde			Behandlungsbedürftige Nebenbefunde
		Unauffällig %	Verdächtig %	Positiv %	Überkast. groß %	Knoten %	Region. Lymphknoten %	Eiweiß %	Zucker %	Blut %	%
1	2	3	4	5	6	7	8	9	10	11	12
3/71	131755	98,74	1,18	0,08	24,67	7,13	2,33	5,68	3,41	5,57	15,23
4/71	259659	98,92	1,02	0,06	23,63	6,52	1,90	5,75	3,22	5,33	14,19
1/72	229852	98,85	1,08	0,07	23,81	6,32	1,89	5,40	2,83	5,01	14,88
2/72	197862	98,93	1,00	0,07	24,48	6,47	1,72	5,21	2,70	5,06	14,71
3/72	172730	98,97	0,98	0,05	24,68	6,36	1,52	5,02	2,73	5,24	14,71

Prozentual ausgedrückt wurden gefunden

ein Rektumkarzinom in rund 0,07 % aller Untersuchungsfälle,
eine vergrößerte Prostata in 24,3 % aller Untersuchungsfälle,
Knotenbildungen in der Prostata in 6,6 % aller Untersuchungsfälle,
Auffälligkeiten der regionären Lymphknoten in 1,9 % aller Untersuchungsfälle,
positive Eiweißbefunde im Urin in 5,4 % aller Untersuchungsfälle,
positive Zuckerbefunde im Urin in 3 % aller Untersuchungsfälle,
Befunde mit Blutbestandteilen im Urin in 5,2 % aller Untersuchungsfälle,
behandlungsbedürftige Nebenbefunde in 14,7 % aller Untersuchungsfälle.

Besonders beachtenswert ist, daß bei fast einem Viertel aller untersuchten Männer eine vergrößerte Prostata festzustellen war. Das, wie die recht häufige Albuminurie, Glykosurie bzw. ein auffälliger Sedimentbefund oder auch die zahlreichen Nebenbefunde, beweisen allein schon die Bedeutung dieser Vorsorgeuntersuchung für den Patienten.

Hinzu kommen noch die verdächtigen Rektum- und Prostatabefunde, von denen ein nicht geringer Teil frühdiagnostizierte Karzinome darstellen dürfte. Was das für den Erfolg einer Behandlung bedeutet, braucht nicht näher erläutert zu werden.

Untersuchungsgang

Die Untersuchung ist relativ einfach und nicht übermäßig zeitraubend; sie läuft folgendermaßen ab:

Gezielte Anamnese

Die Erhebung der Vorgeschichte erfolgt im wesentlichen nach den auf dem Untersuchungsvordruck angegebenen Punkten.

Digitale Untersuchung des Rektums mit Abtasten der Prostata

Diese Untersuchung wird am besten in *Knie-Ellenbogen-Lage* des Patienten durchgeführt. Auch bei stehendem und sich nach vorn beugendem Patienten ist die Untersuchung möglich, besonders dann, wenn die Einhaltung einer Knie-Ellenbogen-Lage nicht oder nur unter Beschwerden möglich ist (Beinamputierte, sehr alte und bewegungsbehinderte Personen). Die Seitenlage hat meist den Nachteil, daß sich die Analregion nicht ausreichend entfalten und damit nicht eingehend genug betrachtet werden kann.

Nach der *Inspektion des Analbereiches* wird der behandschuhte und mit einem Gleitmittel versehene Finger vorsichtig in das Rektum eingeführt. Zunächst werden der innere Analring und dann das erreich-

| AOK | LKK | BKK | IKK | VdAK | AEV | Knappschaft |

Krebs-Früherkennungsuntersuchung | **Männer**

Name des Versicherten/Versorgungsberechtigten) (Vorname) (geb. am)

(Ehegatte/Kind/Sonst. Angeh.) (Vorname) (geb. am)

(Arbeitgeber/Dienststelle/Rentner/BVG/freiw.) (Mitgl.-Nr.) (Krankensch.-Nr.)

(Wohnung des Patienten)

Krankenkassen-Nr. lt. Berechtigungsschein: Geburtsjahr: Tag der Untersuchung:

30 | 34 | 19 | 35 36 | 37 | 42

Anamnese

		1	2
Gewichtsverlust (mehr als 2 kg)		nein ☐	ja ☐ 43
Appetitlosigkeit		nein ☐	ja ☐ 44
Abgang von Blut oder Schleim mit dem Stuhl.		nein ☐	ja ☐ 45
Neu aufgetretene Unregelmäßigkeiten im Stuhlgang (Neigung zu Verstopfung oder Durchfall)		nein ☐	ja ☐ 46
Schmerzhafter, häuf. Stuhldrang (Tenesmen)		nein ☐	ja ☐ 47
Beschwerden beim Wasserlassen (Schmerzen, häufiges und/oder erschwertes Wasserlassen)		nein ☐	ja ☐ 48
Bräunlich oder rötlich gefärbter Urin		nein ☐	ja ☐ 49
Jahr der letzten Früherkennungsuntersuchung	19		☐ 50–51
alter Verdachtsfall		nein ☐	ja ☐ 52
bestätigt		nein ☐	ja ☐ 53

Druck: Deutscher Ärzte-Verlag GmbH., Köln   **Ausfertigung für KV**

I. Klinischer Befund

Rektum
unauffällig		1 ☐ 54	
verdächtig		2 ☐	
positiv		3 ☐	

Prostata
	1	2	
überkastaniengroß	nein ☐	ja ☐ 55	
Knoten	nein ☐	ja ☐ 56	

Beschaffenheit der Knoten
weich, glatt	nein ☐	ja ☐ 57	
hart	nein ☐	ja ☐ 58	

Region. Lymphknoten
auffällig	nein ☐	ja ☐ 59	

Urinbefund
			60
Eiweiß positiv	nein ☐	ja ☐ 61	
Zucker positiv	nein ☐	ja ☐ 62	
Blutbestandteile positiv	nein ☐	ja ☐ 63	

Bisher unbekannte behandlungsbedürftige Nebenbefunde
	nein ☐	ja ☐ 64	

II. Weitere Maßnahmen im Verdachtsfalle

		1	2
konservativ	nein ☐	ja ☐ 65	
operativ	nein ☐	ja ☐ 66	

III. Bemerkungen:

(Stempel und Unterschrift des Arztes)

40 a

Abb. 42   Formular der Krebs-Früherkennungsuntersuchung bei Männern

bare untere *Rektum* rundum *palpiert.* Anschließend erfolgt das *Abtasten der Prostata,* das über folgende Punkte Aufschluß geben muß:

Größe,
Abgrenzbarkeit gegenüber der Umgebung,
Oberflächenbeschaffenheit,
Schmerzhaftigkeit,
Konsistenz.

Karzinomverdacht besteht bei sehr derber, manchmal steinharter Konsistenz, bei kleinknotiger Oberflächenbeschaffenheit, wobei auch einzelne oder ein isolierter Knoten suspekt sind, und bei schlechter Abgrenzbarkeit gegenüber der Umgebung. Auch auf Konsistenzunterschiede der Seitenlappen ist zu achten.

Nach Herausgleiten des Fingers und Rückenlagerung des Patienten sind die *regionären Lymphdrüsen* im Inguinalbereich zu untersuchen. Zu empfehlen ist außerdem eine *palpatorische Untersuchung der Bauchorgane,* die öfter von der Norm abweichende Befunde ergibt (Lebervergrößerungen, Resistenzen oder Druckschmerzhaftigkeiten im Bauchraum, Hernien, Schmerzen im Nierenlager u. a.).

Urinuntersuchungen

Der Urin ist auf Eiweiß, Zucker und einen Sedimentbefund zu untersuchen.

Dokumentation

Alle Untersuchungsergebnisse sind auf dem vorgeschriebenen Formular (Abb. 42) einzutragen.

Bei Karzinombefund oder -verdacht müssen weitere diagnostische oder therapeutische Maßnahmen eingeleitet werden. Eine abschließende Beratung des Patienten mit Besprechung des Untersuchungsergebnisses ist in jedem Falle erforderlich.

Allgemeine Vorsorgeuntersuchungen

Die oben genannten gesetzlichen Vorsorgeuntersuchungen in der Bundesrepublik erstrecken sich auf bestimmte Personengruppen oder besonders krebsgefährdete Organe. Seit langem schon wird die Möglichkeit diskutiert, diese Untersuchungen auf weitere Bevölkerungsteile und häufig erkrankte Organsysteme auszudehnen. Mit der Entwicklung der Vorsorgemedizin überhaupt wird immer mehr auch von seiten des Patienten her der berechtigte Wunsch geäußert, sich einer allgemeinen, vorsorgenden Untersuchung zu unterziehen, also einen gesundheitlichen „check-up" machen zu lassen.

Die Möglichkeit, Massenuntersuchungen in sehr eingehender Form, z. B. mit ausgedehnten Röntgen- oder Laboruntersuchungen, durchzuführen, wird in absehbarer Zeit kaum realisierbar sein. Andererseits erscheint dies in vielen Fällen medizinisch auch wenig sinnvoll.

Es muß also erwogen werden, eine Form einer allgemeinen Vorsorgeuntersuchung zu finden, die praktisch durchführbar und geeignet ist, wesentliche Krankheitszustände in allseits wenig belastender Art zu erfassen.

Als Beispiele hierfür bieten sich einmal die seit vielen Jahren auf breiter ärztlicher Ebene durchgeführten *Lebensversicherungsuntersuchungen* an. Zum anderen können in dieser Hinsicht auch die *gesetzlichen Untersuchungen nach dem Jugendarbeitsschutzgesetz* (s. o.) richtungsgebend sein, die seit 1960 im Bundesgebiet in großem Umfange praktiziert werden. Beide Arten von Untersuchungen finden gerade in der Allgemeinpraxis häufig statt und haben sich effektiv bewährt. Hierfür spricht zum Beispiel, daß alle Lebensversicherungsgesellschaften ihre Risikoeinschätzungen ganz wesentlich nach dem Ergebnis dieser Untersuchungen vornehmen. Die ärztliche Durchführung der Untersuchungen nach dem Jugendarbeitsschutzgesetz wird allseits positiv beurteilt. Negative Erfahrungen in bezug auf die Erkennungsmöglichkeit von Gesundheitsstörungen durch den untersuchenden Arzt sind hierbei bisher nicht bekannt geworden.

Im folgenden wird das Modell einer *allgemeinen Vorsorgeuntersuchung* vorgeschlagen, das auf den bisherigen Erfahrungen aufgebaut und praktikabel ist. Es ist auch in der allgemeinärztlichen Praxis und unter zeitlich begrenzten Umständen durchführbar. Das hierzu notwendige *Untersuchungsformular* sollte aus drei Teilen bestehen (Abb. 43 a—c):

Anamnesefragebogen I,

Anamnesefragebogen II,

Untersuchungsbogen.

Die beiden Anamnesefragebögen wären vom Patienten (nötigenfalls unter Mithilfe der ärztlichen Hilfskräfte) auszufüllen und bei der Untersuchung vorzulegen. Auf dem Anamnesefragebogen I wäre Raum für weitere anamnestische Zusatzangaben durch den untersuchenden Arzt selber.

Alle drei Bögen sollten ein Durchschreibeverfahren für Duplikate ermöglichen und computergerecht gestaltet sein, so daß eine statistische Auswertung stattfinden könnte.

Zu diskutieren wäre auch eine Transparenz des Untersuchungsergebnisses für den Patienten. So könnte die Schaffung eines *Gesundheitsbuches oder heftes* erwogen werden. Aus diesem könnten eventuelle Durchschriften zur Dokumentation und Abrechnung herausgetrennt werden, wobei aber der Patient dieses Buch oder Heft mit dem Untersuchungsergebnis in Hän-

Anamnesefragebogen I

1) Sind in Ihrer Familie besondere Krankheiten oder Leiden vorgekommen (z. B. Zuckerkrankheit, hoher Blutdruck, Krebs usw.)?

   ja ☐   nein ☐

   Wenn ja, zählen Sie diese bitte auf:

2) Haben Sie Krankheiten oder Unfälle durchgemacht?

   ja ☐   nein ☐

   Wenn ja, zählen Sie diese bitte auf:

3) Sind Sie schon einmal in einem Krankenhaus, in einem Erholungsheim oder zur Kur o. ä. gewesen?

   ja ☐   nein ☐

   Wenn ja, zählen Sie dieses bitte auf:

4) Vom Untersuchenden Arzt hinzuzufügende anamnestische Angaben:

Abb. 43   Modell einer allgemeinen Vorsorgeuntersuchung: a) Anamnese fragebogen I, b) Anamnesefragebogen II, c) Untersuchungsbogen

Anamnesefragebogen II

1) Haben Sie Schmerzen   ☐ nein ☐ ja
   im Kopf   ☐ nein ☐ ja
   im Rücken   ☐ nein ☐ ja
   in den Gelenken   ☐ nein ☐ ja
   in der Brust oder in der Herzgegend   ☐ nein ☐ ja
   im Bauch   ☐ nein ☐ ja
   in den Waden   ☐ nein ☐ ja

2) Haben Sie an Gewicht zu- oder abgenommen?   ☐ nein ☐ ja

3) Fühlen Sie sich schlapp und müde?   ☐ nein ☐ ja

4) Hat Ihr Appetit nachgelassen?   ☐ nein ☐ ja

5) Können Sie bestimmte Speisen schlecht vertragen?   ☐ nein ☐ ja
   Evtl. welche?

6) Neigen Sie zu Stuhlverstopfung oder Durchfall?   ☐ nein ☐ ja

7) Haben Sie Blut im Stuhl bemerkt oder ist Ihr Stuhl
   schwarz gefärbt gewesen?   ☐ nein ☐ ja

8) Haben Sie viel Durst?   ☐ nein ☐ ja

9) Haben Sie Schwindelzustände?   ☐ nein ☐ ja

10) Sind Sie sehr kurzatmig?   ☐ nein ☐ ja

11) Haben Sie geschwollene Unterschenkel oder Füße?   ☐ nein ☐ ja

12) Müssen Sie nachts zum Wasserlassen aufstehen und   ☐ nein ☐ ja
    evtl. wie oft

13) Haben Sie Beschwerden beim Wasserlassen?   ☐ nein ☐ ja

14) Haben Sie Husten und Auswurf?   ☐ nein ☐ ja
    Ist der Auswurf blutig?   ☐ nein ☐ ja

15) Haben Sie irgendwo Anschwellungen bemerkt?   ☐ nein ☐ ja

16) Glauben Sie, daß Sie nervös sind?   ☐ nein ☐ ja

17) Sind Sie oft niedergeschlagen und müssen viel
    grübeln?   ☐ nein ☐ ja

18) Rauchen Sie?   ☐ nein ☐ ja
    Was und wieviel täglich:

19) Trinken Sie täglich Bier oder andere alkoholhaltige
    Getränke   ☐ nein ☐ ja
    Was und wieviel?

20) Nehmen Sie häufig Medikamente ein?   ☐ nein ☐ ja
    Welche und wieviel?

21) Bei weiblichen Personen:
    Haben Sie unregelmäßige oder starke Blutungen   ☐ nein ☐ ja

22) Erhalten Sie Hormonpräparate oder nehmen Sie
    die Pille zur Schwangerschaftsverhütung ein?   ☐ nein ☐ ja

Untersuchungsbogen

Name: Alter:

Vorname: Beruf:

Metrische Angaben   Größe: . . . . cm   Gewicht: . . . . kg

Halsumfang: . . . . cm   Brustumfang: . . . . cm   Bauchumfang: . . . . . . cm

Gesamteindruck:

Haut: **Lymphdrüsen:**   **Sinnesorgane:**

Bewegungsapparat (Beweglichkeit, evtl. Bewegungsbehinderung, Gelenkschwellungen, Deformierung usw.)

Wirbelsäule: Schultergürtel:

obere Gliedmassen: untere Gliedmassen:

Beckengürtel und Hüftgelenk:

Hals und **Mundhöhle:**

Thoraxorgane   Thoraxform: Atemexkursionen:

                         Mammae:

Lungen   perkutorisch: Lungengrenzen:

                         auskultatorisch:

Herz   perkutorisch (Grenzen):   Spitzenstoß:

                         auskultatorisch (Töne, Aktion):

Puls   . . . . im Sitzen   . . . . nach 10 Kniebeug

RR   . . . . im Sitzen   . . . . nach 10 Kniebeug

                         Zyanose:

                         Dyspnoe:

                         Oedeme:

Bauchorgane   Leber: Milz: Nierenlager:

Druckschmerz:

pathologische Resistenzen:

Bruchpforten:

Äußeres Genitale: rektal:

Nervensystem:

Psyche:

Harn: E: Z: Ubg.:   Sediment:

BSG:

Auffällige Befunde:

Kurze Beurteilung:

Weitere Untersuchungen erforderlich oder zu empfehlen:

. . . .

Datum   Unterschrift

den behalten und mit weiteren Formularbögen zu späteren Untersuchungen benutzen würde. Die Untersuchungen sollten möglichst in etwa zweijährigen Abständen wiederholt werden. Das würde eine kontinuierliche gesundheitliche Führung des Patienten durch den Arzt ermöglichen, der damit auch in seiner täglichen Arbeit (beispielsweise bei der Erhebung der Anamnese) wesentlich entlastet werden könnte.

Impfungen

In der Allgemeinpraxis werden häufig Impfungen aller Art durchgeführt. Das gilt einmal für *Kinder*, die auf Wunsch der Eltern vom Hausarzt geimpft werden. Nicht selten ist dies z. B. bei Pockenschutzimpfungen der Fall, die in der Regel von staatlichen Stellen erfolgen. Das gilt aber auch zunehmend für *Erwachsene*, die vor Auslandsreisen geimpft werden müssen.

Die von Gesundheitsbehörden ausgearbeiteten *Impfrichtlinien* müssen von Zeit zu Zeit abgeändert werden, um sich dem neuesten Stand der wissenschaftlichen Erkenntnisse anzupassen. Das war in der letzten Zeit mehrfach der Fall und wird auch in Zukunft nicht anders sein können. Deshalb kann hier auch nur der derzeit gültige Standpunkt angeführt werden.

Zur Zeit können die im folgenden beschriebenen Grundsätze als Maßstab angenommen werden.

Impfplan für Kinder

Kurz nach der Geburt: *BCG-Schutzimpfung.* Sie sollte nicht länger als 1 Monat nach der Geburt erfolgen und wird meistens bereits in der Entbindungsklinik vorgenommen.

Vom 3. Lebensmonat ab: dreimalige Schutzimpfungen gegen *Diphtherie, Pertussis* und *Tetanus* im Abstand von 4 Wochen. Eine Kombination mit *Masern*-Spaltvakzine (als DPT-Ma-Impfstoff) ist möglich. Gleichzeitig mit der ersten und dritten dieser Injektionsimpfungen kann eine *Schluckimpfung* gegen *Poliomyelitis* erfolgen.

Wenn in den ersten drei Tagen nach einer Pertussisimpfung Nebenwirkungen, wie Krämpfe, Kollaps oder schrilles Schreien, bemerkbar werden, soll von weiteren Impfungen gegen Pertussis abgesehen werden.

Im 2. Lebensjahr: Auffrischimpfung gegen *Diphtherie, Pertussis, Tetanus* (DPT-Impfstoff).

Dritte Schluckimpfung gegen *Poliomyelitis*, gleichzeitig Impfung mit *Masern*-Lebendimpfstoff (Schwarzvakzine).

Am Ende des 2.—3. Lebensjahres: *Pocken*schutz-Erstimpfung. Diese Impfung kann evtl. bereits früher durchgeführt werden, nach dem 3. Lebensjahr aber nur nach Vorvakzinierung.

Im 6. Lebensjahr: Auffrischung gegen *Diphtherie* und *Tetanus* (DT-Impfstoff).

Im 10.—12. Lebensjahr: Schluckimpfung gegen *Poliomyelitis.*
Im 12. Lebensjahr: zweite *Pocken*-Schutzimpfung.
Im 11.—15. Lebensjahr: *Röteln*-Schutzimpfung (für Mädchen, nicht bei bestehender Schwangerschaft).

Auffrischimpfung gegen *Diphtherie* und *Tetanus* (DT-Impfstoff). BCG-Schutzimpfung bei Tuberkulin-Negativen.

Impfungen bei Erwachsenen

Eine *Pocken*schutzerstimpfung oder -wiederimpfung nach sehr lange zurückliegender Erst- oder Erst- und Zweitimpfung sollten nur nach Vorvakzinierung erfolgen.

*Tetanus*schutzimpfung s. S. 159 f.

*Poliomyelitis*schluckimpfung. Sie sollte in etwa zehnjährigen Abständen wiederholt werden.

*Grippe*schutzimpfung besonders bei gefährdeten Personen (Ältere und chronisch Kranke, vor allem bei Bestehen chronischer Erkrankungen der Atmungs- und Kreislauforgane, Personen in infektionsgefährdeten Berufen usw.). Jährlich im Herbst zu wiederholen.

*Röteln*schutzimpfungen bei Frauen im gestationsfähigen Alter nur bei Nachweis fehlender Rötelnantikörper. Nicht in der Schwangerschaft; drei Monate nach der Impfung sollte eine Schwangerschaft durch Antikonzeption verhindert werden.

Impfungen gegen *tropische Krankheiten* (Gelbfieber, Cholera) und Typhus nach Sondervorschriften.

Zu achten ist in jedem Fall auf die Einhaltung ausreichender *Impfabstände,* wenn z. B. bei Auslandsreisen Impfungen gegen mehrere Krankheiten erfolgen müssen. Muß mit Lebendimpfstoffen geimpft werden, ist ein Impfabstand von vier Wochen erforderlich.

In jedem Falle sollte eine *Dokumentation* der Impfung, z. B. in einem internationalen Impfpaß stattfinden.

Wissenschaft und Lehre der Allgemeinmedizin

Grundlagen

Grundlagen der wissenschaftlichen Forschung und Lehre auf dem Gebiet der Allgemeinmedizin sind die *Besonderheiten der allgemeinärztlichen Tätigkeit* (s. S. 2 ff). Die abstrahierende Verdichtung der Erkenntnisse aus dem Bereich dieser Besonderheiten unter kritischer Sicht führte zwangsläufig auf den Weg einer „Verwissenschaftlichung" im nachprüfenden und vergleichenden Sinne. Damit entstand auch die Basis einer Lehre.

Am Anfang standen und stehen damit die Beobachtung, die Registrierung und Analyse der täglichen Arbeit des Allgemeinmediziners durch diesen selbst. Während diese Erforschung der eigenen Tätigkeit zunächst im Vergleich mit der vorher durchlaufenen Universitätsausbildung und der klinischen Weiterbildung vorgenommen wurde, erfolgte sie in einer weiteren Stufe als Vergleich der Arbeitsergebnisse von Allgemeinmedizinern untereinander. Zwangsläufig kam es dann zu dem nächsten Schritt, nämlich dem von der reinen Erfahrungswissenschaft zur Erforschung der Grundlagen.

Erleichtert wurde diese Entwicklung durch den Prozeß der zunehmenden *Abgrenzung der Allgemeinmedizin* von den anderen medizinischen Fachgebieten. Dieses wurde zum mindesten in den ärztlich besser versorgten Gebieten einesteils durch eine *Einschränkung* des allgemeinärztlichen Tätigkeitsfeldes, andererseits durch dessen *Ausweitung* in den Bereich der Vorsorgemedizin hinein bewirkt. Der Standort der Allgemeinmedizin hat sich in mancher Hinsicht geändert, ist aber als Folge davon definierter geworden. Die Allgemeinmedizin ist heute nicht mehr lediglich als Vorposten der klinischen Medizin anzusehen, sondern hat mehr als früher ihren eigenen spezifischen Tätigkeitsbereich gewonnen. Sie ist dadurch überschaubarer und Hand in Hand damit erforschbarer geworden.

Diese zwar begrenzte, aber immerhin deutlich sichtbare Verlagerung des Schwerpunktes des allgemeinärztlichen Arbeitsfeldes aus der Richtung der kurativen in die der prophylaktischen Medizin hinein hat aber noch mehr bewirkt. Sie hat nämlich den Raum verändert, in dem wissenschaftliche Arbeit auf dem Gebiet der Allgemeinmedizin in Forschung und Lehre geleistet werden kann. Diese Veränderung betrifft sowohl den Umfang als auch die Eigenart des genannten Arbeitsraumes. Die Tendenz in diese Richtung wird sicher in Zukunft noch an Bedeutung gewinnen.

Darüber hinaus ist die Erweiterung der Aufgaben des Allgemeinmediziners auf den Gebieten der *psychologischen* und *soziologischen*
Medizin sowie der *Sozial-, Arbeits-* und *Unfallmedizin* grundlegend
wichtig. Diese Gebiete, die ursprünglich größtenteils aus dem Gesamtkomplex der praktischen (Allgemein-)Medizin hervorgegangen sind,
üben nach ihrer Spezialisierung ständig bedeutsame Rückwirkungen
auf die ärztliche Arbeit in der Allgemeinpraxis aus. Auch diese Aspekte
müssen in einer wissenschaftlichen Betrachtung der Allgemeinmedizin
im vervollständigenden Sinne ihre Berücksichtigung finden.

Ein grundlegender Faktor der wissenschaftlichen Arbeit auf dem Gebiet der Allgemeinmedizin ist schließlich noch die meist *hohe Zahl der
Fälle,* mit der man es hier zu tun hat. Wenn man bedenkt, daß sich
Millionen von Erkrankten ständig in allgemeinärztlicher Behandlung
befinden und ein wie hoher Prozentsatz der Bevölkerung hier dauernd
in ärztlicher Beobachtung steht, kann man die *Aussagekraft* bestimmter wissenschaftlicher Untersuchungen im Bereich der Allgemeinmedizin unschwer ermessen. Ohne Erfassung dieses weiten Bereiches des
Gesundheitswesens müssen gesundheitspolitisch wirksame Erhebungen immer lückenhaft bleiben und sollten eigentlich nur mit großem
Vorbehalt gemacht werden.

Diese hohe Fallzahl ist andererseits vom wissenschaftlichen Standpunkt ein bedeutender Vorteil und eine Chance für die Zukunft. Es
bedarf hier allerdings noch großer Anstrengungen, um z. B. durch
eine weitmögliche Standardisierung der Dokumentation wissenschaftlich relevante Aussagen erzielen zu können. Zweifellos wären hier
aber neue und wohl auch überraschende Ergebnisse zu erwarten.

Wissenschaft und Forschung im Bereich der Allgemeinmedizin

Die grundlegenden Arbeiten zur wissenschaftlichen Erforschung der
Allgemeinmedizin im deutschsprachigen Raum sind von Robert Niko-
laus Braun geschaffen worden und werden für immer mit seinem
Namen verbunden bleiben.

Ausgehend von seiner Erkenntnis, die er sich in langjähriger Tätigkeit
als Allgemeinarzt sowohl in einer Stadt- als auch in einer Landpraxis
erarbeitete, daß sich viele in der Universitätsausbildung und in der
speziellen klinischen Weiterbildung erlernte Begriffe als in der Allgemeinpraxis nicht brauchbar erwiesen, baute er konsequent das
Grundgerüst einer Wissenschaft von der Allgemeinmedizin auf.

Eine ganze Reihe berufstheoretischer Leitbegriffe sind von ihm geprägt worden, die jetzt allgemein im Gebrauch sind. So zum Beispiel

der der *Beratungsursache* als Symptomatik, die bei dem Patienten die Inanspruchnahme des Arztes auslöst, oder der des *Beratungsergebnisses* als allgemeinärztliches Synonym für „Diagnose". Ein in der Allgemeinpraxis oft notwendiges Verhalten kennzeichnet der Begriff *abwartendes Offenlassen der Fälle,* ein weiterer vielzitierter Terminus technicus ist der der *abwendbar gefährlichen Verläufe* geworden. *Klassifizierungen* bezeichnen Beratungsergebnisse ohne diagnostische Festlegung. Diese werden aufgegliedert in *Leitsymptomklassifizierungen* (Krankheitsbilder mit offener Diagnose und einem hervorstechenden Leitsymptom), *Syndromklassifizierungen* (diagnostisch offene Krankheitsbilder mit mehreren gleichwertigen Symptomen) und in *Dominanzklassifizierungen* (Krankheitsbilder, die so typische Symptome aufweisen, daß eigentlich nur eine Grundkrankheit infrage kommt, d. h., daß eine endgültige Klärung sehr naheliegt).

BRAUN entdeckte die Regelmäßigkeit der Fälleverteilung in der Allgemeinpraxis und stellte ein *Fälleverteilungsgesetz* auf, wie er sich überhaupt vielfach mit der *Systematik* allgemeinärztlicher Fälle beschäftigte. Er schuf erstmalig spezifische Handlungsanweisungen für den Allgemeinarzt in Form einer *Tabula diagnostica,* die ein standardisiertes Vorgehen bei zunächst unklarem Beschwerdebild ermöglicht (Abb. 44).

Darüber hinaus stellte er besondere Tafeln (*Diagnostische Standards*) auf, die für ein Vorgehen in bestimmten Fällen (z. B. bei uncharakteristischem Fieber, Kopfschmerzen, Tonsillitis oder anderem) geeignet sind (Abb. 45).

Von BRAUN stammt das erste *Lehrbuch der ärztlichen Allgemeinpraxis* (1970). Außerdem verfaßte er zwei Monographien mit den Titeln *Die gezielte Diagnostik in der Praxis* (1957) und *Feinstruktur einer Allgemeinpraxis* (1961). Weiter untersuchte er in einer Fülle von Arbeiten viele allgemeinmedizinische Probleme, wie z. B. die Diagnosestellung, das Zeitproblem in der Praxis („Minutenmedizin" s. S. 60), Allgemeinarzt und Facharzt, die Präventivmedizin, die Todesursachen- und Krebsstatistik, den Erkältungsbegriff, die Grippetherapie, die Diagnostik psychogener Erkrankungen, den diagnostischen Wert spontaner Aussagen von Patienten, sozialmedizinische Fragen, die Heilmittelwerbung und vieles andere mehr, alles in bezug auf die allgemeinärztliche Tätigkeit.

PROSENC, der mehrfach mit BRAUN zusammenarbeitete, führte umfangreiche Untersuchungen zur Morbiditätsstatistik in der Allgemeinpraxis durch und bestätigte das Fälleverteilungsgesetz. Bei seinen Forschungen über die Einwirkung spezieller ärztlicher Interessen auf das Krankheitsgut des Allgemeinarztes konstatierte er zwei nach ihm benannte Phänomene. Diese besagen einmal, daß besondere ärztliche Interessen des Allgemeinmediziners die statistische Fälleverteilung insgesamt nur unwesentlich ändern, jedoch im einzelnen diesen ärzt-

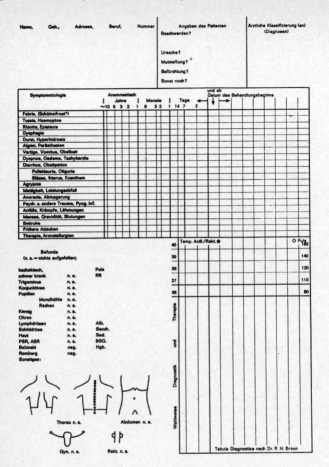

Abb. 44   Tabula diagnostica (aus BRAUN, R. N.: Lehrbuch der ärztlichen Allgemeinpraxis. Urban & Schwarzenberg, München 1970)

lichen Interessen entsprechende Fälle mehrfach häufiger als in vergleichbaren Praxen zur Behandlung kommen. Zweitens stellte er fest, daß im gleichen Bezirk die spezielle Arbeit eines Facharztes die Zahl der einschlägigen Fälle beim Allgemeinarzt mit gleichgerichtetem Interesse keineswegs erniedrigt, sondern eher noch erhöht. Auch zur Entwicklung der Dokumentation in der Allgemeinpraxis trug er wesentlich bei.

Erster Blick: Schwerkrank	0
Kontaktfragen:	
Beratungsursache	Fieber, "alles tut weh"
Vermutete Ursache	
Furcht vor	Verkühlung
Subjektive Klassifizierung	
Sonst noch	Grippe
Anamnese: Bettruhe seit	gestern
Fieberhöhe und Dauer	41 heute
Mattigkeit	+
Appetitlosigkeit	+
Schlafstörung	+
Fröstein, Schweiße,	±
Ausschlag	
Andere Allgemeinersch.	
Schnupfen	48 Std. leicht
Husten	48 Std. leicht
Halsschmerz	vor 2 Tg. nachts
Kopf-,	seit 48 Std.
Glieder-	
Sonstige Schmerzen?	0
Erbrechen	0
Durchfall	0
Pollakisurie	0
Menstruelle Anomalien	0
Sonstiges	
Untersuchung:	
Inspektion Oberkörper	n.a.
Nasensekretion	
Kopfbeugung frei	+
Halsdrüsen	
Mund Rachen	etwas gerötet
Otoskopie (Kleinkind)	
Lungenperkussion	
Basenverschieblichkeit	
Auskultation	n.a.
Herziktus	
Auskultation	n.a.
Abdomen palpatorisch	n.a.
Nieren klopfempfindlich	
Sonst auffällig	
Ärztliche Klassifizierung:	Fieber
Therapie:	Pyramidon

Abb. 45   Diagnostische Führung anhand des Fieberstandards (aus BRAUN, R. N.: Lehrbuch der ärztlichen Allgemeinpraxis, Urban & Schwarzenberg, München 1970)

Von GEIGER stammt der Begriff der sog. *PPP-Formen* (Prä-, Para- und Postformen) von bekannten Krankheiten und Gesundheitsstörungen, mit denen es speziell der Allgemeinmediziner in seiner täglichen Arbeit zu tun hat. Diese PPP-Formen sind wissenschaftlich, statistisch und gesundheitspolitisch meist unbekannt und daher unerforscht geblieben. Weitere Arbeiten dieses Autors befassen sich mit der Integration anderer Fachrichtungen, z. B. der Sozialmedizin, der soziologischen Medizin, der psychologischen Medizin, der Eugenik und der Humangenetik in die Allgemeinmedizin. Auch die Geschichte und der Strukturwandel der Allgemeinmedizin wurden von ihm untersucht. Er schrieb auch die 1969 erschienene Monographie *Die Führung einer Allgemeinpraxis.*

Das diagnostische Vorgehen des praktischen Arztes wurde besonders von KRÜSI (s. Legende Abb. 49) näher erforscht. Er postuliert, daß *es eine eigentliche Diagnose an sich nicht gibt, sondern daß in Wahr-*

heit verschiedene diagnostische „Tiefen" oder „Ebenen" bestehen. Für
den Allgemeinarzt gibt es danach zwei diagnostische Wege, die durch
Abb. 46 verdeutlicht werden.

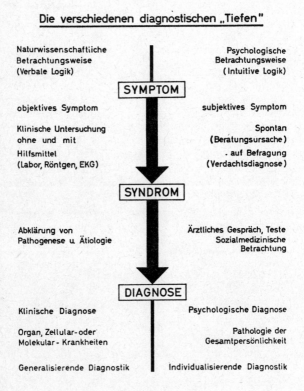

Abb. 46   Die verschiedenen diagnostischen Tiefen (aus Krüsi, G.: Der
praktische Arzt heute. Huber, Bern 1968)

Der eine Weg ist der einer naturwissenschaftlichen Betrachtungsweise
(linke Seite des Schemas). Hier gelangt der Allgemeinarzt über die
Stufen der objektiven Symptome und der Syndrome zu einer Diagnose klinischer Art. Der andere Weg ist der einer psychologischen
oder psychosomatischen Betrachtungsweise (rechte Seite des Schemas),
bei dem er in einer gleichen Stufenfolge zu einer Erschließung der

Gesamtpersönlichkeit des Patienten kommt. Er führt dazu aus: „Nur wenn der Praktiker beide Betrachtungsweisen gleicherweise anwendet und durch seine sozialmedizinischen Kenntnisse eines beschränkten Praxisraumes ergänzt, kann er eine sinnvolle Therapie (rationale Maßnahmen, Psychotherapie und soziale Maßnahmen) betreiben."

Von BRANDLMEIER stammen eingehende Untersuchungen über die geschichtliche Entwicklung des praktischen Arztes (s. S. 16 f). Wesentliche Beiträge leistete er zur Erforschung der Notfallfunktion des Allgemeinarztes, zur Statistik und Dokumentation und zu sozialmedizinischen Fragen innerhalb der Allgemeinmedizin. Zusammen mit KRÜSI inaugurierte er den Band *Der praktische Arzt heute, Probleme und Ziele der Allgemeinmedizin* (1968), der grundlegende Arbeitsergebnisse einer wissenschaftlichen Betrachtung der Allgemeinmedizin enthält.

ENGELMEIER bearbeitete vor allem die Problematik der Aus- und Weiterbildung zum Allgemeinarzt und einer Morbiditätsstatistik in der Allgemeinpraxis. Er ist der Mitbegründer der *Internationalen Gesellschaft für Allgemeinmedizin* und Initiator vieler ihrer wissenschaftlichen Themenstellungen.

Von STURM wurden eine ganze Reihe allgemeinmedizinischer Fragen untersucht. Sie waren z. T. grundsätzlicher Art (wie z. B. Dokumentation, Weiter- und Fortbildung), z. T. aber auch speziell ausgerichtet (Labordiagnostik, Diätetik, Behandlung mit Antikoagulantien, Leberbiopsie usw.). Er verfaßte die *Einführung in die Allgemeinmedizin,* ein besonders auf die praktische Arbeit des Allgemeinarztes ausgerichtetes Buch, das als Anweisung für Studenten, zukünftige und junge Allgemeinärzte bekannt geworden ist.

LÜTH beschrieb in seiner umfassenden Monographie *Niederlassung und Praxis* die wesentlichen Wissensgrundlagen einer Niederlassung in der Praxis, besonders in der Allgemeinpraxis. Er beschäftigte sich bekanntermaßen mit vielen vorwiegend theoretischen Problemen der Medizin, die aus seiner Erfahrung als praktischer Landarzt resultierten. Ein spezielles, mehr allgemeinmedizinisch ausgerichtetes Arbeitsgebiet von ihm ist die medikamentöse Therapie in der Allgemeinpraxis.

Vorwiegend mit Untersuchungen der allgemeinärztlichen Aus-, Weiter- und Fortbildung im internationalen Vergleich befaßte sich HELLER, der derzeitig Präsident der Internationalen Gesellschaft für Allgemeinmedizin ist.

Das *Heidelberger Gespräch* (1964), an dem bekannte Vertreter der klinischen und allgemeinärztlichen Medizin teilnahmen, bedeutete einen Fortschritt auch für eine wissenschaftliche Betrachtung der Allgemeinmedizin. Dieses bemerkenswerte Zusammentreffen, dessen Ergebnisse bald bekannt wurden, trug wesentlich zu einer Klärung der beiderseitigen Standpunkte bei und begann damit einer Annähe-

rung oder, besser gesagt, Wiederannäherung beider medizinischer
Bereiche den Weg zu ebnen. Durch die Erkenntnis der klinischen Teilnehmer an diesem Gespräch, daß die derzeitige Universitätsausbildung nicht mehr den Bedürfnissen der praktischen Allgemeinmedizin
entspricht, wurden Fortschritte in der Richtung auf eine Mitarbeit von
Allgemeinärzten in der Forschung und Lehre an der Universität erzielt.

Die *Fallverteilung* in einer Allgemeinpraxis, in einer Poliklinik und
in einer inneren Abteilung eines großen Krankenhauses wurde von
RITTER untersucht und miteinander verglichen. Der Autor war jahrelang in allen drei medizinischen Bereichen tätig. Er wies anhand eines
größeren Zahlenmaterials nach, daß es eine Reihe von Krankheitsgruppen gibt, die in der Klinik fehlen und andererseits solche, die in
der Praxis kaum vorkommen (Einzelheiten s. Tab. 14). Er widerlegt
eindrücklich das Vorurteil, daß in der Allgemeinpraxis nur leichte
Fälle zur Behandlung kommen und betont die Schwierigkeit der allgemeinärztlichen Tätigkeit in der prä- und postklinischen Phase bei
chronisch Kranken.

Sehr interessante Ergebnisse erhielt der gleiche Autor bei einer ausgedehnten Umfrage in drei verschiedenen Bereichen der Bundesrepublik
mit dem Thema der Verbreitung nicht allgemein anerkannter Heilverfahren in der freien Praxis. Er konnte feststellen, daß mehr als
70 % aller in der Praxis niedergelassenen Ärzte (einschl. Fachärzte)
therapeutische Methoden nichtwissenschaftlicher Art (Homöopathie,
Naturheilkunde, Neural- und Segmenttherapie, Chiropraktik usw.)
zum mindesten gelegentlich anwenden (Einzelheiten s. S. 83).

Die Grundzüge einer *allgemeinärztlichen Methodenlehre* als wissenschaftliche Basis der Allgemeinmedizin wurden von MEYER erarbeitet.
Er schlägt vor, die Anamnestik, die Semiotik, einfache Untersuchungs-
methoden und die Notfalltherapie für den Allgemeinmediziner verbindlich zu formulieren, um eine wissenschaftliche Vergleichbarkeit zu
erzielen.

Besondere Impulse erhielt die Erforschung der allgemeinärztlichen Tätigkeit durch die umfangreichen Untersuchungen von HÄUSSLER. Er ist
der erste Allgemeinarzt im deutschsprachigen Raum, der einen Lehrauftrag für Allgemeinmedizin an der Universität erhielt (Freiburg
1966). Seine Arbeiten, die z. T. als Monographien veröffentlicht wurden, befassen sich u. a. mit der Ausbildung, der Weiterbildung und
Fortbildung in der Allgemeinmedizin, mit der Vorsorgemedizin, der
Analyse allgemeinärztlicher Praxen, von Beratungsursachen und der
Ein- und Überweisungstätigkeit. Die von ihm durchgeführten Untersuchungen zeichnen sich meist durch hohe Fallzahlen aus und sind
daher auch gesundheitspolitisch besonders aussagekräftig und rich-
tungsweisend geworden. Einzelheiten hierüber finden sich in verschiedenen Kapiteln dieses Buches.

In den letzten Jahren haben Zahl und Ausmaß der Arbeiten über Themen aus allen möglichen Bereichen der Allgemeinmedizin ständig zugenommen. Besondere Initiativen gingen hier in der Bundesrepublik und Österreich von den *Lehrbeauftragten* für Allgemeinmedizin an den Universitäten aus.

So bearbeiteten SCHRÖMBGENS (Freiburg) die Problematik der Sexualberatung, der Diagnostik, der Fehldiagnose, der banalen Beratungsursache, des ärztlichen Gespräches, der Hausbesuchstätigkeit, des Alternden und des Unheilbaren und des Sterbenden in der Allgemeinpraxis; BIERMANN (Münster) die Sozialstruktur und Handlungszwänge in der Allgemeinpraxis; GÖPEL (Berlin) die gezielte und systematische Untersuchungsmethodik; HAEHN (Hannover) Fragen der Famulatur, der Weiterbildung, der Analyse und Statistik in der Allgemeinpraxis; HÄRTER (Mannheim) die Labordiagnostik, Grundsätze der Aus- und Weiterbildung in der Allgemeinmedizin, das ärztliche Hilfspersonal; HAMM (Hamburg) Grundsatzprobleme des Fachgebietes, der Aus- und Weiterbildung, Grundlagen und Systematik der Lehre über die Allgemeinmedizin an der Universität, Langzeitbehandlung am Beispiel der chronischen Bronchitis, Herzinfarkt in der Allgemeinpraxis, die sog. Banalität bei Patienten mit Herzbeschwerden, Thromboseprophylaxe, Entwicklungstendenzen und Zukunft des Faches; HAYN (Frankfurt) Anamnestik, geriatrische und psychiatrische Probleme und Multimorbidität in der Allgemeinpraxis, Kooperationsformen ärztlicher Praxen, Fragen der Vorsorgemedizin und des Notfalldienstes; ISELE (Heidelberg) die Kreislauferkrankungen und Infekte in der Allgemeinpraxis; JUNGMANN (Göttingen) Fragen der Weiter- und Fortbildung; KORFMACHER (München) die Stoffwechselerkrankungen; KÜHN (Bochum) den Notfalldienst und die Systematik der Gebührenordnung; MATTERN (Heidelberg) psychosoziale, psychiatrische und geriatrische Probleme in der Allgemeinpraxis, Formen allgemeinärztlicher Praxisausübung und Präventivmedizin; PILLAU (München) die Hausbesuchstätigkeit und die Dokumentation; SCHIFFNER (Tübingen) das Problem der Gastarbeiter und die vorsorgemedizinische Tätigkeit in der Allgemeinpraxis; TETZLAFF (Münster) die Weiterbildung und Grundlagen der Allgemeinmedizin.

Außerhalb der Bundesrepublik, und meist noch früher als hier, sind durch BYRNES und SCOTT (Großbritannien), VAN ES (Niederlande), GÄRTNER (DDR) und VULETIC (Jugoslawien) bedeutende Beiträge zur Erforschung der Allgemeinmedizin, vor allem im Bereich der Aus- und Weiterbildung, geleistet worden.

Schließlich haben auch Arbeiten so bekannter Wissenschaftler wie BALINT, JORES, SCHÄFER, SCHULTEN und VON UEXKUELL zu allgemeinmedizinischen Grundsatzfragen wesentlich zur wissenschaftlichen Untermauerung des Faches beigetragen.

Die Entwicklung wissenschaftlicher Institutionen und der Einführung eines Facharztstatus für Allgemeinmedizin zeigt Tab. 56.

Tabelle 56: Die Entwicklung der Institutionen für Allgemeinmedizin zwi-
zwischen 1960 und 1970

	1960	1970
Wissenschaftliche Gesellschaften	1	12
Lehrstühle für Allgemeinmedizin in Europa	0	14
Lehraufträge für Allgemeinmedizin in den USA	0	56
Lehraufträge für Allgemeinmedizin in der Bundesrepublik	0	5
Institute für Allgemeinmedizin in Europa	0	8
Zahl der europäischen Länder, die für Allgemeinmedizin den Facharztstatus eingeführt haben	0	8
Internationale Kongresse für Allgemeinmedizin	1	12
World-Conferences on General Practice	0	4

Form und Struktur der Lehre über die Allgemeinmedizin

Eine Lehre von der Allgemeinmedizin gab es bis vor einigen Jahren praktisch nicht.

Das galt einmal für die *Ausbildung* des Medizinstudenten, der im übrigen auch in den anderen Fachgebieten der Medizin nur deren klinischen Aspekt kennenlernte und auch heute noch kennenlernt. Kaum jemand kann ernsthaft bestreiten, daß auch im Bereich dieser Fächer im außerklinischen Raum manche Gesichtspunkte, allein z. B. die Fallverteilung, von wesentlicher praktischer Bedeutung sind und eigentlich lehrbar gemacht und de facto gelehrt werden müßten. Um so mehr gilt das für ein Fachgebiet wie die Allgemeinmedizin, das klinisch nicht ausgeübt wird.

Das galt aber auch ebenso für die *Weiterbildung* des Arztes nach der ärztlichen Prüfung zum Arzt für Allgemeinmedizin. Auch hier fehlte eine Anweisung in Form einer Lehre darüber, welche bestimmten Kenntnisse und Fähigkeiten er sich aneignen müsse, um auf die Ausübung einer allgemeinärztlichen Tätigkeit in der Praxis gut vorbereitet zu sein.

Erst in letzter Zeit ist hier eine gewisse Änderung erfolgt, als wenigstens die Fächer und die Tätigkeitszeiten in diesen bestimmt worden sind, die im Rahmen der Weiterbildung zum Allgemeinarzt nachgewiesen werden müssen; das gilt für die Verhältnisse in der Bundesrepublik wie für die in einigen anderen Ländern.

Genauso aber benötigte der bereits als Allgemeinmediziner niedergelassene Arzt, der zunächst weitgehend autodidaktisch arbeiten mußte, einen auf seine speziellen Bedürfnisse zugeschnittenen Grundriß seines Tätigkeitsfeldes und damit auch eine Handlungsweisung für seine tägliche Arbeit.

In gleicher Weise ist für die *Fortbildung* des praktizierenden Allgemeinmediziners eine Definition der Grundstrukturen seiner Berufsausübung als Unterlage dafür erforderlich, was er an Fortbildung überhaupt braucht und welche inhaltlichen Voraussetzungen diese haben muß. Es ist bekannt, daß viele Fortbildungsveranstaltungen für den Allgemeinarzt wegen fehlender Kenntnis von dessen eigentlicher Tätigkeit und aus Mangel an einer Grundkonzeption über das Wesen der Allgemeinmedizin fehlgeplant und deshalb nur wenig effektvoll sind. Erst in letzter Zeit beginnt sich hier eine Wandlung abzuzeichnen.

Für alle diese drei Bereiche, nämlich der Ausbildung des Studenten, der Weiterbildung und der Fortbildung des Allgemeinarztes, ist also das Bestehen eines weitgehend verbindlichen Lehrinhaltes des Fachgebietes Allgemeinmedizin unerläßlich.

Mit dem Beginn einer *Lehre über die Allgemeinmedizin an den Hochschulen* ergaben sich in dieser Hinsicht völlig neue Gesichtspunkte. Allein schon die Notwendigkeit, einen Lehrplan mindestens für den Ablauf eines Semesters aufzustellen, setzte neue Maßstäbe. Auch der Inhalt, die Form, und der Aufbau der einzelnen Lehrveranstaltungen mußte meist ohne Vorbilder neu konzipiert werden.

Trotz vielfach vorhandener wohlwollender Bereitschaft, die Allgemeinmedizin in die Lehre der Gesamtmedizin an der Hochschule einzubauen, stellten sich naturgemäß auch eine Reihe von *Widerständen* ihrer Einführung entgegen. Diese bestanden vor allem auch hier wiederum in der weitgehenden Unkenntnis der allgemeinärztlichen Tätigkeit. Vorbehalte gegenüber der allgemeinmedizinischen Lehre bestanden von seiten mancher Hochschullehrer, aber auch von seiten einer sehr kritisch eingestellten Studentenschaft. Hinzu kamen mancherorts äußere Erschwernisse, wie Einordnung in den Gesamtlehrplan, Hörsaalbenutzung, Mangel an Lehrmitteln usw. Diese Widerstände zwangen die Lehrenden andererseits zur Einhaltung eines festen Lehrplanes, zu Arbeitskonzentration und zur Erfüllung bestimmter Qualitätsvorstellungen.

Aus diesen Gründen mußte der Anfang einer Lehre über Allgemeinmedizin in allen Ländern, in denen sie bisher eingeführt wurde, zunächst einmal experimentierend und auf Erfahrung aufbauend gestaltet werden.

Es kam deshalb überall zu Beginn mehr oder weniger zu Einzelvorlesungen informativen Charakters, die die Besonderheiten der allgemeinärztlichen Tätigkeit zum Inhalt, meist aber noch keinen festen Lehrplan als Grundlage hatten. Ein besonders günstiger Faktor war von vornherein die Praxisnähe des Lehrstoffes und des Lehrenden selber, der in fast allen Fällen ein langjährig erfahrener Allgemeinmediziner war. Da für diese Praxisnähe der dargebotenen Medizin offenbar bei Studenten ein besonderes Bedürfnis bestand, kam es recht bald zu einem guten Kontakt zwischen Lehrenden und Hörern. Dabei wuchs auch das Verständnis für die Grundbegriffe der Allgemeinmedizin, die sich zunehmend im weiteren Verlaufe der Lehrveranstaltungen abklärten.

Spätestens in diesem Stadium der Entwicklung der Lehre ergibt sich dann überall die Notwendigkeit der Aufstellung eines festen *Lehrplanes*. Diese zunehmende Systematik im Lehraufbau führt dann zwangsläufig aus vielen Einzelbausteinen zur Errichtung eines Lehrgebäudes der Allgemeinmedizin, dessen Struktur ein *Lehrprogramm* mit einer bestimmten Lehrfolge ist.

Eine solche Operationalisierung, d. h. eine Überführung theoretischer Vorstellungen in die praktische Arbeit, hat einmal das Erreichen der Lernziele der Allgemeinmedizin, nämlich das Verständnis für die Grundbegriffe und die Praxis dieses Fachgebietes durch den Studenten vor Augen. Andererseits soll sie die Konsolidierung der Allgemeinmedizin an der Universität bewirken, deren Zielprojektion die Institutionalisierung sein muß.

Darüber hinaus — und das ist eine besonders bedeutsame Folge der Lehrtätigkeit von Allgemeinmedizinern an der Universität — führt diese zu einer intensiver fortschreitenden Abklärung des allgemeinärztlichen Arbeitsbereiches und seiner theoretischen Grundlagen sowie zu einer deutlicheren Abgrenzung dieses Fachgebietes von anderen Fächern der Medizin. Dieser Vorgang wird zweifellos, auf die Dauer gesehen, positive Rückwirkungen auf das Selbstverständnis der Allgemeinmedizin zur Folge haben.

Der *Lehrinhalt* muß sich in erster Linie nach den Grundbegriffen der Allgemeinmedizin richten, wie sie im ersten Kapitel dieses Buches angegeben worden sind. Darüber hinaus ergibt er sich folgerichtig aus den Themengruppierungen, die im Ablauf eines oder zweier Semester abzuhandeln sind mit dem Ziel, ein möglichst vollständiges und abgerundetes Bild des Lehrfaches Allgemeinmedizin vermitteln zu können.

Im folgenden soll ein praktisches Beispiel der Durchführung der allgemeinmedizinischen Lehre an der Universität gegeben werden, wie es sich bei uns bewährt hat.

Der Gesamtkomplex der Lehrveranstaltungen gliedert sich in vier Teile:

I. Die Vorlesung,

II. ein allgemeinmedizinischer Untersuchungskurs (Einführung in die allgemeinärztliche Arbeitsweise),

III. ein Seminar über Allgemeinmedizin für Examenssemester,

IV. eine Tagesfamulatur in einer Allgemeinpraxis.

I. Vorlesung

Sie wird, da sie thematisch über zwei Semester läuft, jeweils als *Allgemeinmedizin I* bzw. *Allgemeinmedizin II* angekündigt. Ihr Untertitel lautet: Einführung in die Allgemeinmedizin mit Patientenvorstellungen und Kolloquium.

Die Vorlesung hat eine Dauer von zwei Stunden und findet in vierzehntägigen Abständen statt (mittwochs von 14—16 Uhr).

Aus Gründen einer didaktischen Zweckmäßigkeit wird die Einzelvorlesung in vier Abschnitte gegliedert.

Im *ersten Teil* wird zur Hauptsache ein *theoretisches Grundsatzthema* aus der Allgemeinmedizin abgehandelt. Solche Themen sind z. B.:

— Begriffsbestimmung, geschichtliche Entwicklung und heutige Stellung der Allgemeinmedizin.

— Einrichtung, Organisation und wirtschaftliche Probleme einer Allgemeinpraxis. Organisationsformen allgemeinärztlicher Praxisausübung.

— Berufsordnung und Rechtsstellung des Allgemeinarztes.

— Behandlung von Notfällen und schweren Schmerzzuständen im allgemeinärztlichen Bereich.

— Langzeitbehandlung in der Allgemeinpraxis (am Beispiel der chronischen Bronchitis, der Herz- und Kreislaufkrankheiten, des Diabetes mellitus usw.).

— Die fieberhaften Infekte in der Allgemeinpraxis.

— Vorsorgeuntersuchungen in der Allgemeinmedizin.

— Psychogene Erkrankungen und sozialpsychologische Problematik in der Allgemeinpraxis.

Zusätzlich erfolgt in diesem Abschnitt noch ein Bericht des Lehrbeauftragten

a) über einzelne zwischenzeitlich in der Praxis erlebte und behandelte dringliche Notfälle;

b) über die derzeitige akute Praxissituation im Hinblick auf das Auftreten von Infekten (Infektionslage) oder anderer besonders häufig vorkommender Erkrankungen und

c) anhand eines konkreten Falles über das Verhalten des Allgemeinarztes bei Vorliegen einer besonderen ärztlichen Problematik (z. B.

Schweigepflicht, Krankheitsaufklärung, Betreuung von Schwerkranken und Sterbenden, Süchtigkeit des Patienten usw.).

Dieser erste Teil der Vorlesung dauert etwa 45 Minuten.

Der *zweite* Teil besteht aus einem *Kolloquium* über die vorhergehende Thematik von etwa 15—20 Minuten Dauer. Außerdem erfolgen hier ggf. Kurzberichte der Studenten über ihre Eindrücke von der *Tagesfamulatur* (s. weiter unten).

Im *dritten* Teil steht die *Praxis* im Vordergrund. Hier werden Besonderheiten der Anamnese, des Untersuchungsganges und der Therapie in der allgemeinärztlichen Praxis erörtert und diskutiert. Dauer etwa 15—20 Minuten.

Der *vierte* Teil schließlich ist den *Patientenvorstellungen* aus der Praxis des Lehrbeauftragten vorbehalten. Es werden dabei regelmäßig zwei bis vier Patienten vorgestellt, die besondere Beispiele allgemeinärztlicher Problematik verkörpern (z. B. Langzeitbehandlung, Familienbehandlung, sog. „Banalfälle", Notfallmedizin, Sozialproblematik, Behandlung alter und behinderter Patienten usw.). Dieser Vorlesungsabschnitt erfolgt ebenfalls unter weitgehender Mitarbeit der Hörer (Anamnestik, Befunderhebung, Diagnostik, Therapeutik) und dauert etwa 20 Minuten.

Als didaktische Hilfsmittel werden in der Vorlesung (wie auch in den anderen unten beschriebenen Lehrveranstaltungen) das Videorecorderverfahren und das Abspielen von Tonbandaufnahmen mit der Vorführung von Praxisvorgängen, die im Kolleg nicht gezeigt werden können, die Wiedergabe von Diapositiven und die Demonstration von Röntgenbildern und Elektrokardiogrammen verwandt. Außerdem erhält der Hörer Exemplare von vervielfältigten Kurzfassungen des jeweiligen Vorlesungsinhaltes und Broschüren zum Thema, die er in einem zur Verfügung gestellten Ordner sammeln kann.

Die beschriebene systematische Aufgliederung des Einzelkollegs ermöglicht die Abhandlung und Diskussion eines übergeordneten Themas unter theoretischen und praktischen Gesichtspunkten im Ablauf eines Vorlesungstages. Darüber hinaus besteht bei Einhaltung eines solchen Grundmusters der Vorlesung aber auch die Möglichkeit eines systematischen Aufbaues in der Durchführung der Vorlesungen eines oder mehrerer Semester. Dieses wird dadurch erreicht, daß wissensmäßig eine Vorlesung auf die andere aufbaut und der Hörer kontinuierlich von zunächst einfacheren allmählich zu schwierigeren und mehr problematischen Fragestellungen der Allgemeinmedizin hingeführt wird. Es entsteht so eine Lehrfolge sowohl in „horizontaler" als auch in „vertikaler" Richtung. Diese Leitlinien werden ergänzt durch eine „Gruppenthematik" im vierten Abschnitt der Vorlesung (siehe hierzu das Schema in Abb. 47).

Dieses Schema soll die Möglichkeit der Einhaltung von Lehrfolgen sowohl im Ablauf einer Einzelvorlesung (horizontale Leitlinien und zugehörige Gruppenthematik) als auch im Ablauf eines oder mehrerer Semester (vertikale Leitlinien) verdeutlichen.

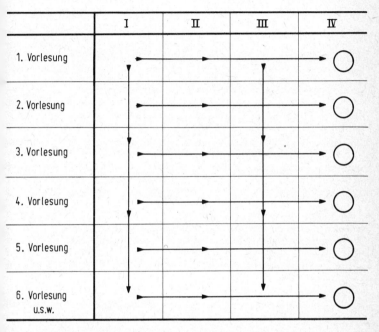

Abb. 47   Horizontale und vertikale Leitlinien und Gruppenthematik (O) innerhalb der Vorlesungen eines Semesters über Allgemeinmedizin

Auf einem derartigen Grundschema aufbauend kann dann ein Vorlesungsplan für ein Semester gestaltet werden, wie er in Tab. 57 als Beispiel angeführt und vom Verfasser auch realisiert wird. Hierbei muß naturgemäß die Zusammensetzung der vorgestellten Patienten variabel sein.

Aus einer solchermaßen systematisch aufgebauten Lehrstruktur entsteht zwangsläufig ein weitgehend in sich abgeschlossenes *Lehrgebäude* der Allgemeinmedizin.

Tabelle 57: Vorlesungsplan im Ablauf eines Semesters (Beispiel)
Einführung in die Allgemeinmedizin mit Patientenvorstellungen und Kolloquium

I. Theoretischer Teil	II. Kolloquium	III. Praktischer Teil	IV. Patientenvorstellungen
1. Einführung mit persönlicher Vorstellung des Lehrbeauftragten und Charakterisierung seiner Praxis. — **Begriffsbestimmung, geschichtliche Entwicklung und heutige Stellung der Allgemeinmedizin** Bericht über Notfälle. Bericht über z. Zt. häufig vorkommende Krankheiten (z. B. Infektionslage) Bericht über Einzelfälle mit besonderer allgemeiner Problematik	**Kolloquium** und Berichte von der Tagesfamulatur	**Anamnese I** Lebenskreis des Patienten (Soziale Anamnese, Arbeitsanamnese, biographische Anamnese)	„**Banalfälle**" Thrombophlebitis Epikondylitis Lumbago
2. **Berufsordnung und Rechtsstellung des Allgemeinarztes** Organisation der ärztlichen Berufsausübung in Deutschland, USA, Schweden und in sozialistischen Ländern Bericht über Notfälle Bericht über z. Zt. häufig vorkommende Krankheiten (z. B. Infektionslage) Bericht über Einzelfälle mit besonderer allgemeiner Problematik	**Kolloquium** und Berichte von der Tagesfamulatur	**Anamnese II** Medizinische Anamnese Kurzanamnese Rationale Anamnese Situationsanamnese	**Thema: Notfälle** (Blutungen) Zustand nach Bronchialkarzinom Zustand nach Darmblutung bei Sigmadivertikulose Zustand nach Blasenblutung bei Blasenkarzinom
3. **Fieberhafte Infekte in der Allgemeinmedizin** Bericht über Notfälle Bericht über z. Zt. häufig vorkommende Krankheiten (z. B. Infektionslage) Bericht über Einzelfälle mit besonderer allgemeiner Problematik	**Kolloquium** und Berichte von der Tagesfamulatur	**Untersuchung und Befunderhebung in der Allgemeinpraxis** I. Allgemeiner Teil	**Thema: Fieberhafte Infekte** Grippaler Infekt Enteritis
4. **Langzeitbehandlung und -beobachtung** am Beispiel der chronischen Bronchitis in der Allgemeinpraxis (mit eigenen statistischen Untersuchungen) Bericht über Notfälle Bericht über z. Zt. häufig vorkommende Krankheiten (z. B. Infektionslage) Bericht über Einzelfälle mit besonderer allgemeiner Problematik	**Kolloquium** und Berichte von der Tagesfamulatur	**Untersuchungen und Befunderhebung in der Allgemeinpraxis** II. Spezieller Teil Durchführung zusätzlicher Untersuchungen	**Thema: Langzeitbehandlung** Chronische Bronchitis bei hochgradiger Kyphoskoliose der BWS und Emphysemthorax Altersemphysem und Cor pulmonale Kindliches Asthma bronchiale
5. **Langzeitbehandlung und -beobachtung** am Beispiel der Herz- und Kreislauferkrankungen in der Allgemeinpraxis Bericht über Notfälle Bericht über z. Zt. häufig vorkommende Krankheiten (z. B. Infektionslage) Bericht über Einzelfälle mit besonderer allgemeiner Problematik	**Kolloquium** und Berichte von der Tagesfamulatur	**Therapie in der Allgemeinpraxis** I. Allgemeine Grundsätze	**Thema: Langzeitbehandlung** Hypertonie, Herzinsuffizienz und Diabetes mellitus Herzinsuffizienz nach mehrfachen Herzinfarkten

Fortsetzung Tabelle 57

I. Theoretischer Teil	II. Kolloquium	III. Praktischer Teil	IV. Patientenvorstellungen
6. Einrichtung und Organisation einer allgemeinärztlichen Praxis Bericht über Notfälle Bericht über z. Zt. häufig vorkommende Krankheiten (z. B. Infektionslage) Bericht über Einzelfälle mit besonderer allgemeiner Problematik	**Kolloquium** und Berichte von der Tagesfamulatur	**Therapie in der Allgemeinpraxis** II. Spezieller Teil	**Thema: Soziale Problematik** Taubstummheit mit Polyarthritis Zustand nach beidseitiger Beinamputation Depressive Verstimmung bei hochgradiger familiärer Belastung Gastarbeiter mit beruflicher Fehlbelastung

Außerdem:
Vorführung von Praxisvorgängen mit dem Videorecorderverfahren, Abspielen von Tonbändern mit simulierten Telefonanrufen von Patienten, Verteilung von vervielfältigten Kurzfassungen des jeweiligen Vorlesungsinhaltes und Broschüren zum Thema, Demonstration von Röntgenbildern und EKG's, Wiedergabe von Diapositiven.

II. Allgemeinmedizinischer Untersuchungskurs

Der Untertitel: „Einführung in die allgemeinärztliche Arbeitsweise" deutet bereits auf den Zweck dieser Lehrveranstaltung hin. Der Kurs soll den Studenten unmittelbar mit der praktischen Arbeit des Allgemeinarztes bekannt machen, soweit dies im Rahmen der Universität überhaupt möglich ist. Die Notwendigkeit hierzu ergab sich aus der obengenannten Vorlesung, als sich nämlich zeigte, daß viele Studenten mit dem praktischen Vorgehen des Allgemeinarztes und dem Umgang mit Patienten in der Praxis nicht genügend vertraut waren. Auch aus zeitlichen Gründen mußte dieser wichtige Bestandteil der Lehre aus der Vorlesung selbst herausverlagert werden.

Dieser Kurs findet in Form einer allgemeinärztlichen Sprechstunde unter Mitwirkung von einem oder zwei Patienten statt. Der Student erhält dazu eine Karteitasche, in der alle in der Praxis üblichen Formulare enthalten sind (Karteikarte, Rezepte, Überweisungsscheine, Krankenhauseinweisungsscheine, Verordnungen zur physikalischen Therapie, Arbeitsunfähigkeitsbescheinigungen usw.). Die Karteimappen werden mit einer selbstgewählten fünfstelligen Zahl bezeichnet, um damit nach dem Kurs ohne Namensnennung durch den Lehrbeauftragten korrigiert werden zu können.

Unter Anleitung des Lehrbeauftragten werden hier die Anamneseerhebung, der Untersuchungsgang und die Therapieanweisungen von den Studenten weitmöglichst selbständig durchgeführt. Dazu müssen die Karteikarten und die evtl. benötigten Formulare praxisgemäß ausgefüllt werden. Die Arbeit im Kurs kann auf Wunsch der Teilnehmer auch in Gruppen erfolgen.

Um die Praxisnähe dieser Lehrveranstaltung fördern zu können, werden weiterhin Tonbandaufnahmen simulierter Telefonanrufe von Patienten abgespielt, an die sich eine entsprechende Diskussion anschließt.

Dieser Kurs wird einstündig vierzehntägig im Anschluß an die Vorlesung abgehalten.

III. Seminar über Allgemeinmedizin für Examenssemester

Dieses Seminar soll den Studenten höherer Semester noch einmal vor Verlassen der Universität mit der Problematik der Allgemeinmedizin vertraut machen. Hier werden vor allem Fragen der Weiterbildung, der Niederlassung, der Tätigkeit als Kassenarzt und Standesprobleme, soweit sie den Allgemeinarzt betreffen, in Art eines Rundtischgespräches erörtert.

Auch diese Lehrveranstaltung wird vierzehntägig einstündig abgehalten.

IV. Tagesfamulatur in einer Allgemeinpraxis

Sie ist ein Bestandteil der Vorlesung und wird auch über diese vermittelt.

Der Student nimmt dabei einen Tag lang an der Arbeit eines Allgemeinarztes teil, d. h., er macht in erster Linie die Sprechstunden mit, in denen er sich mit einzelnen Patienten beschäftigt, Anamnesen erhebt und mit Blutdruckmessungen, Urinuntersuchungen usw. beschäftigt wird. Außerdem führt er gemeinsam mit dem Praxisinhaber die Besuchstätigkeit durch und wird im übrigen für den betreffenden Tag in der Familie des Arztes aufgenommen.

Die hierfür zur Verfügung stehenden Praxen werden als *Lehrpraxen* bezeichnet und nach besonderen Gesichtspunkten (z. B. auch nach ihrer Lage in der Stadt, am Stadtrand oder auf dem Lande) ausgewählt.

Die Teilnehmer an diesem breitgefächerten Lehrprogramm sind in unserem Beispiel fast ausschließlich Studenten *klinischer Semester*.

An anderen deutschsprachigen Universitäten, besonders dort, wo ein klinisches Studium nicht oder vorläufig nur beschränkt möglich ist, werden auch weitgehend Studenten *vorklinischer Semester* in den allgemeinmedizinischen Unterricht einbezogen. Diese führen dann ebenfalls Hospitationen in Allgemeinpraxen durch, womit gleich zu Beginn des Studiums ein Einblick in die praktische Tätigkeit des Arztes ermöglicht wird.

In den meisten Fällen werden Vorlesungen von mehrstündiger Dauer in vierzehntägigem Rhythmus abgehalten. An einzelnen Universitäten finden aber bereits Vorlesungen in wöchentlichen Abständen statt.

In Verbindung mit den Vorlesungen haben auch *Exkursionen* in Ärztehäuser, Gemeinschaftspraxen, pharmazeutische Firmen usw. stattgefunden.

Außerdem kamen über die Vorlesungen *Dissertationen* aus dem Gebiet der Allgemeinmedizin zustande. HÄUSSLER führte in Zusammenarbeit mit einer Reihe seiner Hörer als Mitautoren eine umfangreiche wissenschaftliche Untersuchung über ein Thema aus der Vorsorgemedizin durch.

In letzter Zeit haben die Lehrveranstaltungen für Allgemeinmedizin in der Bundesrepublik überall deshalb mehr an Bedeutung gewonnen, weil nach der neuen Approbationsordnung eine außerklinische Pflichtfamulatur vorgeschrieben ist, die auch in Allgemeinpraxen oder in Gemeinschaftspraxen abgeleistet werden kann. Der Unterricht über Allgemeinmedizin an der Hochschule dient damit als Einführung in diese Famulatur.

Allgemeinmedizin und Hochschule

In den letzten zwanzig bis dreißig Jahren breitete sich zunehmend die Erkenntnis aus, daß die Universitätsausbildung des Medizinstudenten nicht mehr den Anforderungen entspreche, die einer späteren Ausübung des Berufes als praktischer Arzt oder Allgemeinarzt gemäß an sie gestellt werden müsse. Diese Erkenntnis bestand in der Tat zu Recht, obwohl z. B. noch in den früheren Approbationsordnungen der Bundesrepublik als Ausbildungsziel ausdrücklich der praktische Arzt genannt war. Die zunehmende Spezialisierung der Medizin hatte auch in der Lehre und Ausbildung Platz gegriffen.

So konnte es eigentlich nicht wundernehmen, daß schon recht früh aus Kreisen praktischer Ärzte gefordert wurde, die Besonderheiten ihrer ärztlichen Tätigkeit an der Universität zu lehren. Der Anfang damit wurde an einigen Universitäten der *USA* und *Kanadas* gemacht. Im europäischen Raum entstand der erste Lehrstuhl für Allgemeinmedizin 1963 in *Großbritannien* (Edinburgh, RICHARD SCOTT). Hier müssen seitdem alle klinischen Medizinstudenten dreieinhalb Monate lang eine Lehre in der Allgemeinmedizin durchlaufen, die theoretisch und praktisch durchgeführt wird. Der Universität stehen zu diesem Zweck Lehrpraxen mit einigen hauptamtlich und mehreren nebenamtlich beschäftigten Allgemeinärzten als Lehrkräften zur Verfügung. Ähnliche Einrichtungen folgten in Birmingham und später auch an anderen englischen Hochschulen. Seit 1966 besteht in den *Niederlanden* (Utrecht, VAN Es) ein sog. *Hausarztinstitut*, das ursprünglich von der Allgemeinärzteschaft gegründet und inzwischen (1969) mit Lehrstuhl in die Universität eingegliedert wurde. Auch hier wird der Student in der Allgemeinmedizin ausgebildet. In den letzten Jahren sind praktisch an allen Universitäten der Niederlande und an den meisten auch in *Belgien* gleiche Institute mit entsprechenden Lehrmöglichkeiten eingerichtet worden. Besonders gefördert wurde die Ausbildung in Allgemeinmedizin in *Jugoslawien* mit der Gründung des *Andreja-Stampar-Instituts* für Allgemeinmedizin und Lehrstuhls an der Universität Zagreb (VULETIC). Auch in der *DDR* besteht seit 1964 ein Lehrstuhl für medizinische Praxis bei der Deutschen Akademie für ärztliche Fortbildung in Berlin-Lichtenberg, und die Allgemeinmedizin ist in die studentische Ausbildung einbezogen.

In der *Bundesrepublik* bestehen an der überwiegenden Zahl der Universitäten *Lehraufträge* für Allgemeinmedizin. Der erste Lehrauftrag dieser Art wurde 1966 an HÄUSSLER (Freiburg, jetzt Ulm) erteilt. HÄUSSLER war auch der erste, der sich im deutschsprachigen Raum für das Fachgebiet Allgemeinmedizin habilitieren konnte. Inzwischen ist ebenfalls in *Österreich* der Beginn mit Lehraufträgen in Graz und Innsbruck gemacht worden. Der derzeitige Stand der Lehraufträge und die Namen der Lehrbeauftragten in der Bundesrepublik und in Österreich sind in der folgenden Zusammenstellung aufgeführt.

Berlin	Dr. GÖPEL
Bochum	Dr. KÜHN
Essen	Dr. NORPOTH
	Dr. SENNE
Frankfurt	Dr. HAYN
Freiburg	Dr. SCHRÖMBGENS
Gießen	Dr. BERNDT
	Dr. HÖRER
Göttingen	Dr. JUNGMANN
Graz	Dr. HELLER
Hamburg	Dr. HAMM
Hannover	Dr. HAEHN
Heidelberg	Dr. ISELE
	Dr. MATTERN
Innsbruck	Dr. BISCHOFF
Mannheim	Dr. HÄRTER
	Dr. WERNER

Marburg   Dr. VOGLER
München   Dr. BRANDLMEIER
                            Dr. KORFMACHER
                            Dr. PILLAU
Tübingen   Dr. SCHIFFNER
Ulm   Prof. Dr. HÄUSSLER
                            Dr. KELLER

Die Einrichtung dieser Lehraufträge ist in der Bundesrepublik von seiten des Staates (Konferenz der Gesundheitsminister bzw. der Kultusminister und -senatoren der Länder) und der Universität (Rektorenkonferenz) maßgeblich unterstützt worden. Sie stellt insgesamt gesehen einen wichtigen Fortschritt für die Ausbildung des Medizinstudenten und für die Anerkennung der Allgemeinmedizin als gesondertes Lehrfach dar. Darüber hinaus eröffnet sich auf diese Weise Allgemeinmedizinern zum ersten Mal die Möglichkeit, die spezifischen Besonderheiten ihres Tätigkeitsbereiches im Rahmen der Universität vorzutragen. Es kann kein Zweifel daran sein, daß sie damit in vieler Hinsicht über ihr eigenes Fachgebiet hinaus alle in der freien Praxis tätigen Ärzte an der Universität mitrepräsentieren.

Andererseits bedeuten Lehraufträge keine endgültige Absicherung der Allgemeinmedizin an der Hochschule; sie sind an den meisten Universitäten jederzeit aufhebbar und fast überall auch unbesoldet, d. h., auch im Etat nicht aufgeführt. Auf die Dauer gesehen muß deshalb eine Institutionalisierung unbedingt angestrebt werden. Nur auf diese Weise dürfte eine endgültige Konsolidierung des Faches Allgemeinmedizin zu erreichen sein.

Ein solches *Institut für Allgemeinmedizin* hätte vielfältige schon heute dringend notwendige Aufgaben zu erfüllen.

Im Rahmen der *Ausbildung* hätte es die allgemeinmedizinische Lehre an der Universität durchzuführen und zu überwachen. Hierzu würde auch der Einbau einer geeigneten Mitarbeit anderer Fächer (Sozialmedizin, Medizinsoziologie, medizinische Psychologie, Arbeits- und Unfallmedizin) in die allgemeinmedizinische Ausbildung zählen. Ferner würde ihm die Organisation der Pflichtfamulaturen, die Auswahl der hierzu erforderlichen Lehrpraxen und die notwendige Schulung der entsprechenden Lehrpraktiker obliegen.

Auch für die *Weiterbildung* zum Allgemeinarzt hätte ein solches Institut große Bedeutung. Es müßte dabei die Ärztekammern sehr wesentlich in ihren Aufgaben unterstützen (Spezifizierung der Weiterbildungsanforderungen, Auswahl von Weiterbildungspraxen und -praktikern, Durchführung von Seminaren für Weiterbildungsärzte und -assistenten, Einrichtung von Wechselassistentenstellen in Krankenhäusern für die Weiterbildung in der Allgemeinmedizin, Mitwirkung bei evtl. später vorgeschriebenen Prüfungen für die Anerkennung als Allgemeinarzt usw.).

Weiter könnte die *Fortbildung* der Allgemeinärzte durch die Arbeit eines solchen Institutes wesentlich gefördert werden (Einrichtung und Organisation speziell auf die Erfordernisse der Allgemeinmedizin ausgerichteter Fortbildungskurse, -seminare und -tagungen, auch im Institut selber, Beratung von Fortbildungsärzten, Überwachung der Effektivität der Fortbildung usw.).

Die vierte wesentliche Aufgabe für ein Institut wäre die der wissenschaftlichen *Forschung* (Ausrichtung, Organisation und Intensivierung der wissenschaftlichen Arbeit). Hier müßten umfassendere Probleme der Allgemeinmedizin untersucht werden, die aufgrund von Arbeiten aus Einzelpraxen allein nicht befriedigend geklärt werden können. Auch Dissertationen in größerer Zahl wären hier möglich. Die Organisation wissenschaftlicher Kongresse wäre wie die Kontaktpflege von Forschern untereinander die weitere Aufgabe eines solchen Institutes.

In Abb. 48 sollen noch einmal die Aufgaben eines Institutes für Allgemeinmedizin schematisch dargestellt werden.

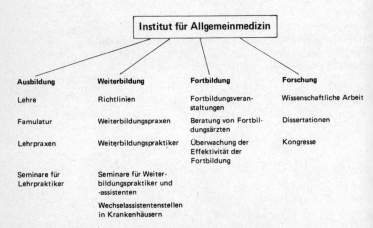

Abb. 48   Schema des Aufgabenbereiches eines Instituts für Allgemeinmedizin

Die Leitung eines derartigen Instituts sollte in Händen eines auch weiterhin teilweise in der Praxis tätigen Allgemeinarztes liegen. Seine Praxis und auch evtl. die von Mitarbeitern sollte für Unterrichtszwecke mitbenutzt werden können. Auf jeden Fall müßte die unmittelbare Verbindung des Instituts mit der Praxis beibehalten werden können, da sonst ein wirklichkeitsnaher Unterricht nicht mehr gewährleistet ist. Als Mitarbeiter könnten aber auch junge Assistenten infrage kommen, die Allgemeinärzte werden wollen. Zum Institut müßten eine Bibliothek und eine Lehrmittelsammlung gehören.

Es ist mehrfach diskutiert worden, einem Institut eine allgemeinmedizinische Ambulanz in Form einer *Poliklinik* anzugliedern oder vorzuschalten. Auch ist die Möglichkeit erwogen worden, die Mitarbeiter des Instituts in Polikliniken anderer Fachrichtungen mitwirken zu lassen. Unzweckmäßig erscheint dagegen der Plan, einzelne Allgemeinmediziner ohne eigene Institutionalisierung als alleinige Tätigkeit an der Hochschule lediglich an der Arbeit in Polikliniken zu beteiligen. Das würde die notwendige Eigenständigkeit der Allgemeinmedizin an der Hochschule weitgehend unmöglich machen.

Allgemeinmedizinische Universitätsinstitute der dargestellten Art sind bereits in einer ganzen Anzahl in Holland, Großbritannien und Jugoslawien verwirklicht worden. Sie haben sich in diesen Ländern qualitativ und quantitativ sehr günstig auf den allgemeinärztlichen Nachwuchs ausgewirkt.

Der oben angeführte umfangreiche Aufgabenkatalog wird sich nach übereinstimmender Ansicht der meisten Sachkenner in Zukunft kaum ohne eine feste institutionelle Einrichtung, die ein Zentrum der Allgemeinmedizin für den zur jeweiligen Universität gehörenden Bereich werden kann, lösen lassen. Es ist zu hoffen, daß bei einer strukturellen Neuordnung des Fachbereichs Medizin, die an einigen Universitäten bevorsteht, das Fachgebiet Allgemeinmedizin den ihm gebührenden Platz einnehmen wird.

Die Zukunft des Allgemeinarztes

In letzter Zeit ist vielfach darüber diskutiert und auch angezweifelt worden, ob der Allgemeinarzt überhaupt noch eine Zukunft habe. Diese Zweifel wurden, wenn man von deutlich machtpolitisch ausgerichteten Kräften absieht, einmal von durchaus ideal gesonnenen Personengruppen außerhalb der Ärzteschaft erhoben. Andererseits sind diese Zweifel besonders in Kreisen junger Ärzte und Studenten entstanden, die eine mehr spezialistisch eingestellte Medizin anstreben, eben die, die sie fast ausschließlich von ihrem Studium und aus der Klinik her kennen.

Oft genug liegen diesen Zweifeln begriffliche Verwechslungen zugrunde. Vor allem wird die Allgemeinmedizin mit der kritisierten Kassenarztmedizin schlechthin identifiziert. Das liegt auch deshalb nahe, weil der Allgemeinarzt ja nur im außerklinischen Bereich und hier ganz überwiegend als Kassenarzt tätig ist. Es wird dabei häufig vergessen, daß gerade in den Ländern, in denen die Kassenarztmedizin in unserem Sinne abgeschafft wurde oder nie existiert hat, eine besondere Förderung der Allgemeinmedizin erfolgt ist. Es gibt bis heute kein gesundheitspolitisches System, in dem der Allgemeinarzt ernsthaft als entbehrlich angesehen wird, praktisch ist immer gerade das Gegenteil der Fall.

Zweifel an der zukünftigen Existenzberechtigung des Allgemeinmediziners werden auch deshalb erhoben, weil eine ausreichende Qualifikation für die auf ihn zukommenden vielfältigen Aufgaben infrage gestellt wird. Dieser Ansicht liegen meist eine mangelhafte Kenntnis des Bereiches der allgemeinärztlichen Tätigkeit und ihrer spezifischen Funktion im Rahmen der Gesamtmedizin zugrunde. Zu einer verbesserten Kenntnis des Tätigkeitsfeldes und der Funktion des Allgemeinarztes und deren Abgrenzung beizutragen, ist ein hauptsächliches Anliegen dieses Buches. Das kann hier allerdings nur theoretisch erfolgen. Aufschlußreicher in dieser Hinsicht ist sicher eine aktive Mitarbeit in einer allgemeinärztlichen Praxis.

Aber auch noch aus anderen Gründen werden die Zukunftsaussichten des Allgemeinmediziners kritisch beurteilt. Einesteils wird behauptet, daß die rein technischen Möglichkeiten des Allgemeinarztes nicht suffizient seien und die zwischenmenschliche Seite seiner Betätigung zu sehr im Vordergrund stünde. Andererseits wird eine Überbetonung der technischen Medizin in der Praxis zuungunsten rein ärztlicher Beschäftigung mit dem Patienten bemängelt. Da diese Kritik meist aus der gleichen Richtung kommt, widerspricht sie sich selbst. Es kann gar nicht Aufgabe der Allgemeinmedizin als Trägerin der ärztlichen Basisversorgung auf breitester Ebene sein, eine fachspezifische Perfektion in jeder Richtung aufweisen zu können. Dabei ist selbstverständlich innerhalb bestimmter Grenzen eine gewisse Schwerpunktbildung im Rahmen jeder allgemeinärztlichen Tätigkeit möglich und wird auch oft praktiziert.

Auf der anderen Seite kann nicht übersehen werden, daß durch die stürmische Fortentwicklung der Medizin dem Allgemeinarzt neue Aufgaben erwachsen sind, die eine entsprechend qualifizierte Aus-, Weiter- und Fortbildung verlangen. Hier sind erste bedeutsame Schritte, z. B. in Form der neuen Approbationsordnung und der Weiterbildungsordnung, bereits getan worden. In Zusammenhang mit einer vermehrten Abgrenzbarkeit der allgemeinärztlichen Tätigkeit sind damit die Grundlagen einer modernen Konzeption dieses ärztlichen Berufszweiges gelegt worden.

Für die zukünftige Entwicklung der Allgemeinmedizin sind aber noch folgende Punkte besonders zu bedenken.

Bedarf an allgemeinärztlicher Leistung. Er ist enorm angestiegen und steigt weiterhin ständig. Die an anderer Stelle (S. 6 ff) angegebenen statistischen Erhebungen zeigen den bereits jetzt bestehenden großen Umfang allgemeinärztlicher Tätigkeit. Erfahrungsgemäß wächst dieser von Jahr zu Jahr um mindestens 5 %. Die Ausweitung der Vorsorgemedizin läßt einen weiteren darüber hinausgehenden Bedarf erwarten. Diese in die Zukunft weisenden Feststellungen lassen sich für den Bereich der Bundesrepublik und gleichermaßen für die Verhältnisse in anderen hochentwickelten Staaten treffen.

In vielfach höherem Maße gilt dieses aber für weite Gebiete der Erde, die als sog. *Entwicklungsländer* bezeichnet werden. Hier steht man oft noch am Beginn des Aufbaus einer ärztlichen Basisversorgung überhaupt, und speziellere ärztliche Dienste existieren lediglich vereinzelt in sehr großen Städten. Von einer ärztlichen „Versorgung" in unserem Sinne kann vielfach überhaupt noch nicht die Rede sein. Für die Errichtung einer medizinischen Infrastruktur in diesen Ländern kommt vorläufig nur der Arzttyp des Allgemeinmediziners in Betracht, der aber hier auch nur in geringer Anzahl zur Verfügung steht. Es besteht also noch ein außerordentlich großer Mangel an Allgemeinärzten in vielen Teilen der Welt.

Deshalb kann es auch nicht wundernehmen, wenn in den letzten Jahren überall in der Welt die Forderung nach einer vermehrten Ausbildung von Allgemeinärzten erhoben wurde. Die entsprechende Entschließung des Weltärztetages 1970 in Oslo ist ein deutlicher Beweis hierfür. Ein besonderer Beweggrund für diese Forderung ist noch die Tatsache, daß die Zahl der Allgemeinärzte in den hochentwickelten Ländern zurückgeht und ihre Überalterung zunimmt. Dieser Vorgang wird, vor allem im sozialen und sozialpolitischen Sinne, überall als äußerst nachteilig empfunden und führt eigentlich zum ersten Mal allen die große Bedeutung des Allgemeinarztes für die gesundheitliche Versorgung der Bevölkerung faktisch vor Augen. Es sollte also das intensive Bestreben aller Einsichtigen im außer- und innermedizinischen Bereich sein, diesen in Zukunft noch anwachsenden Bedarf an allgemeinärztlicher Tätigkeit zu decken und die Ausbildung von Allgemeinärzten tatkräftig zu fördern.

Nachwuchsproblem. Seine Lösung in quantitativer wie qualitativer Hinsicht wird die Zukunft der Allgemeinmedizin entscheidend mitbestimmen. Früher war es das selbstverständliche Ziel fast aller jungen Mediziner, praktischer Arzt zu werden. Es war auch nur beschränkt möglich, den ärztlichen Bedarf in anderer Weise auszuüben. Hier ist ein grundlegender Wandel erfolgt. Die Möglichkeit, als Arzt nur in einem Spezialgebiet im klinischen wie im außerklinischen Raum tätig sein zu können, ist in vielfacher Weise gesteigert und existenziell abgesichert worden. Allein hierdurch wird heute bereits ein großer Teil des ärztlichen Nachwuchses, besonderen Neigungen folgend, eine fachärztliche Tätigkeit anstreben und in Zukunft auch ausüben.

Eine Reihe weiterer Gründe stehen der Absicht, Allgemeinmediziner zu werden, unter den jetzigen Verhältnissen entgegen. In erster Linie ist hier ein Insuffizienzgefühl des angehenden Arztes dem breitgestreuten Tätigkeitsfeld des Allgemeinmediziners gegenüber zu nennen. Er glaubt, eventuellen fachspezifischen Anforderungen des Einzelfalles nicht entsprechen zu können. Hiermit verbunden ist seine Einschätzung eines minderen Ansehens des Allgemeinarztes. Darüber hinaus stehen noch die starke Arbeitsbelastung und mangelnde Weiterbildungs- und Fortbildungsmöglichkeiten des Allgemeinmediziners im Vordergrund der Diskussion. Auch eine Änderung der Anschauungen über die Gesellschaft schlechthin mit einer vermehrten Neigung zur Tätigkeit in einer Gruppe oder in Institutionen steht einer eher individualistischen Berufsausübung des Allgemeinmediziners entgegen.

Alle diese Gründe haben weltweit zu einer Verminderung der Zahl des so dringend benötigten Nachwuchses auf dem Gebiet der Allgemeinmedizin geführt. Diese Entwicklung und die Altersstruktur der Ärzte im Bundesgebiet zeigen die Tabellen 58 und 59 sowie Abb. 49.

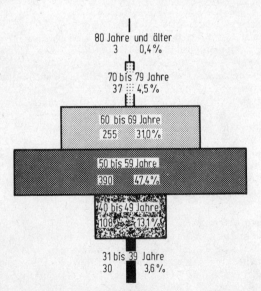

80 Jahre und älter
3   0,4 %

70 bis 79 Jahre
37   4,5 %

60 bis 69 Jahre
255   31,0 %

50 bis 59 Jahre
390   47,4 %

40 bis 49 Jahre
108   13,1 %

31 bis 39 Jahre
30   3,6 %

Abb. 49   Altersstruktur der Allgemeinärzte im Bereich der Kassenärztlichen Vereinigung Hamburg 1973

Tabelle 58: Primärärzte und ihre zahlenmäßige Entwicklung 1960–1972 im Bundesgebiet
(eingetragene Kassenärzte und Nur-EK-Ärzte)*)
nach statistischen Angaben der Kassenärztlichen Bundesvereinigung

Jahr	Allgemeinärzte Anzahl	%	Internisten Anzahl	%	Kinderärzte Anzahl	%	Frauenärzte Anzahl	%	Sonstige Fachärzte Anzahl	%	Insgesamt Anzahl	%
1960	24.845	61,61	3.204	7,95	1.429	3,54	1.865	4,62	8.983	22,28	40.326	100,0
1965	26.705	58,96	4.257	9,40	1.777	3,92	2.323	5,14	10.228	22,58	45.290	100,0
1966	26.415	58,45	4.351	9,63	1.798	3,98	2.368	5,24	10.263	22,70	45.195	100,0
1967	26.166	57,59	4.573	10,07	1.847	4,06	2.399	5,28	10.443	23,00	45.428	100,0
1968	25.922	56,65	4.806	10,50	1.904	4,16	2.471	5,40	10.654	23,29	45.757	100,0
1969	25.579	55,83	5.006	10,92	1.969	4,30	2.501	5,45	10.767	23,50	45.818	100,0
1970	25.479	55,00	5.258	11,35	2.031	4,39	2.616	5,66	10.933	23,60	46.317	100,0
1971	25.492	54,56	5.458	11,68	2.082	4,46	2.695	5,77	10.995	23,53	46.722	100,0
1972	25.274	53,26	5.851	12,32	2.120	4,47	2.843	6,00	11.365	23,95	47.453	100,0

*) Zahl der Kassenärzte: Bundesarztregister

Tabelle 59: Altersstruktur der Kassenärzte im Bundesgebiet (31. 12. 1972 ohne Berlin) nach statistischen Angaben der Kassenärztlichen Bundesvereinigung

| Altersgruppe | Kassenärzte insgesamt | | darunter | | | | | | | | | | nur Ersatz-kassen-Ärzte | |
| | | | Allgemeinärzte Prakt. Ärzte | | Frauenärzte | | Internisten | | Kinderärzte | | Sonstige Fachärzte | | | |
	Anzahl	%-Anteil	Anzahl	%-Anteil	Anzahl	%-Anteil	Anzahl	%-Anteil	Anzahl	%-Anteil	Anzahl	%-Anteil	Anzahl	%-Anteil
älter als 73	1429	2,94	969	4,14	57	2,14	90	1,74	50	2,61	263	1,71	163	10,21
69–73	1389	2,86	820	3,50	84	3,16	143	2,77	52	2,71	290	1,89	103	6,45
64–68	4731	9,75	2941	12,55	191	7,18	323	6,25	162	8,42	1114	7,25	137	8,58
59–63	8747	18,02	5842	24,94	317	11,92	584	11,30	270	14,04	1734	11,28	270	16,90
54–58	7741	15,95	4663	19,90	384	14,44	692	13,39	251	13,05	1751	11,39	331	20,73
49–53	8923	18,38	3918	16,72	615	23,12	1311	25,37	439	22,83	2640	17,18	425	26,61
44–48	8549	17,60	1525	6,52	390	14,66	863	16,70	262	13,62	5509	35,98	89	5,57
39–43	3513	7,24	1119	4,78	370	13,90	718	13,89	212	11,02	1094	7,12	41	2,57
34–38	3037	6,26	1231	5,25	238	8,95	438	8,48	212	11,02	918	5,97	34	2,13
29–33	480	1,00	394	1,68	14	0,53	5	0,10	13	0,68	54	0,35	4	0,25
Jünger als 29	6	–	5	0,02	–	–	1	–	–	–	–	–	–	–
Insgesamt	48545	100,0	23427	100,0	2660	100,0	5168	100,0	1923	100,0	15367	100,0	1597	100,0
Durchschnittsalter	53,5		56,1		51,5		51,2		51,9		51,1		57,6	

* Grundlage für die Berechnung ist eine Umfrage bei den Kassenärztlichen Vereinigungen. Die Umfrage enthält Jahrgangsgruppen von 5 Jahren, z. B. 64—68 Jahre alt. Es wurde hier das mittlere Jahr gewählt (66 Jahre)

Viele der genannten Vorbehalte erscheinen zumindest bei äußerer Betrachtung berechtigt. Die Arbeitsbedingungen des Allgemeinarztes und seine Weiter- und Fortbildungsmöglichkeiten zu bessern, ist eine der vordringlichsten Aufgaben der ärztlichen Berufsorganisationen. Ansätze hierzu sind gemacht. Die Ausbildung der Studenten im Hinblick auf das Arbeitsgebiet der Allgemeinmedizin ist Aufgabe der Universitäten, die diese inzwischen begonnen haben. Das Ansehen der Allgemeinärzte und Hausärzte ist im übrigen unter den unmittelbar Betroffenen, nämlich unter den Patienten selber, unverändert außerordentlich hoch, wie viele Umfragen immer wieder bestätigt haben.

Entscheidend für die Lösung des Nachwuchsproblems wird aber sein, dem angehenden Arzt ein festgefügtes Berufsbild des Allgemeinmediziners vor Augen stellen zu können. Er muß mehr als bisher die spezifische Funktion des Allgemeinarztes im Gesamtrahmen der Medizin verstehen lernen können. Erst dann, wenn er die Überzeugung zu gewinnen vermag, in diesem ärztlichen Berufszweig am wirksamsten in dem von ihm gewünschten Sinne tätig werden zu können, wird er sich eher dazu entschließen, Allgemeinarzt zu werden. Es ist dabei festzuhalten, daß die Antriebe und Vorstellungen eines großen Teils der heute nachwachsenden Ärztegeneration durchaus dem entsprechen, was in humaner und sozialer Hinsicht in der täglichen Arbeit als Allgemeinarzt seine Erfüllung finden kann.

Zukünftige Form der Berufsausübung des Allgemeinarztes. Sie ist eng mit der Frage des Nachwuchses verbunden. Diese Form steht in Zusammenhang mit der künftigen Entwicklung im gesamten Bereich der außerklinischen Medizin überhaupt, wenn sich auch aufgrund der Eigenstellung der Allgemeinmedizin hier zwangsläufig gewisse Besonderheiten ergeben müssen.

Bisher übt der Allgemeinarzt, von Ausnahmen in Ländern mit staatlichem Gesundheitsdienst abgesehen, seine Tätigkeit fast ausschließlich in der Form einer *Einzelpraxis* aus. Auch in Zukunft wird dieses in überwiegendem Maße der Fall sein. Dafür sprechen alle bisherigen Erfahrungen aus den Staaten, in denen der Trend zur Bildung von Gruppenpraxen seit erheblich längerer Zeit besteht als im deutschsprachigen Raum. So sind auch in den USA über 80 % aller Praxen Einzelpraxen.

Die allgemeinmedizinische Einzelpraxis wird auch deshalb in Zukunft erforderlich sein, weil sie als der am weitesten vorgeschobene Posten einer ärztlichen Tätigkeit überhaupt im rationellen Sinne häufig nur eines einzigen Arztes bedarf, um die Basisversorgung eines bestimmten Bevölkerungsteils sicherzustellen.

Die allgemeinärztliche Berufsausübung kommt auch den Bedürfnissen des größten Teils der Kranken nach individueller persönlicher Behandlung am weitesten entgegen. Es wird immer ein berechtigtes Anliegen vieler Menschen sein, einen einzelnen Arzt als Vertrauensperson in Fragen von Gesundheit und Krankheit zur Verfügung zu haben. Das ist gerade in der heutigen Zeit mit ihren vielfältigen Belastungen als Erfordernis des täglichen Lebens notwendig und auch selbstverständlich geworden. Die verständliche und sehr wohl begründete Scheu der meisten Menschen, mit diesen ihren oft höchst persönlichen Belangen vor Institutionen oder andere mehr unpersönlich erscheinende ärztliche Einrichtungen treten zu müssen, wird immer sehr groß sein. Das beweist die tägliche ärztliche Erfahrung, und zwar nicht nur die aus der Allgemeinpraxis. Diese Bedürfnisse der täglichen Medizin werden auch in Zukunft den Allgemeinarzt in einer Einzelpraxis erforderlich machen, will die Medizin nicht wesentliche Grundaufgaben überhaupt vernachlässigen.

Ebenso werden Ärzte mit mehr individualistisch eingestellter Arbeitsweise zukünftig wie bisher erst in einer Einzelpraxis und in weitgehender Unabhängigkeit ihre volle Wirksamkeit entfalten können.

Auf der anderen Seite erfordert die gesellschaftliche und medizinische Entwicklung unzweifelhaft vermehrt die Zusammenarbeit von Ärzten in *Gruppenpraxen*. Diese sind in den letzten Jahren in wachsender Zahl entstanden und werden auch in Zukunft sicher noch häufiger gegründet werden.

Die Erfahrung hat gezeigt, daß Allgemeinmediziner in weitaus der Mehrzahl der Fälle an der Bildung von Gruppenpraxen in verschiedener Form beteiligt sind und sich hierzu auch als notwendig erwiesen haben. In solchen Fällen handelt es sich vor allem um gemischt zusammengesetzte Gruppenpraxen, d. h., um eine Kombination von Allgemeinärzten mit Fachärzten unterschiedlicher Sparten.

Teilweise bereits praktiziert, aber sicher noch ausbaufähig, ist eine rein *allgemeinärztliche Gruppenbildung*. Diese kann für die ärztliche Basisversorgung der Bevölkerung und für die Arbeit von Allgemeinärzten bedeutende Vorteile bieten.

Hierbei ist von einer Voraussetzung auszugehen, die zwar oft genug betont, aber in ihrem Anteil an der allgemeinärztlichen Arbeit noch weit unterschätzt wird. Es handelt sich um die ständig zunehmende Betätigung des Allgemeinmediziners im rein sozialen Bereich, die seine eigentlichen ärztlichen Aufgaben zeitlich zu sehr einschränkt. Gemeint sind hier, um nur einige Beispiele zu nennen, die Organisation und Überwachung der Hauspflege bei Bettlägerigen, chronisch Kranken und Sterbenden, das Ingangbringen sozialer Hilfen für Behinderte und Hilflose, die rein bürokratischen Vorgänge bis zum Zustandekommen einer Fürsorge für soziale Härtefälle, psychisch Kranke, Unbemittelte, Trinker und Süchtige, das Verfahren, gesundheitlich günstigere Bedingungen am Arbeitsplatz zu erreichen oder auch eine Einweisung in ein Krankenhaus oder ein Pflegeheim zu erreichen und vieles andere mehr. Diese Beispiele machen eine zusätzliche Belastung des Allgemeinarztes deutlich, die durch die soziale Realität hervorgerufen wird, der er sich täglich gegenübersieht. Eine Unterstützung durch Menschen, die ohne viel Aufhebens zu praktischer Hilfe bereit sind, ist nicht immer zu erwarten. Der Allgemeinarzt, der oft genug als einziger Einsicht in derartige soziale Notfälle hat und somit auch dafür in Verantwortung genommen wird, ist dabei meist allein auf seine eigene Initiative angewiesen. Sie kann ihm heute auch nur in geringem Umfange durch seine Hilfskräfte in der Praxis abgenommen werden.

Es gibt eine ganze Reihe von Gründen für die zunehmende Notwendigkeit der Betätigung des Allgemeinmediziners auf diesem Gebiet. Einmal wächst der Anteil älterer und pflegebedürftiger Menschen in der Bevölkerung ständig. Der Mangel an ausgebildeten Pflegekräften für die Hauspflege macht sich daher immer stärker bemerkbar. Durch berufliche Belastungen aller Familienangehöriger fehlt häufig die Möglichkeit der Pflege innerhalb der Familie. Andererseits hat sich die Auffassung vieler Menschen darüber gewandelt, eine ständige pflegerische Fürsorge für Alte und Hilfsbedürftige auch in der eigenen Familie zu übernehmen. Schließlich stellen die Ansprüche einer zunehmend umfassenderen und verfeinerten Gesetzgebung im sozialpolitischen Bereich immer neue Aufgaben an den Allgemeinarzt.

Es wird also in Zukunft viel darauf ankommen, dem Allgemeinarzt Hilfen und Hilfskräfte zur Seite zu stellen, die es ihm ermöglichen, besser als bisher die soziale Seite seines Aufgabenbereiches erfüllen zu können.

Hierzu bietet sich eine Möglichkeit im Rahmen der zukünftigen Entwicklung der allgemeinärztlichen Praxis zumindest als Denkmodell an, das diese Notwendigkeiten besonders berücksichtigt.

Im folgenden wird von der Vorstellung ausgegangen, *allgemeinärztliche Schwerpunktpraxen* zu bilden, in denen mehrere Allgemeinmediziner in einer Gruppe zusammenarbeiten. Neben dem üblicherweise in der Praxis benötigten und dort angestellten Hilfspersonal (Arzthelferinnen, medizinisch-technische Assistentinnen, Krankengymnastik- und Massagepersonal) müßten solchen Schwerpunktpraxen auch soziale Hilfskräfte, wie Schwestern, Pflegerinnen und Pfleger, Fürsorgerinnen und Fürsorger, Sozialarbeiter usw. zugeordnet sein und auf ärztliche Anforderung zur Verfügung stehen.

Die Zugehörigkeit mehrerer Allgemeinärzte zu dieser Praxis würde einen Schichtdienst ermöglichen. Hiermit könnte eine solche Praxis gleichzeitig die Funktion einer *Notfall- oder Unfallstation* erfüllen und die Krankenhäuser von einer Vielzahl von Fällen entlasten, die nicht klinisch behandlungsbedürftig sind und während der sprechstundenfreien Zeiten ambulant versorgt werden müssen. Auch eine ärztliche *Notrufzentrale* könnte in dieser Praxis ihren Platz haben und der *ambulante Notarztdienst* könnte von hier aus organisiert und vermittelt werden.

Dieses Modell einer zukünftigen Form allgemeinärztlicher Praxisausübung könnte allein, aber auch zusätzlich zu einer Reihe von Einzelpraxen und in Verbindung mit diesen denkbar sein. So könnte zum Beispiel der Schwerpunktpraxis ein gemeinsames Labor angegliedert oder vorgeschaltet werden, das wirtschaftlich in Art einer *Laborgemeinschaft* zu betreiben wäre.

In einem Schema (Abb. 50) sollen diese Vorstellungen zur Verdeutlichung noch einmal bildlich dargestellt werden.

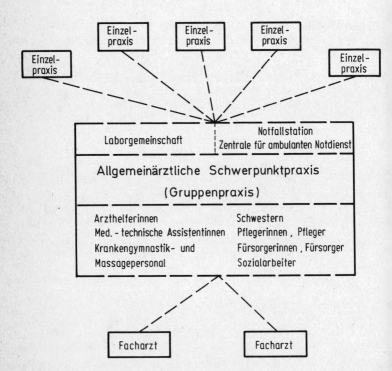

Abb. 50   Schwerpunktpraxis (Gruppenpraxis)

Die Sicherstellung und Verbesserung der Versorgung der Bevölkerung mit Hilfen im ärztlich-sozialen Bereich wird für die Zukunft der Allgemeinmedizin mitentscheidend sein. Andererseits muß klar sein, daß soziales Empfinden und soziale Ordnungsvorstellungen mit der Einrichtung „Allgemeinarzt" untrennbar verbunden sind.

So ist die Zukunft der Allgemeinmedizin als durchaus günstig anzusehen. Es ist zu hoffen — ein erfolgversprechender Anfang ist bereits gemacht —, daß es gelingt, durch Zusammenwirken aller, die hierfür mitverantwortlich sind, einen *Hausarzt moderner Prägung* zu schaffen. Eine Vielzahl lohnender Aufgaben warten auf ihn.

ANHANG

Wissenschaftliche Gesellschaften und Berufsorganisationen für Allgemeinmedizin

(nach BRANDLMEIER u. KRÜSI)

Gründungsjahr	Land	Name
1947	USA	Minnesota Academy of General Practice
1947	USA	Indiana Academy of General Practice
1948	USA	American Academy of General Practice
1948	USA	California Academy of General Practice
1948	USA	Oregon Academy of General Practice
1951	Frankreich	Syndicat National des Médecins et Omnipraticiens Français
1952	England	Royal College of General Practitioners
1953	Schweiz	Association neuchâteloise des médecins exerçant la médecine générale
1954	Kanada	College of General Practice of Canada 1967 umbenannt in: College of Family Physicians of Canada
1956	Niederlande	Nederlands Huisartsen Genoopschap
1956	Indien	Indian Academy of General Practice
1956	Australien	Australian College of General Practitioners
1957	Schweiz	Groupement des médecins omnipraticiens de la Société vaudoise de médecine
1958	Bundesrepublik Deutschland	Deutsche Akademie des Praktischen Arztes, ständiger Ausschuß und Beirat der Bundesärztekammer
1959		Internationale Gesellschaft für Allgemeinmedizin (IGAM) später: Societas Internationalis Medicinae Generalis (SIMG)
1959	Bundesrepublik Deutschland	Arbeitskreis „Praktische Ärzte" im Verband der Ärzte Deutschlands (Hartmannbund) e. V.
1960	Südafrika	The South African College of General Practitioners
1960	Philippinen	Philippine Academy of General Practice
1960	Neuseeland	New Zealand College of General Practitioners
1961	Israel	The Israel Association of General Practitioners

Gründungs-jahr	Land	Name
1961		Arbeitsgemeinschaft zur Erforschung der Allgemeinpraxis
1963	Bundes-republik Deutschland	Berufsverband der praktischen Ärzte
1963	Belgien	Wetenschappelijke Verenigung der Vlaamse Huisartsen
1964	Schweiz	Studienkommission der Verbindung der Schweizer Ärzte für Fragen der Allgemeinpraktiker
1964	Schweiz	Vereinigung der allgemeinpraktizierenden Ärzte im Kanton Zürich
1965	Thailand	Society of General Practitioners of Thailand
1966	Bundes-republik Deutschland	Deutsches Institut für Allgemeinmedizin
1966	Österreich	Österreichische Gesellschaft für Allgemeinmedizin
1967	Bundes-republik Deutschland	Deutsche Gesellschaft für Allgemeinmedizin
1967	Ungarn	Ungarische Gesellschaft für Allgemeinmedizin
1967		Europäische Vereinigung der praktischen Ärzte (Union Européenne des Médecins Omnipraticiens UEMO) Belgien: Fédération Nationale des Chambres Syndicales de Médecins Deutschland: Arbeitskreis „Praktische Ärzte" im Verband der Ärzte Deutschlands (Hartmannbund) e. V. Frankreich: Confédération des Syndicats Médicaux Français Italien: Federazione Nazionale degli Ordini dei Medici d'Italia Luxemburg: Association des Médecins et Médecins Dentistes du Grand-Duché de Luxembourg Niederlande: Landelijke Huisartsen Verenigung der Kon. Ned. Maatschappij tot Bevordering der Geneeskunst Beobachter: Österreich, Schweiz

Literatur

Adressen der Lehrbeauftragten für Allgemeinmedizin in den europäischen Ländern. Allgemeinmed. intern. 3 (1974) 38

Aeffner, W.: Vortrag im Seminar des Instituts für Allgemeinmedizin 29. 6. 1968 zit. nach Sturm (1969)

Alken, C. E.: zit. nach Stockhausen 1971

Andor, M., M. Szatmari: Datensammlung über den Herzinfarkt. Banaschewski, München 1971

Arnold, H.: Niedergelass. Arzt 1974, Heft 4, S. 36

Arzneiverordnungen, Arzneimittelkommission der Deutschen Ärzteschaft, Deutscher Ärzteverlag, Köln 1971

Balint, M.: Der Arzt, sein Patient und die Krankheit. Klett, Stuttgart 1965

Bericht über das Gesundheitswesen der Freien und Hansestadt Hamburg. Senat der Stadt Hamburg, Hamburg 1972

Berichte über die Seminare der Lehrbeauftragten für Allgemeinmedizin in Berlin von 1970 bis 1974

Biermann, H. B.: Zur Diagnostik der häuslichen Pflegegruppe des Kranken. Allgemeinmed. Intern. 4 (1973) 133

Biermann, H. B.: Einführung in die allgemeinmedizinische Methodik. Dtsch. Ärztebl. 8 (1974) 552

Bock, H., K. Donat, H.-G. Ilker, E. O. Krasemann, G. Laubinger: Herzinfarkttraining am Wohnort — Hamburger Modell. Münch. med. Wschr. 115 (1973) 449—453

Bräutigam, W., P. Christian: Psychosomatische Medizin. Thieme, Stuttgart 1973

Brandlmeier, P., G. Krüsi: Der praktische Arzt heute. Huber, Bern 1968

Braun, R. N.: Die Diagnostik in der Allgemeinpraxis. Dtsch. med. Wschr. 81 (1956) 1236

Braun, R. N.: Die gezielte Diagnostik in der Praxis. Schattauer, Stuttgart 1957

Braun, R. N.: Wesen und Wert der Todesursache aus statistischer und pathologisch-anatomischer Sicht. Münch. med. Wschr. 100 (1958a) 913

Braun, R. N.: Stand der Forschungen aus der und über die ärztliche Praxis. Münch. med. Wschr. 100 (1958b) 1304, 1363, 1401

Braun, R. N.: Der Erkältungsbegriff und seine Bedeutung für die praktisch angewandte Medizin. Medizinische 10 (1958c) 1861

Braun, R. N.: Die Entwicklung zu einer wissenschaftlichen Beschäftigung mit der praktisch angewandten Medizin und die letzten Fortschritte auf diesem Forschungsgebiet. Medizinische 10 (1958d) 2040

Braun, R. N.: Die Versorgung alltäglicher Infekte in der Praxis. Therapiewoche 9 (1959a) 162

Braun, R. N.: Diagnostik in der Allgemeinpraxis. Ärztl. Prax. 11 (1959b) 557

Braun, R. N.: Die wissenschaftliche Erforschung der Allgemeinpraxis und ihre Bedeutung für die Klinik. Medizinische 11 (1959c) 1599

Braun, R. N.: Einführung einer Systematik in der Medizin. Ärztl. Mitt. (Köln) 44 (1959d) 1452

Braun, R. N.: Praktisch angewandte Medizin und Prophylaxe. Landarzt 36 (1960) 523

Braun, R. N.: Feinstruktur einer Allgemeinpraxis. Schattauer, Stuttgart 1961

Braun, R. N.: Eine Wissenschaft von der Allgemeinpraxis. Neue Z. ärztl. Fortbild. 51 (1962) 163

Braun, R. N.: Die Allgemeinpraxis und der Zeitfaktor. Dtsch. med. Wschr. 88 (1963) 2084

Braun, R. N.: Das Erkältungsproblem vom Standpunkt der Allgemeinpraxis. Mensch u. Med. 1 (1964a)

Braun, R. N.: Die Dokumentation der Beratungsergebnisse in der Allgemeinpraxis. Vortrag Bonn 1964b

Braun, R. N.: Methoden der klinischen Medizin und ihre Bedeutung für die Allgemeinpraxis. Münch. med. Wschr. 110 (1968a) 722

Braun, R. N.: Lehrbuch der ärztlichen Allgemeinpraxis. Urban & Schwarzenberg, München 1970

Braun, R. N.: Diagnostische Standards. Banaschewski, München 1971

Braun, R. N., G. Tutsch: Klinische internistische und allgemeinpraktische Diagnostik. Münch. med. Wschr. 110 (1968b) 1429

Braun, R. N., A. Freitag, E. Buchmayer, J. Leitner: Eine Systematik zur zwanglosen Einordnung von diagnostischen Situationen, wie sie sich typischerweise in der Allgemeinpraxis ergeben. Münch. med. Wschr. 106 (1964) 1660

Büttner, H.: Elektronische Datenverarbeitung und Automation in der Medizin. Prakt. Arzt 1972, 1535

Burkart, G., W. Burkart: Computer und Arztgeheimnis in der Medizin. Dtsch. Ärztebl. 1973, Nr. 51

Der angepeilte Patient, Annual Report 1972. Nederlands Huisartsen Instituut, Utrecht 1972

Diepgen, P.: Geschichte der Medizin, Bd. I. de Gruyter, Berlin 1949 (S. 273)

Dokumentation der Kassenärztlichen Bundesvereinigung zum gegenwärtigen Stand der kassenärztlichen Versorgung in der Bundesrepublik Deutschland. Vertreterversammlung der Kassenärztlichen Bundesvereinigung, München 1973

Donat, K.: Definition und Häufigkeit der „Kreislaufstörungen". Verhdl. dtsch. Ges. inn. Med. 73 (1967) 157

Donat, K.: Der hypotone Symptomenkomplex. Münch. med. Wschr. 112 (1970a) 1128

Donat, K.: Was erwartet der Arzt vom Arzneimittel? Münch. med. Wschr. 112 (1970b) 2219—2223

Donat, K.: Die Therapie mit β-Rezeptoren-Blockern. Hamburg. Ärztebl. 27 (1973a) 144

Donat, K.: Zur Diagnose und Beurteilung des hypotonen Symptomenkomplexes. Internist 14 (1973b) 491

Donat, K., V. Sill: Peripherer Kreislauf. In: Klinische Funktionsdiagnostik, 4. Aufl.; hrsg. von H. Bartelheimer. Thieme, Stuttgart 1973

Döring, G.: zit. nach Stockhausen 1971

Dreibholz, K.-J., P. A. Rohde: Die Verdener Diagnosen-Liste. Prakt. Arzt 1973a, H. 12, S. 1824

Dreibholz, K.-J., P. A. Rohde: Eine Diagnosen-Liste für die Allgemeinmedizin. Allgemeinmed. intern. 2 (1973b) 94, 141

Dreibholz, K.-J., K. D. Haehn, G. S. Hildebrandt, A. Kossow, E. Sturm: Diagnosen-Statistik in der Allgemeinpraxis. Banaschewski, München 1971

Dreibholz, K.-J., K.-D. Haehn, G. S. Hildebrandt, K. Kossow, E. Sturm: Ergebnisse, Probleme und Konsequenzen einer vergleichenden Diagnosenstatistik. Allgemeinmed. intern. 1 (1972) 103

Dreibholz, K.-J., K.-D. Haehn, G. S. Hildebrandt, K. Kossow, E. Sturm: Häufigkeit von Krankheitsbezeichnungen in fünf Allgemeinpraxen. Allgemeinmed. intern. 3 (1974) 21

Engelmeier, K.: Die am häufigsten vorkommenden Krankheitsfälle in einer Allgemeinpraxis. Landarzt 39 (1963) 592

Freudenberg, K.: Zur Statistik der ärztlichen Praxis. Med. Welt 36 (1964) 1926

Geiger, F.: Die Führung einer Allgemeinpraxis. Urban & Schwarzenberg, München 1969

Geiger, F.: Ansprüche der Allgemeinmedizin an die Pharmaindustrie. Banaschewski, München 1971

Göpel, H.: Systematische Untersuchungen in der Praxis. Dtsch. med. J. 21 (1970) 1276

Göpel, H.: Screening-Untersuchungen in der Allgemeinpraxis. Allgemeinmed. intern. 1 (1972a) 54—57

Göpel, H.: Zur Frage einer Regelmäßigkeit der Fälleverteilung in der Allgemeinpraxis. Berl. Jahrb. ärztl. Fortbild. 1972b, 231—240

Grab, A.: Aufbruch in der Medizin. Hippokrates Verlag, Stuttgart 1964

Graul, E. H.: Computersysteme in der Medizin. Deutscher Ärzteverlag, Köln 1973

Haehn, K. D.: Studenten als Famuli in der Allgemeinpraxis. Banaschewski, München 1971

Haehn, K. D.: Leistungsspektren von fünf Allgemeinpraxen. Prakt. Arzt 1972, H. 8, S. 966

Haehn, K. D.: Über die Famulatur in der Allgemeinpraxis. Prakt. Arzt 1974, H. 1, S. 6

Härter, G.: Diagnostik von Notfällen in der Allgemeinpraxis mit Hilfe von Enzymbestimmungen. Prakt. Arzt 1974, H. 2, S. 112

Häussler, S.: Die Tätigkeit des praktischen Arztes. Dtsch. Ärztebl. 1966, Nr. 3

Häussler, S.: Der praktische Arzt heute und morgen, 1. Teil: Die Ausbildung während des Studiums. Gentner, Stuttgart 1967a

Häussler, S.: Die Beratungsursachen in der Allgemeinpraxis. Dtsch. Ärztebl. 1967b, Nr. 5, S. 241

Häussler, S.: Allgemeinmedizin in Gegenwart und Zukunft. Gentner, Stuttgart 1969a

Häussler, S.: Die Weiterbildung zum Arzt für Allgemeinmedizin. Hippokrates Verlag, Stuttgart 1969b

Hamm, H.: Zum Beginn einer Lehre über Allgemeinmedizin an der Hamburger Universität. Hamburg. Praktiker, Nov. 1971

Hamm, H.: Denkschrift an den Fachbereich Medizin der Universität. Hamburg 1972a

Hamm, H.: Internationale Allgemeinmedizin und Hochschule (25). Z. Allgemeinmed. 48 (1972b) H. 24

Hamm, H.: Die chronische Bronchitis in der allgemeinärztlichen Praxis. Z. Allgemeinmed. 48 (1972b) 1286

Hamm, H.: Allgemeinmedizin an der Universität Hamburg. Hamburg. Ärztebl. 26 (1972c) 308

Hamm, H.: Intern. Kongreß f. Allgemeinmedizin, Sept. 72 (Intern. Allgemeinmed. und Hochschule 29). Z. Allgemeinmed. 48 (1972d) H. 36

Hamm, H.: Aktuelle Probleme der Allgemeinmedizin. Vortrag Ärztlicher Verein Hamburg 13. 3. 1973a

Hamm, H.: Grundlagen und Systematik der Lehre über die Allgemeinmedizin an der Universität. Allgemeinmed. intern. 2 (1973b) 63

Hamm, H.: Famulaturen in Hamburger Allgemeinpraxen. Hamburg. Praktiker, Febr. 1973c

Hamm, H.: Grundlagen der Allgemeinmedizin. Prakt. Arzt 1973d, H. 5, S. 1

Hamm, H.: Aktuelle Probleme der Allgemeinmedizin (Intern. Allgemeinmedizin und Hochschule, 35). Z. Allgemeinmed. 49 (1973e) H. 18

Hamm, H.: Entwicklung und aktuelle Probleme der Allgemeinmedizin. Hamburg. Ärztebl. 27 (1973f) 170

Hamm, H.: Vortrag: Der Patient mit Herzbeschwerden.   25.   Therapiekongreß, Karlsruhe, 31. 8. 1973g

Hamm, H.: Vortrag: Der Myokardinfarkt in der Allgemeinpraxis. V. Intern. Kongreß f. Allgemeinmedizin, Igls / Innsbruck, Sept. 1973h

Hamm, H.: Der Myokardinfarkt in der Allgemeinpraxis. Prakt. Arzt 1974a, H. 11, S. 21

Hamm, H.: Der Leistungsumfang in der allgemeinärztlichen Praxis aus statistischer Sicht. Hamburg. Ärztebl. 28 (1974b) 137

Hellbrügge, T.: Vorsorgeuntersuchungen bei Jugendlichen. Dtsch. Ärzteverlag, Köln 1962

Heller, H.: Gegenwart und Zukunft des praktischen Arztes in Österreich. Banaschewski, München 1971

Herzinfarkt — Verhütung — Rehabilitation. Rehabilitationsausschuß der Internationalen Gesellschaft für Kardiologie, Wien 1973

Internationale Klassifikation der Krankheiten (ICD). Statistisches Bundesamt, Wiesbaden, 8. Rev. 1968

Hildebrandt, G. S.: Prakt. Arzt 5 (1968) 401

Isele, H.: Langzeitbehandlung der essentiellen Hypertonie. Prakt. Arzt 1974, H. 3, S. 210

Jaenecke, J.: Antikoagulantien- und Fibrinolysetherapie. Thieme, Stuttgart 1971

Jores, A.: Der Mensch und seine Krankheit, 4. Aufl. Klett, Stuttgart 1970

Jungmann, G.: Weiterbildung zum prakti

schen Arzt. Berlin. Ärztebl. 80 (1967) 574

Kapuste, H., C. Schönhals: Medizinische Ausbildung und allgemeinärztliche Praxis. Banaschewski, München 1971

Kranz, H.: Depressionen. Banaschewski, München 1970

Krupp, M. A., M. J. Chatton, S. Marger u. Mitarb.: Diagnose und Therapie in der Praxis, übers. u. bearb. von K. Huhnstock, A. Kutsch. Springer, Berlin 1972

Kühn, E.: Demonstration des Hausbesuchs. Dtsch. Ärztebl. 71 (1974) 469

Leiber, B.: Informationssysteme für den Arzt? Dtsch. Ärztebl. 1972, Nr. 43

Leistungsbreite der freien Praxis in Schleswig-Holstein. Niedergelass. Arzt 3 (1973) 48

Leutner, V.: Drogenbrevier des Arztes. Schattauer, Stuttgart 1973

Lüth, P.: Wissenschaft und Allgemeinpraxis. Dtsch. med. Wschr. 93 (1968) 530

Lüth, P.: Niederlassung und Praxis. Thieme, Stuttgart 1969

Lüth, P.: Lehren und Lernen in der Medizin. Thieme, Stuttgart 1971

Lust, F., M. Pfaundler: Krankheiten des Kindesalters, 3. Aufl., Urban & Schwarzenberg, München 1946

Martin, G.: Analyse allgemeinärztlicher Leistungsspektren. Prakt. Arzt 1972, H 10, S. 1278

Mattern, H.: Antibiotikatherapie in der Allgemeinpraxis. Prakt. Arzt 1974, H. 3 S. 204

May, R.: Die peripheren Gefäßerkrankungen in der Allgemeinpraxis. Banaschewski, München 1971

Meyer, W.: Ist die Allgemeinmedizin attraktiv? Fortschr. Med. 89 (1971) 663

Meyer, W.: Ist die Allgemeinmedizin attraktiv? (Schriftenreihe der Bezirksärztekammer Nord-Württemberg). Gentner, Stuttgart 1971

Modell einer allgemeinen Vorsorgeuntersuchung. Weinmann, Stuttgart 1972

Müller-Dietz, W.: Weiterbildung und Fortbildung der Ärzte in der DDR. Dtsch. Ärztebl. 1973, Nr. 26, S. 1757

Narr, H.: Ärztliches Berufsrecht. Enke Stuttgart 1973

Neumann, M.: Befunddokumentation und Bestellsystem in der Allgemeinpraxis. Banaschewski, München 1971

Parietti, P.: Psychosomatik in der Allgemeinpraxis in Italien. Banaschewski, München 1971

Pflichtfamulatur in der freien Praxis. Schriftenreihe der Vereinigung der Hochschullehrer und Lehrbeauftragten für

Allgemeinmedizin e. V., Heft 1, Stuttgart 1973

Pöldinger, W.: Kompendium der Psychopharmakotherapie. Hoffmann — La Roche AG, Grenzach/Baden 1971

Praxisanalyse der Kassenärztlichen Vereinigung Niedersachsen, Hannover 1972

Praxisausstattung wird stetig verbessert, Kassenärztlicher Verband Westfalen-Lippe. Dtsch. Ärztebl. 1972, Nr. 42

Prosenc, F.: Die Problematik der Krankengeschichtsführung in der Allgemeinpraxis. Münch. med. Wschr. 102 (1960) 728

Prosenc, F.: Wie wirken sich spezielle ärztliche Interessen auf das Krankheitsgut eines Allgemeinpraktikers aus? 5. Symposion der AEA, Heidelberg 15. 6. 1964. Ref.: Prakt. Arzt Hessen 5 (1964) 2

Prosenc, F.: Über bemerkenswerte Variationen bei der Fälleverteilung in der Allgemeinpraxis. Med. Welt 18 (1967) 2647

Prosenc, F.: Die diagnostischen Beratungsergebnisse in einer ländlichen Allgemeinpraxis. In: Der praktische Arzt heute, hrsg. von P. Brandlmeier, G. Krüsi. Huber, Bern 1968

Ritter, H.: Über die Verbreitung allgemein nicht üblicher Heilverfahren in der freien Praxis. Dtsch. Ärztebl. 1968, Nr. 39

Ritter, H.: Nicht allgemein anerkannte Heilverfahren. Banaschewski, München 1971

Ritter, H.: Die Fallverteilung in Klinik und Praxis. Münch. med. Wschr. 114 (1972) 126—133

Ritter, H., H. G. Habighorst: Die Verbreitung nicht allgemein anerkannter Heilverfahren in der freien Praxis. Med. Welt 22 (1971) 1409—1411

Rohr, A.: Hypotonie in der Allgemeinpraxis. Banaschewski, München 1971

Schettler, G.: Taschenbuch der praktischen Medizin. Thieme, Stuttgart 1972

Schneider, J.: Allgemeinmedizin als Unterrichtsgegenstand. Allgemeinmed. intern. 4 (1973) 144

Schölmerich, P.: Die Blutdruckkrankheiten. Nauheim. Fortb.-Lehrg. 25 (1960) 1

Schriftenreihe für den praktischen Arzt: Das Heidelberger Gespräch. Berufsverband der Praktischen Ärzte, Braunschweig 1967, Heft 2

Schrömbgens, H. H.: Diagnostik und Therapie von Nieren- und Hochdruckkrankheiten in der Allgemeinpraxis. Nier.- u. Hochdr.-Krankh., 1 (1972) 9

Schrömbgens, H. H.: Allgemeinmedizin als Lehrfach. Prakt. Arzt 1972, H. 12

Schrömbgens, H. H.: Der Hausbesuch in der allgemeinärztlichen Praxis. Therapiewoche 22 (1972) 1365

Schrömbgens, H. H.: Geriatrie und Geriagogik in der Allgemeinpraxis. Z. Allgemeinmed. Nr. 34 (1973) 1710

Schüttrumpf, B.: Daten für die gesundheitspolitische Planung. Dtsch. Ärztebl. 1973, Nr. 24

Schulten, H.: Der Arzt, 3. Aufl., Thieme, Stuttgart 1966

Sewering H.: Die Aufgabe des praktischen Arztes in der Präventivmedizin. Öst. Ärztetg. 1963, S. 1307

Spiess, H.: Schutzimpfungen für Kinder. Dtsch. med. Wschr. 97 (1972a) 125

Spiess, H.: Impfungen bei Auslandsreisen. Therapiewoche 41 (1972b) 3504

Stockhausen, J.: Programmierte Krankheitsfrüherkennung, Vorsorgeuntersuchungen in der Krankenversicherung. Deutscher Ärzteverlag, Köln 1971

Sturm, E.: Einführung in die Allgemeinmedizin. Peri'med, Erlangen 1969

Sturm, A.: Therapiewoche 21 (1971) 3679

Sturm, E.: Die integrative Funktion der Allgemeinmedizin. Allgemeinmed. intern. 4 (1973) 131

Tätigkeitsbericht 1972/73 der Bundesärztekammer. Deutscher Ärztetag, München 1973

Theopold, W.: zit. nach Stockhausen 1971

Uexküll, Th. V.: Das Allgemeine in der Medizin. Prakt. Arzt 1971, H. 6, S. 624

Ufer, J.: Hormontherapie in der Frauenheilkunde, 4. Aufl. De Gruyter, Berlin 1972

van der Velden, H. G. M.: Der Eisberg unter Wasser. Prakt. Arzt 1973, H. 12, S. 1841

Verjüngung der Landärzte, Strukturanalyse der Kassenärztlichen Vereinigung Rheinland-Pfalz. Prakt. Arzt, 1973, H. 10, S. 1444

Wüscher, H.: Über die Häufigkeit der einzelnen Krankheiten in der allgemeinen Praxis. Schweiz. med. Wschr. 22 (1940) 485

Wüscher, H.: Über die Häufigkeit der einzelnen Krankheiten in der allgemeineu Praxis. Schweiz. med. Wschr. 45. (1960) 1290

Sachverzeichnis